临床试验的统计学设计、监查和分析
——原则与方法

Statistical Design, Monitoring, and Analysis of Clinical Trials: Principles and Methods

（第 2 版）

原　著　Weichung Joe Shih

　　　　Joseph Aisner

主　译　姚　晨　刘玉秀

译　者　（按姓名汉语拼音排序）

　　　　林晓蕾　复旦大学大数据学院

　　　　刘玉秀　中国人民解放军东部战区总医院

　　　　许根宁　康德弘翼（WuXi Clinical）

　　　　姚　晨　北京大学第一医院

　　　　于永沛　北京大学临床医学高等研究院

北京大学医学出版社

LINCHUANG SHIYAN DE TONGJIXUE SHEJI、JIANCHA HE FENXI
——YUANZE YU FANGFA（DI 2 BAN）

图书在版编目（CIP）数据

临床试验的统计学设计、监查和分析：原则与方法：第 2 版 /（美）施维中
（Weichung Joe Shih），（美）约瑟夫·艾斯纳（Joseph Aisner）原著；姚晨，
刘玉秀主译. —北京：北京大学医学出版社，2024.6
  书名原文：Statistical Design，Monitoring，and Analysis of Clinical Trials：Principles and Methods
  ISBN 978-7-5659-3136-9

  Ⅰ．①临…．Ⅱ．①施… ②约… ③姚… ④刘…　Ⅲ．①临床医学－试验－生物统计
Ⅳ．① R4-33

中国国家版本馆 CIP 数据核字（2024）第 082315 号

北京市版权局著作权登记号：图字：01-2024-1341

The original English language work：
Statistical Design，Monitoring，and Analysis of Clinical Trials：Principles and Methods，2nd ed. /Weichung Joe Shih，
Joseph Aisner
ISBN：9780367772444
© 2022 Weichung Joe Shih and Joseph Aisner

Simplified Chinese translation Copyright © 2024 by Peking University Medical Press. All Rights Reserved.

临床试验的统计学设计、监查和分析——原则与方法（第 2 版）

主　　译：姚　晨　刘玉秀
出版发行：北京大学医学出版社
地　　址：（100191）北京市海淀区学院路 38 号　北京大学医学部院内
电　　话：发行部 010-82802230；图书邮购 010-82802495
网　　址：http://www.pumpress.com.cn
E-m a i l：booksale@bjmu.edu.cn
印　　刷：北京瑞达方舟印务有限公司
经　　销：新华书店
责任编辑：董采萱　责任校对：靳新强　责任印制：李　啸
开　　本：787 mm×1092 mm　1/16　印张：19.75　字数：498 千字
版　　次：2024 年 6 月第 1 版　2024 年 6 月第 1 次印刷
书　　号：ISBN 978-7-5659-3136-9
定　　价：115.00 元
版权所有，违者必究
（凡属质量问题请与本社发行部联系退换）

译者前言

1988 年，我从第四军医大学（现中国人民解放军空军军医大学）毕业（其间有 5 年医学本科学习，3 年卫生统计学硕士培养）分配到解放军军医进修学院医学统计教研室工作，主要为解放军总医院招收的硕士和博士研究生教授医学统计学课程，其间一直探索临床医学研究生医学统计学教学改革。直到 1999 年，在我国临床试验生物统计学前辈苏炳华老师的推荐下，我有幸成为国家药品监督管理局药品审评专家库第二批入库专家，并在苏教授指导下参与了新药注册临床试验的统计设计与分析工作，以及新药审评工作和临床试验生物统计学指导原则的起草工作。后来，我一直作为生物统计学专家，参与了我国新药审评和药物临床试验质量管理规范（GCP）的培训授课。

2004 年，我转业到北京大学第一医院医学统计室从事临床医学研究生统计学教学和科研咨询服务工作。次年夏季，美国新泽西州立罗格斯大学公共卫生学院暨罗格斯癌症研究所的施维中教授（Weichung Joe Shih）受北京大学数学与概率统计系耿直教授的邀请来访北京大学，开设了研究生暑期培训课程，我有幸第一次聆听了施教授为期数周的临床试验生物统计课程。2007 年，我受邀访问了罗格斯大学公共卫生学院，施教授特意组织了一次学术报告，让我给新泽西州多家药物研发企业的生物统计师介绍中国临床试验及生物统计学应用情况，特别是《化学药物和生物制品临床试验的生物统计学技术指导原则》（2005 年版）。2015 年，施教授在他多年来为公共卫生和临床医学学生、住院医师和研究人员的授课讲义基础上，结合他为学术界及业界开展培训的工作经验，以及为政府卫生部门提供咨询的经验，撰写出版了一本面向学术研究、药物研发或公共卫生多方的临床试验教材 *Statistical Design and Analysis of Clinical Trials：Principles and Methods*（第 1 版）。当时我与施教授商讨过翻译成中文的想法，但因为种种原因未能实现。

2020 年，正值全球抗击 COVID-19 大流行之际，我有幸与施维中教授一起参加了在中国进行的一项评价瑞德西韦有效性的随机双盲、安慰剂对照临床试验，承担独立数据和安全监查委员会工作。施教授在临床试验统计学监查方面有创新的设计和丰富的经验，为该项临床试验提供了统计科学的数据支持。2021 年，施维中教授又与罗伯特·伍德·约翰逊医学院和新泽西州罗格斯癌症研究所医学肿瘤学系的 Joseph Aisner 教授完成了 *Statistical Design，Monitoring and Analysis of Clinical Trials：Principles and Methods*（第 2 版），对第 1 版进行了较大幅度的重组和扩充，增加了 5 章内容，涉及生存数据分析、适应性样本量估计、控制第一类错误率的多重性问题和方法、Ⅱ／Ⅲ期无缝临床试验，还特别涉及预测生物标志物临床试验，以及 ICH（人用药品技术要求国际协调理事会）《临床试验的统计学指导原则》的最新修订中有关估计目标的讨论等。

该书反映了临床试验学术研究、商业开发和公共卫生的各个方面，其内容紧贴实际应用、紧随专业进展、紧扣原理方法，介绍深入浅出、循序渐进，展示了当代临床试验生物统计学整合众多基本科学原理和统计方法的新境界。该书可作为一本生物统计学专业学生的教科书，更是一本临床试验生物统计学应用的参考书。它可以使学生和从业者对设计、监查和分析各类临床试验所涉及的概念和技术具有多学科的理解，适于与临床试验有关的（生物）统计学、流行病学、医学、药学和公共卫生领域的学生及研究人员阅读参考。

本书的顺利出版离不开各位翻译人员的辛勤付出，也离不开北京大学医学出版社编辑的鼎力支持。特别需要提到与我一起主译的刘玉秀教授，他不仅对全书进行了全面认真、字斟句酌的审阅，还组织了多位在读的生物统计学硕士研究生进行了对照审读和核校，提出不少修正性建议，他们是陈文松、许敏怡、巩浩雯、熊殷、张曼婷、虞茜惠、王时敏、周渝丰、王静怡。在本书初稿翻译完成后，我特别邀请了北京大学医学部从南京医科大学引进的生物统计学研究员、长聘副教授魏永越博士作为第一个读者进行了通读，魏博士提出了一些很好的建议。在此对所有参与本书翻译、审校以及提供帮助的人员表示衷心感谢。期盼这本凝聚集体智慧的译者能为我国临床试验的统计设计、监查和分析提供有力的理论参考和实践借鉴。

本书在翻译的过程中虽然进行了译者遴选、分工负责、多重核校、数番统稿，并与原著者多次交流，但毕竟"翻译也是一种创作"，不同译者的专业理解、语义表达、翻译风格等难能统一，不足乃至错讹之处也在所难免。恳请大家能给予理解并不吝提出宝贵意见和建议。

姚　晨

北京大学第一医院医学统计室主任

北京大学临床研究所副所长

2024 年 2 月

原著第 2 版前言

本书的第 2 版主要是在我退休几个月后，也就是 2020—2021 年冬天撰写完成的。在此之前的一年，我加入了美国新泽西州立罗格斯大学为终身教职员工提供的渐进式退休计划。更重要的是，当时全球正处于新型冠状病毒肺炎（COVID-19）疫情这个百年一遇的危机之中。随之而来的是国家和城市封锁，商业停摆，学校和公共场所关闭，人们被迫居家，数百万人失去了生命。

在全球共同抗击 COVID-19 疫情的过程中，公众对药物和疫苗研发的最新进展保持着高度关注。卫生官员、医生和政治领导者经常出现在媒体上，就正在进行的观察性研究和临床试验的最新进展以及关键初步结果进行报告和评论。关于数据质量和证据强度的话题也被热议，越来越多的人开始至少理解一些临床试验的概念，如样本量、对照组、发病率、诊断试验、疗效与安全性、治疗与预防、期中分析，甚至"独立数据监查委员会"。在这场突如其来的危机中，我深感本书担负的使命。

新版本中增加了关于 COVID-19 的参考资料。例如第 5 章中新加入的 logistic 回归分析的内容，其中包括在中国进行的首个瑞德西韦安慰剂对照双盲试验的数据集，我有幸在该试验的数据和安全监查委员会中任职。

为了回应本书第 1 版中读者及审稿人所提出的意见，第 6 章新增了有关生存数据分析的内容，并将第 1 版附录 4.1 中的基本资料扩展到了关于 Cox 回归和非比例风险的全面讨论。这一章节紧接在介绍连续型终点的协方差分析和二分类终点的 logistic 回归分析的第 5 章之后。

此外，应读者要求，书中还增加了关于样本量重新估计方法和其他现代适应性设计的内容，特别是涉及预测生物标志物的讨论。当采用适应性设计时，深入理解多重假设检验至关重要。因此，本书增设了几个新的章节，涵盖了多重性问题及控制总错误率的方法、基于不同目的的生物标志物试验，以及 II / III 期无缝试验。新增内容中关于样本量重新估计和适应性设计的部分，反映了国际卫生机构颁布的最新修订的指南，以及本人在这些领域的实际咨询经验。

最近，美国统计协会（American Statistical Association，ASA）经过长时间的讨论，总结发布了关于广泛使用的 p 值的六项原则。第 14 章通过案例讨论，详细阐述了这些原则，满足了众多应用统计学家和临床试验专家的兴趣。

最后，国际卫生机构发布了关于处理缺失数据问题的重要指南更新。第 15 章中保留了关于缺失数据的讨论，并扩展到了定义"估计目标"和处理"伴发事件"的策略。

本书第 1 版主要是面向研究生二年级学生的入门级教学，而新增加的章节将这本书扩展到一个新的维度。尽管任课教师仍可以根据课程内容选择合适的章节，但新版本可能更适合高级课程，或作为临床试验专业人员的参考书。书中还增加了更多的计算机软件或代码，供从业人员使用。无论是哪种方式，我都希望读者能够发现新版本的有用之处，并且阅读愉快。

最后，我要向我亲爱的家人、朋友、学生和同事表示深深的感谢，感谢你们在我近 40 年的职业生涯和半退休生活中所给予的持续支持和陪伴。明天，在我们庆祝 2021 年复活节之际，抗击恶性传染病疫情的战争即将胜利，愿上帝保佑你们。

Weichung Joe Shih（施维中）

新泽西州皮斯卡塔韦

2021 年 4 月 3 日

原著第 1 版前言

　　临床试验这一领域涵盖了诸多参与者的工作及其专业知识，包括生物学家、毒理学家、药理学家、医学研究者、研究护士、项目经理、计算机程序员、数据库专家、医学撰稿人、卫生行业监管者，当然还有生物统计学家。只要参加一次临床试验学会（Society of Clinical Trials）的年度会议，就会发现这是一个由来自不同学科领域的参与者组成的多学科交叉的合作网络，每位成员都为临床试验做出了贡献。不过，本书将重点探讨临床试验领域中的生物统计学部分。

　　本书的大部分内容是基于我们在过去 15 年为公共卫生和临床医学的学生、住院医师和研究人员编写的教材，同时融入了我们参与制药公司和政府卫生机构赞助的临床试验的实际经验。与各种临床开发项目团队合作的经历使我们受益匪浅，并让我们深刻认识到生物统计学不仅汇集了众多基本科学原理和统计方法，更是临床试验中的重要组成部分。本书第 1 章为概述，首先介绍了临床试验的伦理和安全原则、高质量研究的标准以及临床试验的类型。随后两章深入介绍了试验设计的核心概念，探讨了临床试验设计需要平衡的两个方面：科学实验和临床实践。对于科学实验而言，需要主要考虑其有效性（第 2 章）和效率（第 3 章）。使用本书的学生需要具备假设检验和置信区间的基本知识，以便在第 4 章中学习样本量和检验把握度计算的原理和方法。因此，建议本书的读者具备一定的概率论和统计推断的基础，并且熟悉常用统计分析方法，如回归、方差分析、协方差分析、分类数据分析、纵向数据分析和生存数据分析等。

　　然而，一个学期的临床试验课程虽不能仅仅是对统计方法的概述，但确也无法做到逐一深入地介绍。我们在第 5 章中介绍了基本的协方差分析和分层分析，并在其他相关章节的附录中介绍了许多其他方法。几乎所有现代临床试验都需要涉及数据监查和期中分析，第 6 章至第 8 章专门讨论了序贯设计和相关方法，从两阶段 Ⅱ 期肿瘤试验到 Ⅲ 期成组序贯试验，并包括安全性、无效性和疗效监测。继序贯试验和期中分析之后，本书还关注了临床试验监查和中期调整的最新讨论热点，第 9 章简要讨论了样本量重新估计和适应性成组序贯设计的进展，该主题目前仍然是一个开放的研究领域。最后，在第 10 章，我们讨论了缺失数据的问题。数据缺失虽然无法完全避免，但通过合理的试验设计和负责任的试验实施，可以最小化数据缺失率。缺失数据是一个老生常谈的问题，但美国国家研究委员会最近的一份报告再次强调了其重要性。第 10 章将讨论基于对缺失数据性质的不同假设而采用的经典方法，以及一种新提出的方法。我们根据在课程讲授过程中概念和专业水平的逻辑顺序，即从临床试验设计概念、样本量计算，到包括协方差分析在内的分析方法，再到序贯设计的试验监查、期中分析、适应性期中修正，最后到我们特别关注且无处不在的缺失数据问题，安排了本书的章节顺序。教师可根据个人偏好重新调整顺序或补充其他主题。在所有章节中，都设立了课堂讨论和练习，供学生实践。许多例子来自医学期刊上发表的试验或我们的咨询项目。在涉及计算时，本书提供了获取和使用在线软件的指导，还会介绍如何使用 R 或 SAS® 程序执行某些简单命令，部分作业也会训练学生进行计算机模拟。

我们将学术界及业界的培训和工作经验，以及为政府卫生部门提供咨询的经验，融入到了这本面向学术研究、商业开发或公共卫生的临床试验教材中。然而，平衡合适的难度水平和内容覆盖范围是一大挑战。由于本课程主要在公共卫生和医学院校中讲授，因此我们注意到一些概念，如混杂和偏倚的控制，对于流行病学专业的学生来说相对容易掌握，而临界值和研究把握度的本质及其计算则对于生物统计学专业的学生来说更易理解。因此，我们需要考虑如何提供一套适用于所有学生的均衡的作业、课堂练习和考试内容。除了学科背景不同，学生们往往还处于不同的学术阶段或拥有不同的职业追求。例如，在同一个班级里，有的学生即将获得硕士学位，正在寻找制药或生物技术行业的工作，有的学生已经获得理学硕士或公共卫生硕士学位，正在攻读博士课程的第二或第三年。在某些学期，课程还吸引了来自医学院或大学癌症中心的药学学生、住院医师或获得奖学金资助项目的医生。他们的加入无疑将课堂讨论扩展到了另一个层面，尤其是对医学文献的评价与批判，我们经常将其摘录为教材的一部分。

本教材是根据学生和同事们的反馈意见汇编而成的，旨在满足直接参与临床试验的人员以及需要阅读和解析材料的人员的需求。对于统计学专业的学生来说，我们希望将临床试验的方法和具体原则融入书中，并通过数学练习加深理解。对于参与课程的临床医生，我们相信，即使公式及其推导看似复杂，本书也将帮助他们集中理解临床数据的收集、监测和分析。重要的是，学习临床试验生物统计学有助于培养研究团队中重要的合作者，并让临床研究人员了解学习生物统计学能给他们带来什么。接受生物统计学培训的人能成为更优秀的研究者，他们的批判性思维能力也会进一步提升。为此，在新泽西州罗格斯癌症研究所的肿瘤学研究员期刊俱乐部演讲中经常会分享统计学批评见解。

本书基于我们多年的教学材料编写，旨在为在类似学术环境中教授临床试验的同行们提供一份教学资源。作为一学期课程的教材，我们在第 1 版中不可避免地会省略一些内容，如亚组分析、多重检验和比较等。因此，我们在本书中预留了空间，供其他同行补充和完善。

我们希望这本书能为学生们带来阅读的乐趣，并能从中获得知识与启发。对于各位教师，我们希望这本书成为你们课堂教学的宝贵资源。

原著第 1 版致谢

衷心感谢参与我们临床试验教学和实践的学生及同事们。我们对罗格斯大学公共卫生学院和新泽西州罗格斯癌症研究所提供的宝贵机会表示衷心感谢，感谢他们所提供的环境与资金支持，并让我们有机会与许多优秀的同事和学生们一起学习、成长。特别感谢我们的同事 Irving K. Hwang、Gordon K. K. Lan、Dirk F. Moore、Yong Lin、Yujun Wu 和 Pamela Ohman-Strickland，与他们共同授课的经历极为宝贵。我们还要感谢本课程（2013 年春季）的学生 Tina Chang Young，现为罗格斯大学公共卫生学院的公共卫生博士候选人。她阅读了本书的初稿和终稿，并提出了许多建议，极大地增加了本书的清晰度和易懂性。

Weichung Joe Shih

生物统计学系

罗格斯公共卫生学院和新泽西州罗格斯癌症研究所

新泽西州立罗格斯大学

Joseph Aisner

肿瘤内科

罗伯特·伍德·约翰逊医学院和新泽西州罗格斯癌症研究所

新泽西州立罗格斯大学

2015 年 7 月

原著作者简介

Weichung Joe Shih（施维中），博士，美国新泽西州新布伦瑞克市罗格斯大学罗格斯公共卫生学院终身教授、生物统计学系主任，新泽西州新布伦瑞克市罗格斯癌症研究所生物计量学部主任。于 1996 年被选为美国统计协会会员，并于 2001 年被选为国际统计学会的成员。在加入学术界之前，施维中博士在新泽西州拉威市的默克研究实验室度过了他的成长岁月（1982—1999 年）。他曾在美国食品药品监督管理局顾问委员会任职，负责审查新药申请，并担任多个专业期刊的副主编，包括《医学统计》（*Statistics in Medicine*）、《对照临床试验》（*Controlled Clinical Trials*）、《临床癌症研究》（*Clinical Cancer Research*）、《生物制药研究统计》（*Statistics in Biopharmaceutical Research*）和《生物科学统计》（*Statistics in Bioscience*）。施维中博士是临床试验样本量重估领域的先驱，目前该领域已发展为适应性设计的一个分支。他还首次倡导在国际桥接研究中使用一致性标准，该标准现已被 ICH 指南采纳，用于全球多地区临床试验。施维中博士与各种治疗领域的医生广泛合作，并撰写了大量临床试验统计方法的论文。他的研究兴趣包括自适应设计和缺失数据问题。自 2019 年 7 月起，施维中博士被授予罗格斯大学荣誉教授称号。

Joseph Aisner，医学博士，新泽西州新布伦瑞克市罗格斯大学罗伯特·伍德·约翰逊医学院医学教授以及环境与职业医学教授，同时担任新泽西州新布伦瑞克市罗伯特·伍德·约翰逊大学医院肿瘤内科主任，以及新泽西州罗格斯癌症研究所临床研究项目的联合负责人。Joseph Aisner 博士发表了大量文章，并在多个期刊的编委会任职，包括《临床肿瘤学杂志》（*Journal of Clinical Oncology*）、《癌症治疗学》（*Cancer Therapeutics*）、《医学肿瘤学》（*Medical Oncology*）、《临床癌症研究》（*Clinical Cancer Research*）和《今日血液学 - 肿瘤学》（*Hematology-Oncology Today*）。Joseph Aisner 博士是美国内科医师学会和美国临床肿瘤学会的会员，在多个国家数据监查委员会任职并担任主席，他曾在多个国家卫生研究院（NIH）研究部门任职，并领导了两个国家合作癌症研究小组。他的研究兴趣包括癌症临床试验和治疗干预的评估。

目　录

1

概　述

在开始之前，请思考以下两个问题：

- 谁是开创性地建立吸烟与肺癌联系的英国医生？
- 谁是 1940 年首次使用随机对照临床试验检验链霉素治疗肺结核的主要研究者？

1.1　什么是临床试验

在本书中，我们将临床试验定义为"研究疾病或病症与对人类受试者进行预防、诊断或治疗的医学干预之间关系的实验"。临床试验的最终目标应该是增进医学知识并改善医疗实践，使患者受益。

为了更好地理解这个定义，我们将首先回答上面提出的两个问题：这两个问题的正确答案都是伦敦卫生与热带医学院院长（1955—1957 年）Austin Bradford Hill（1897—1991年）。Hill 进行了两种类型的临床研究，均涉及人类受试者。 但是，第一项将吸烟与肺癌联系起来的研究（1950 年）是基于观察性的调查研究，第二项是前瞻性地测试链霉素治疗肺结核效果的实验性研究，即临床试验。

在医疗机构进行的临床研究包括对临床数据的回顾性调查或累积病例报告（通常是横断面研究），以及临床试验。临床试验始终是前瞻性的，因此需要有基线期和随访期。并非所有的临床研究都是临床试验，但所有的临床试验都是临床研究。

在 Hill 关于统计方法的文章"一般摘要和结论"（1937 年）中，他指出："在临床和预防医学以及许多实验室工作中，我们都无法摆脱以下结论：我们希望解决的许多问题都是统计学方面的，并且除了用统计方法，别无其他方法可以解决这些问题。"这一论述强调了统计学在医学科学中的关键作用。换句话说，生物统计学方法已经成为医学信息评价中的重要工具之一。

临床试验中使用的许多统计学原理和方法也适用于其他类型的临床研究。统计学家或流行病学家应区分研究的性质，以便正确解释结果。因此，统计分析是理解所有形式临床研究结果和意义的工具。统计学家、流行病学家，甚至临床试验专家，都需要了解他们用来解释数据所依赖的统计工具，就像木匠需要了解锤子能做什么或不能做什么一样。

我们对临床试验的定义与国际医学期刊编辑委员会（International Committee of Medical Journal Editors，ICMJE）指南中所讨论的定义一致。一些作者将临床试验定义为"在人类中比较干预与对照的效果和价值的前瞻性研究"（Friedman，Furberg 和 DeMets，1996）。我们认为，这个定义描述了对良好临床试验的要求，但有局限性，其排除了在没有同期对照情况下进行的很大一部分临床试验。我们当然对良好的临床试验感兴趣。事实上，理解一个良好临床试验的构成是本书的一个主要目标。如果我们说在癌症患者中进行的单臂剂量探索研究不是临床试验，那么许多研究者肯定会反对。宫颈癌的巴氏涂片就是一个例子，其临床研究在没有对照的情境下开展，但增进了医学知识并定义了标准治疗，从 1930 年初到 1974 年，这一检测使宫颈癌的疾病特异性死亡率降低了近 70%（Cramer，1974；Michael，1999）。获得医学知识的途径是通过不同类型的临床研究产生不同等级证据的过程，证据等级见表 1.1。随机对照试验（RCTs）无疑在证据等级中处于最高级别。

表 1.1 干预研究的证据等级

证据类型	证据等级	描述
RCT 的系统综述或 meta 分析	1（最高）	来自所有具有同质性的相关 RCT 的证据综合
单一 RCT	2	将受试者随机分配到治疗组或对照组的实验
单一队列研究或者非随机化或无对照组的临床试验	3	队列研究：为确定结局（如疾病）发展而对某组 / 队列进行的随访观察性研究，或受试者不是被随机分配到治疗组或对照组的实验
病例对照研究	4	病例对照研究：对患有疾病或发生事件（病例）的对象与不患有疾病或未发生事件（对照）的对象进行的回顾性比较，以确定可能预测或改变疾病的特征（例如治疗暴露）
对病例系列的定性或描述性研究的系统综述	5	回答临床问题的定性或描述性研究的证据综合
没有明确的批判性评估或共识的专家意见	6（最低）	专家委员会权威意见

来源：Bums PB，et al.，Plastic and Reconstructive Surgery 128：305-310，2011；Melnyk BM and Fineout-Overholt E，Evidence-Based Practice in Nursing and Healthcare：A Guide to Best Practice.Lippincott，Williams&Wilkins，2010.

1.2 良好实验的要求

一项实验应始终由主要研究者在原定的一套良好设计的条件和程序下进行。对于临床试验，这套条件和程序应记录在试验方案中。试验方案还应作为操作手册，供所有参与研究的研究者和工作人员遵循。该系统类似于任何实验室实验的操作方法。

1.2.1 以一个古老的故事作为示例

阅读以下摘自《但以理书》1:1 ~ 16（公元前 606 年）的内容，这可能是古代历史上最早提及饮食干预的临床研究。

在犹大王约雅敬在位的第三年，巴比伦王尼布甲尼撒来到耶路撒冷并围困它……随后巴比伦王命令他的太监长亚施毗拿，让一些来自以色列王室和贵族的后裔为国王服务——这些年轻人必须是没有任何身体缺陷的，英俊，足智多才，知识渊博，有很强的学习能力，并有能力在王宫里工作。亚施毗拿教他们学习巴比伦的语言和文学。国王每天给他们安排一份御用的佳肴美酒。经过三年的训练后，他们将为国王效力。

在他们之中，有犹大人但以理、哈拿尼雅、米沙利和亚撒利雅。

但是但以理下决心，不要用御用的美酒佳肴来玷污自己，并请求太监长允许不以这种方式玷污自己。于是上帝让太监长对但以理表示同情和怜悯，但太监长对但以理说："我惧怕我主我王，他已经指定了你们的饮食。若他见你的面色比起同龄人更糟糕，怎么好呢？这样，国王会因你而杀了我。"

但以理随后对太监长分派看管但以理、哈拿尼雅、米沙利、亚撒利雅的卫兵说："请对我们进行十天的测试：只给我们吃蔬菜，喝白水。然后将我们的容貌与那些享用国王佳肴的年轻人的容貌进行比较，并根据您看到的结果来对待我们吧。"于是卫兵同意了这一要求，并对他们进行了十天的测试。

在十天结束的时候，他们看起来比那些享用国王佳肴的年轻人都更加俊美健壮。因此，卫兵撤去了指定的佳肴美酒，并换成了蔬菜。

课堂讨论：这个故事是否可以被视为临床研究和临床试验？你可以提供哪些信息来支持你的答案？在你看来，这是一项"良好"的临床试验吗？为什么是或为什么不是？

1.2.2　临床试验的基本步骤

更多细节将在后面的章节中讨论，但以下概述了临床试验的基本步骤：

- 构思：试验的想法来自科学依据和需要解决的医疗需求。研究者还必须抓住进行临床试验的机会窗口：公众对疾病负担的认识，这与研究可以产生足够的利益有关。如果未经测试的程序已经被作为标准实践，那么提出开展临床试验可能为时已晚。在提出临床试验时，一些资助机构可能会要求研究者提交一份简短的意向书（letter of intent，LOI），它是对试验方案基本要素的简要概述，包括依据、目标、参与者、方法以及初步估计的样本量和研究持续时间（有关 LOI 的摘录示例，请参见作业 1.1）。
- 计划：计划包括准备研究方案、计算样本量、安排研究中心和签约人员。它还包括获批的适当监管文件，例如美国食品药品监督管理局（FDA）或欧洲药品管理局（EMA）的研究性新药（IND）申请，获得当地机构审查委员会（IRB）的审查和批准，确保医疗用品和设备、预算、病例报告表（CRF）的准备，以及评估受试者数量和其他资源以确定是否具备启动和进行试验的可行性。
- 实施和监查：该步骤包括筛选、入组、研究进度安排和对受试者进行研究干预。此外，还涉及数据收集、CRF 填写和数据库管理。监查正在进行的临床试验是必要的，因为试验的资金成本和人力资源非常昂贵，并且仔细监查对于确保试验的质量和符合伦理要求至关重要。
- 数据分析：数据分析实际上是在计算样本量和拟订统计方法的研究计划阶段以及试验监查期间开始的。试验完成后，统计分析将得出研究结果以供解释。
- 报告的撰写和发布：有一种流行的说法是"工作从未结束，直到完成文书"。对于企业发起的试验，临床研究报告（CSR）由试验申办方撰写并提交给卫生管理部门以获得商业许可批准。期刊有助于将结果向医学界发布，这些出版物还经常充当制造商的营销工具。对于由政府机构和基金会例如美国国立卫生研究院（NIH）、退伍军人事务部、国防部和美国国家科学基金会的研究经费赞助的试验，研究报告和期刊论文是用于经费核算的证明文件。换句话说，这些出版物可作为经费的"可交付成果"。

- 下一阶段试验：企业发起的试验通常涉及美国新药申请（NDA）或生物制品许可证申请（BLA），或者欧洲上市许可申请（MAA）策略中的一系列步骤。一项试验的结果可能会影响 NDA、BLA 或 MAA 中的其他相关试验。已完成的学术试验通常会产生新的或修订的假设。无论哪种情况，科学知识都是通过临床试验来增进的。因此，所有临床试验的最终目标应该是增进医学知识并改善医疗实践，从而使患者受益。

统计学家需要参与其中的每一个步骤。临床试验中的统计学家不仅仅是顾问。实际上，他或她应该是研究团队中的资深成员，必须对研究的科学完整性负责，并对其安全性、有效性和无效性进行评估。正如 Ederer（1979）所指出的，参与临床试验的统计学家应该准备在研究过程中成为科学问题的学生和应用统计学知识的老师。在这个过程中，需要详细研究和学习临床问题，并且通常还要向合作者讲授基本的统计和研究理念。

1.2.3 临床试验方案的基本组成部分

试验方案是在整个工作过程中指导研究的核心文件，并可作为路线图。它也是一个操作手册，因此必须非常详细地编写，特别是对于多中心试验，以确保各研究中心之间的一致性（任何歧义都可能导致解释上的差异）。一份完整的方案通常包含以下部分（一些主题的详细信息将在后面的部分或章节中讨论）：

- 引言：包括试验的依据和目的（即背景和意义）。
- 目标和终点：包括要检验的科学假设（主要的和次要的）和要达到的具体目标。
- 设计：包括随机化、设盲、对照治疗、样本量和研究持续时间。
- 患者合格标准：包括纳入和排除标准，用于定义受试者人群。这些标准将在一定程度上影响试验结果未来的外推性。
- 实施程序和访视时间表：包括剂量和剂量调整、实验室和临床检查时间表、患者退出指南以及更复杂试验的试验流程图。
- 测量：包括临床和实验室检查结果的评估标准，以测量疗效和安全性结局。
- 统计学考虑：包括样本量依据、随机化过程（如果相关）、研究监查和中期分析（如果适用）以及统计分析和处理缺失数据的方法。
- 质量控制和质量保证程序。
- 附录：包括知情同意书、参考文献或有关反应的医学标准/定义，以及生活质量问卷或其他问卷（如果适用）。

1.2.4 对设计良好的研究的界定和方案评价指南

Baumgardner（1997）总结认为，设计良好的临床试验应满足以下基本要求：

- 有清晰、明确和相关的目标。
- 有适当的对照。
- 样本随机选择。
- 在盲态下进行测量并且没有偏倚。
- 应用适当的统计分析。

遵循这些指导原则，我们可以制定一份评价试验方案的检查列表，具体如下。

概要
- 陈述研究目标。
- 陈述与研究目标相关的假设。

[重要的是要清楚地传达上述两项内容；否则，研究结果将被视为探索性的、产生假设的钓鱼式研究结果（"fishing expedition"）。]

- 阐述背景，常以文献综述形式给出。
- 定义其重要性的试验依据。

（解释研究问题是怎样基于文献中先前的研究逻辑而提出的。确定临床试验想要填补的特定研究空白。）

- 药物信息，包括使用药物时的药物来源。

设计方面
- 对照类型、随机化、分层和设盲程度。
- 患者合格标准。纳入和排除标准必须包括疾病风险和相关人群特征、疾病分期、病史以及既往和合并治疗。
- 样本量要求和依据。规划招募周期和研究中心的地点时，需要对试验招募能力、效应量和可行性有现实的预期。
- 终点设定。

（优先考虑主要、次要和其他终点。它们应与假设相对应，并且必须符合研究目标。）

- 诊断标准。

（此要素与所研究的疾病、病症或风险及其病期／严重程度相关。每项研究都应使用所有研究者当前可用的诊断方法。）

- 测量可靠性。

（测量可靠性有助于解释研究结果。需要根据测量误差来判断治疗的有效性。）

- 质量控制或质量保证程序。

（用于确保数据质量和一致性的操作程序很重要，特别是对于多中心试验。）

实施方面
- 定义治疗前评估（筛选）、研究开始（基线）、随访访视和研究结束的时间线。

（随访时长应考虑疾病严重程度、疾病干预效应的假设以及治疗发挥作用或达到指定终点所需的时间。做上述考虑时，应该权衡受试者因研究时间过长而退出的可能性，以及所研究的问题变得过时的可能性。）

- 研究参数、实验室检查和患者监测。
- 与患者联系的频率、时间和类型，以及当研究问题或目标需要长期随访时的物资保障。

（例如可包括定期的门诊访视、患者的日记记录或与看护人的访谈以及电话联系。）

- 治疗给药、剂量调整、中断、给予急救药物和在出现毒性或不耐受的情况下停用研究治疗的说明（由患者或临床医生出于确保患者安全的最大利益来决定）。
- 毒性监测和不良事件报告。
- 治疗评价和标准。
- 数据收集、记录保存和数据处理。

（对于多中心研究，为了避免实验室间差异并统一正常值范围，对新的检验和方法采用中央实验室设施是有利的。）

- 统计方法。

（包括对第一类错误/假阳性率的适当控制、对主要和关键次要终点设定适当检验效能、亚组考虑、试验监查、中期评估和缺失数据问题。）

- 受试者保护。

（由 IRB 批准，并根据需要进行持续批准。）

- 参考文献。
- 附录。

（包括知情同意书、终点评价标准、毒性标准和其他程序参考。）

在评价已发表的临床试验报告时，除了以上列出的条目外，我们还应注意以下几点：

- 随机化后做出的任何排除。
- 治疗组或对照组之间基线特征的可比性。
- 对治疗过程的依从性。
- 适当的统计分析。
- 适当的数据总结和图形显示。
- 疗效和安全性方面的主要发现。
- 明确的结论陈述。
- 完整的讨论，包括研究可能存在的局限性和对未来研究的建议。
- 在得到"阴性"结果的情况下，评价备择假设或研究实施中的障碍（困难）。

1.3 伦理和安全第一

由于临床试验涉及对人类受试者的实验，因此它们引起了伦理和安全方面的关注。在本书的开头，要求学生完成涉及人类受试者研究的在线培训课程并获得证书，作为他们的第一个作业练习；许多人使用 CITI 培训课程。CITI 代表"合作机构培训倡议"（Collaborative Institutional Training Initiative，https：//www.citiprogram.org/）。该课程包括一系列主题，这些主题为保护研究中的人类受试者提供了最新的法规要求（作业 1.2）。这些监管要求是临床研究的历史自然产物，这些曾经的临床研究在今天被认为是不道德的、不适当的或滥用的，因为它们忽视了基本的人权和正义。思考在 15 世纪通过口腔向英诺森八世进行"输血"所带来的问题，或者在现代，纳粹对囚犯（和种族"不受欢迎的人"）进行的人体实验，关于梅毒自然表现的塔斯基吉实验（在少数族裔中开展），以及在智障儿童中研究肝炎传播的柳溪肝炎实验。作为一项练习，提出开展这些研究的依据，并说明为什么它们是不合适的。这些实验和其他类似实验促成了一些约束临床研究实施的文件。在下面各节中，我们将简要回顾一些历史文件的要点，在此基础上产生了临床试验实施的现行法规。

1.3.1　《纽伦堡法典》（1947）和《赫尔辛基宣言》（1964）

《纽伦堡法典》是在第二次世界大战之后制定的。后来，世界医学会（WMA）发表了《赫尔辛基宣言》，目前 WMA 正在关注并更新该宣言。这些文件共同规定了以下临床试验的伦理原则和指南：

- 必须获得所有参与者的适格和自愿同意。
- 除了进行实验（以显示干预的效果）之外，应该没有其他合理的选择。
- 研究应具有生物学知识和动物研究的基础。
- 必须避免不必要的痛苦和伤害。
- 参与者不应因参与研究而发生预期的死亡或残疾。
- 对于任何研究中可能发生的风险，临床试验都应合乎人道主义。
- 研究必须由有资质的人员实施。
- 参与者可以随时随意退出。
- 如果可能造成伤害，研究者有义务终止实验。

1.3.2　《贝尔蒙特报告》（1976）

《贝尔蒙特报告》为伦理原则和准则提供了更现代的视角。

对人的尊重

为践行尊重原则，成立了由学科、统计学、伦理学和法律领域的代表以及非专业人士组成的 IRB，以对个体研究者所在研究中心的临床研究进行伦理监督。在该机构进行任何研究之前，IRB 必须批准每个方案。所有参与者的隐私都应得到尊重和保护。

有利

为践行有利原则，研究者应使试验参与者获益最大化、风险最小化，并应使参与者了解潜在的风险和获益。

公正

为践行公正原则，应公平地选择参与者，且不剥削弱势群体。应避免直接或间接胁迫。

1.3.3　知情同意

美国 FDA 发布了标题为"知情同意信息表"的指南草案[①]。该指南描述了知情同意书

---

① US Department of Health and Human Services，Food and Drug Administration，OGCP，CDER,CBER，CDRH（2014）. "Informed Consent Information Sheet：Guidance for IRBs，Clinical Investigators，and Sponsors" available from http：// www.fda.gov/RegulatoryInformation/Guidances/ucm404975.htm（accessed on July 21，2014）.

的基本和附加要素，并包括诸如患者病历回顾、儿童作为受试者以及受试者参与一项以上研究等主题。

知情同意书中应包含的强制性内容见附录 1.1。

1.3.4　讨论

"受试者""参与者""患者"和"志愿者"是临床试验中经常互换使用的常用术语，用于指代纳入研究的个体。阅读《贝尔蒙特报告》中的伦理原则很有趣。在该原则中，临床试验的参与者被认为是志愿者，参与临床试验被认为是一项人权，需要公平地提供给所有符合条件的人。首先，重要的是要认识到，任何基于未经证实的治疗开展医疗实践都可能不符合伦理。当人们对新疗法的价值有足够的共同怀疑时（Fredrickson，1968），或者认为另有其他治疗或方法可能更好时，临床试验是符合伦理的。因此，临床试验是为促进医疗实践有效性和安全性而开展研究的必要步骤。在世界某些地区，报纸上偶尔会出现令人震惊的头条新闻，例如"对学龄儿童进行药物测试""药物试验中的死亡和伤害"以及"用糖丸对患者进行治疗"。在不了解细节的情况下，读者往往会从这些醒目的标题中对临床试验产生误解。应鼓励那些对适当的临床试验设计和实施理论有所研究的人，只要有机会，就可以向他人宣讲临床试验的正确概念和方法。其次，作为社会公民以及医疗产品的消费者，公众需要了解 FDA、EMA 和其他监管机构批准药品和设备以保护公众健康的责任。

伦理考虑也对研究设计的以下方面有很大影响，例如随机化、设盲、安慰剂对照、用于监查安全性和有效性的序贯设计以及提前终止程序。受试者有退出权以及研究者有义务将任何受到伤害的受试者从试验中移除，这些也导致了临床试验中普遍存在数据缺失的问题。第 15 章将专门讲解如何处理缺失数据。

总之，临床试验中的所有基本问题都可以看作是由于需要在严格的科学实验与符合伦理的医疗实践之间取得平衡而引起的。作为一个良好的科学实验，我们期望临床试验能够为所检验的假设提供真实并有效的答案。另一方面，我们也要求临床试验的设计和实施切实遵循良好的医疗实践。开展临床试验的可行性是其成功的关键。统计学为临床试验提供了科学方面的真实性和效率，而法律、规章、法规和监督则维护了伦理道德。

1.4　临床试验的分类

在临床试验的研究和讨论中，我们经常在文献里看到对试验的不同描述。由于不同类型的试验可能导致不同的问题，需要不同的分析方法，因此有必要进行如下分类。

1.4.1　按医疗干预划分

例如：

- 药物
- 生物制剂（例如疫苗）

- 外科、放射学操作
- 医疗器械
- 筛查方法和技术
- 实现健康目标的行为改变
- 生物标志物评估

需要注意的是，美国 FDA 成立了不同的分支机构（CDER、CBER、CDRH[①]）以审查这些干预措施。

1.4.2　按疾病或治疗领域划分

例如：

- 肿瘤学
- 心血管疾病——心脏、肺、血液
- 传染病（如 HIV/AIDS）
- 神经系统疾病、精神障碍
- 内分泌疾病（如糖尿病、骨质疏松症）
- 肾和代谢性疾病
- 心理健康问题

需要注意的是，这些领域中的每一项都与 NIH 中一个研究所的研究领域对应。

1.4.3　以药物研发阶段作为试验阶段划分

大多数关于药物的临床试验是根据它们在 NDA 或 MAA 提交之前（0[②]、Ⅰ、Ⅱ和Ⅲ期）还是之后（Ⅳ和Ⅴ期）来进行分类的。在治疗药物的研发过程中，从前期到后期按顺序对试验阶段进行编号。在许多方面，试验阶段越早，设计就越接近理想的试验，因为试验条件（例如目标、参与者和剂量）更加严格且能够受到良好控制。前期研究持续时间相对较短，并且可以使用较小的样本量（入组的受试者）来实现研究目标。研究终点通常是客观性指标，并且以安全性为主要关注点。相比之下，后期研究所招募的研究人群通常更接近于反映医疗实践现实复杂性的普遍目标人群，从而减少了对研究设计的限制。样本量相对较大，并且研究持续时间通常较长。主观性临床终点通常是首选。例如，生存时间是许多后期研究中使用的定义明确且可测量的终点（并被认为是"金标准"）。由于更注重科学性实验，早期研究在本质上往往是探索性的，并且经常证实生物学原理。后期研究是对定义的临床获益终点的确证，以用于对疗效的监管审批，并且在一定程度上仍然是研究药物安全性特征的扩展。Ⅲ期试验通常被认为是高水平的证据，因此通常是监管机构批准上市该医疗产品的关键。一项最近的进展是（稍后将进一步讨论），当在缺乏治疗的领域（有未满足的医疗需求）观察到临床疗效时，可通过早期研究加速审批流程，但这些批准

---

① CDER，药物审评和研究中心；CBER，生物制品审评与研究中心；CDRH，设备和放射卫生中心。
② 关于 0 期试验的定义，请参见 Coloma PM（2013）和 CDER（2006）。

通常伴随有完成适当的后期（Ⅲ期）试验的要求。制药和生物技术公司通常会准备一个全面的医学研究计划，该计划包括在其药物研发过程中将要进行的所有试验以及研究目标的时间表。该方案可能不适用于在学术环境中进行的试验。

药物研发过程中的临床试验分期方案（非肿瘤学）

理想试验（具有限制条件）		现实生活中的实践 （具有复杂性）	
Ⅰ期	Ⅱ期	Ⅲ期	Ⅳ期
受试者健康状况：			
健康	轻度疾病	中度至重度疾病	所有疾病阶段
主要目标：			
剂量探索，安全性反应	早期疗效和安全性	确证性疗效和有限的安全性	长期随访的安全性和有效性
生物利用度（吸收、分布、代谢和排泄），临床药理学			
主要设计：			
交叉设计		平行组设计	
样本量范围：			
n 为 20～40		每组数以百计	

应该注意的是，肿瘤试验的方案与上述方案大不相同。由于癌症是一种毁灭性的疾病，参与Ⅰ期肿瘤试验的患者通常是那些先前接受过治疗并用尽了可能有效的治疗方案的患者。例外情况是没有已知有效疗法的癌症患者。此类试验的主要目的是确定进一步研究的最佳剂量，确定安全性和毒性，并探索药代动力学（人体对药物的作用）和药效学（药物对人体的作用）。随着基因组研究中生物标志物研究的最新进展，对于针对特定靶点的癌症疗法，已开展了较多临床试验。这些试验涉及筛查和诊断携有特定突变基因的特定癌症患者群体。如 Tsimberidou 等（2012）所述，将靶基因突变与针对该突变的靶向制剂相匹配的Ⅰ期试验具有可观的前景。Ⅱ期肿瘤试验旨在更好地校准临床获益，通常在较短的时间范围内完成，并且与Ⅲ期研究相比，其样本量较小。通常，肿瘤客观缓解率（ORR）作为主要终点，无进展生存期（PFS）作为次要终点。Ⅲ期肿瘤试验的主要终点通常使用 PFS，或在理想情况下使用总生存期（OS），即记录所有原因的死亡数。但是，如上所述，其他不太客观的测量终点已进入该试验领域。

考虑到药物研发在经济上的成本不断增加以及人类遭受的疾病折磨，许多研究者、试验申办方和监管机构正在寻求缩短研发过程的策略。例如，修改研究设计，从而无缝地合并一些试验阶段，这样可能会省去招募新中心以及启动另一轮经费审查、合同审批和 IRB 批准所需的时间。这种方法是否在实际上节省了药物研发的时间或成本还有待观察，但是这些试验中的相关统计问题，特别是在控制总第一类错误率方面，已经并且正在被许多研究人员研究。我们将在后面的章节中更详细地讨论Ⅱ / Ⅲ期试验无缝设计和分析。

以下是两个为了使监管机构加快 NDA 审查过程的重要文件：1997 年 FDA 的《现代

化法案》第112节（标题为"加快快速通道药物的研究和批准"）和FDA的《行业指南：快速通道药物研发计划》（FTDDP）（FDA，2014）。FTDDP旨在促进拟用于治疗严重或危及生命的疾病，并证明可能解决未被满足的医疗需求的新药的研发和加速审查。《现代化法案》指出，如果确定"该产品对临床终点或对可能合理预测临床获益的替代终点有影响"，则可以批准快速通道产品的申请。然而，该法案也对加速批准提出了限制：申办方必须进行适当的批准后研究（III期或IV期），以验证替代终点或以其他方式确认对临床终点的影响。除其他问题（例如安全性问题）外，如果申办方未能进行所需的研究，或者如果快速通道产品的批准后研究未能验证该产品的临床获益，则FDA也可以使用加急程序撤回对快速通道产品的批准。例如，易瑞沙™（吉非替尼片250 mg）于2003年5月根据加速批准法规，被批准作为铂类和多西他赛化疗失败后的局部晚期或转移性非小细胞肺癌（NSCLC）患者的单一治疗。易瑞沙的有效性最初是基于ORR得出的。但是，旨在证明生存率提高的后续研究均未成功。2005年6月，对于易瑞沙治疗NSCLC的认证被撤销（Drugs@FDA，2005）。

另一个例子是Makena。2011年，FDA批准Makena用于预防单胎妊娠且既往单胎妊娠有自发性早产的女性再次发生早产。该批准基于的试验结果表明，Makena的活性成分己酸羟孕酮可降低复发早产的风险。但是，该试验未显示Makena和安慰剂在新生儿结局的复合终点上存在显著差异。尽管15项新生儿并发症评估指标中有3项显示使用Makena后在统计学上有显著改善，但没有进行多重统计检验的校正分析，这一缺点增加了假阳性结果的可能性，并且可能无法反映真正的治疗效果。但是，对于缺乏已批准治疗方法的严重疾病，FDA根据该药物对替代终点的影响（可能合理地预测临床获益）授予了加速批准，但要求进行批准后研究以确认临床获益。后来，所需的批准后验证性试验无法证明Makena对早产的替代终点有影响，这与先前试验的结果相矛盾，也没有显示出对新生儿结局的影响。2019年10月，CDER同意咨询委员会的建议，并根据全部证据得出结论，认为有必要撤回对Makena的批准（Chang等，2020）。

第三个例子是治疗转移性小细胞肺癌（SCLC）适应证的可瑞达™（帕博利珠单抗）。基于KEYNOTE-158（队列G）和KEYNOTE-028（队列C1）的肿瘤缓解率和缓解数据的持续性，可瑞达于2019年6月在该适应证上获得加速批准。可瑞达治疗该适应证的后续批准取决于对上市后要求的完成情况，即通过总生存期（OS）确定其优效性。正如2020年1月公布的，在针对该适应证的确证性III期试验KEYNOTE-604中，结果显示其双重主要终点之一的无进展生存期满足要求，但另一个主要终点OS则没有达到统计学意义。在与FDA协商后，默克公司于2021年3月1日宣布撤销可瑞达在美国的适应证治疗申请。公告指出，此次默克公司与FDA进行的协商撤回是对尚未满足上市后要求的加速批准进行全行业适应证评估的一部分。

因此，加速批准只是药物的有条件批准。然而，药物尽早上市的前景对患者以及药物制造商都具有广泛的意义。最近的一项研究报告称（Moore和Furberg，2013），2008年根据FTDDP获批的8种药物的批准中位临床研发时间为5.1年，而通过标准审查的12种药物的临床研发时间为7.5年。赛可瑞®（克唑替尼胶囊）是加速批准中的一个突出示例。该药物基于两项单臂开放标签研究中的持续ORR，于2011年8月获得了有条件的加速批准（NCI，2013）。2013年11月，基于一项开放标签、阳性对照的多国随机试验（入组347例患者），FDA常规批准了克唑替尼用于治疗转移性NSCLC患者。该试验中，在接受含铂双药化疗后仍有疾病进展的间变性淋巴瘤激酶（ALK）阳性 NSCLC 患者中，克唑替尼表现出了更好的 PFS 和 ORR。加速批准也刺激了制药行业探索其他提高试验效率的方法。但是，在加速药物审批流程中所涉及的研究纳入的患者较少，因此，此类药物可能会在存在重要安全性问题的情况下进入市场。Shih 等（2003）在研究中讨论了与两种第一类错误相关的统计问题（即"有条件批准"和"最终批准"的第一类错误）。

除了上述主要阶段外，还有 0 期和 V 期临床试验。0 期试验是探索性 IND 研究，涉及非常有限的人体暴露，并且通常没有治疗或诊断目的。0 期试验在传统临床前研究与临床研究之间架起了桥梁，旨在更好地了解新化合物的药代动力学（PKs）、药效学（PDs）、器官渗透，以及在开始 I 期试验之前对干预的假定目标的影响。这些 0 期试验通常将术前活检与短时间暴露于相关药物后的手术切除组织进行比较，从而引出特定的统计和伦理问题。V 期试验是在 NDA/BLA 批准后进行的研究，旨在寻求新适应证方面的其他市场需求，有时使用新制剂或与其他已批准化合物的复方制剂。由于该化合物早前被批准用于治疗另一种适应证，因此可能会使用一些先前的安全性、PK、PD 和剂量范围信息，并且可能不需要重新申请。

1.4.4 按疾病存在（治疗性试验）或不存在（预防性试验）划分

预防性试验可进一步分为一级或二级预防。一级预防是指通过改变生活方式（改变不良习惯）或使用旨在破坏致癌过程的毒性极低的治疗药物来干预疾病的诱发过程。例如，疫苗试验通常是一级预防，戒烟试验也是一级预防，后者是一种典型的改变生活方式的方法。二级预防试验通常以早期诊断试验（如筛查研究）或干预试验的形式出现，因为其目的是防止疾病复发或延缓疾病的进展。例如，美国国家肺部筛查试验（NLST）是一项二级预防试验，比较了胸部 X 线片（先前被认为没有特别的帮助）和低剂量 CT 扫描，后者通过在早期发现疾病，使高危人群的肺癌特异性死亡率降低了近 20%（National Lung Screening Trial Research Team，2011）。具有里程碑意义的斯堪的纳维亚辛伐他汀存活研究（也称为 4S 研究）是一项二级预防研究，旨在评估降胆固醇药物辛伐他汀对冠心病患者死亡率和发病率的影响。

一般而言，由于涉及健康或病情较轻的参与者，IRB 和其他监管机构将按照更高的安全标准要求所有预防性试验。此外，预防性试验往往需要更长的研究时间和更大的样本量，尤其是当相对健康的参与者中主要临床终点发生率较低时。使用替代终点（例如疫苗试验中的抗体计数）的可能性是一个重要的设计考虑因素，并且确定适当的生物标志物是非常必要的。

关于预防性试验设计的扩展阅读见 Shih 和 Wang（1991）（作业 1.3）。

1.4.5 按设计特征划分

- 单中心或多中心
- 安慰剂、同期阳性对照或历史对照
- 交叉或平行组
- 固定剂量或滴定剂量

- 固定样本量或成组序贯设计
- 开放标签或盲法（单盲、双盲或三盲）
- 臂数
- 地理范围（本地、区域或全球）

1.4.6 按假设和统计推断划分

- 探索性（生成假设）试验
- 优效性试验
- 可比性证明（等效性或非劣效性试验）。

1.5 临床试验中的多学科团队合作

在本章结束时，我们强调开展临床试验就像经营一个企业，需要组织和团队合作。团队的所有成员必须认识到团队成员的专长及其对研究的贡献，以促进协作，从而成功地进行试验。临床试验团队中的职能人员可能包括：

- 科学家，包括生物化学家、生物学家、毒理学家、药理学家和生物标志物专家
- 医学监查员和项目协调员
- 医院和医疗中心的临床研究人员和药剂师
- 数据管理专家、质量保证专家和计算机技术专家
- 统计学家和流行病学家
- 法务人员
- 化学工程师和药物供应经理
- 市场营销人员
- 生命伦理学家、患者代言者和志愿者

附录 1.1 知情同意的要素

提供给试验参与者的知情同意讨论、书面知情同意书和任何其他书面信息应包括对以下强制性主题的解释：

1. 该试验包含的科学研究。
2. 研究的目的和参与研究的受试者的大概数量。
3. 受试者参加研究的预期持续时间。
4. 所研究的治疗方法和随机分配至接受每种治疗的概率。
5. 要遵循的研究程序，包括所有侵入性操作。
6. 研究的实验性内容。
7. 对受试者和胚胎、胎儿或哺乳婴儿（如适用）的合理可预见的风险或不便。
8. 合理的预期获益。当没有预期的临床获益时，应告知受试者这一点。

9. 受试者可能接受的替代治疗程序或疗程及其重要的潜在获益和风险。

10. 有受试者识别信息的记录将被保密，并且在适用法律和（或）法规允许的范围内不会被公开。如果发表研究结果，受试者的身份仍将被保密。

11. 研究申办方、监查员和（或）其代表、IRB/IEC[①]和监管机构将被授权在适用法律和法规允许的范围内直接查阅受试者的原始病历，以验证临床研究程序和（或）数据，而不会违反受试者的保密性，并且通过在书面知情同意书上签名并注明日期，受试者或受试者的法定代表授权此类查阅。

12. 受试者的责任。

13. 受试者在发生与研究相关的损伤时可获得的补偿和（或）治疗。

14. 如果有报酬，则写明预期按比例向受试者支付的参与研究的报酬。

15. 有关研究和研究受试者权利的更多信息以及发生研究相关损伤时的联系人。

16. 受试者参加试验是自愿的，并且受试者可以随时拒绝参加或退出研究，而不会受到惩罚或丧失受试者本应享有的利益。

17. 受试者可能被终止参与研究的可预见情况和（或）原因。

18. 如果有费用，则写明受试者因参与研究而产生的预期费用。

19. 受试者决定退出研究的后果以及受试者有序终止研究的程序。

20. 如有影响受试者继续参与或退出试验的因素，将及时通知受试者或受试者的法定代表。

21. 当地法规（例如 FDA、其他非美国的卫生机构）要求的任何要素。

对于入组有生育能力的女性（WOCBP）的研究，知情同意书中必须包含以下附加主题：

1. 一般声明

    除非是研究的终点，否则在接触试验药物期间受试者不得怀孕，也不应怀孕。受试者应被告知如果其计划改变避孕方法，或者需要服用任何处方药或研究者未开具的其他药物，则应与研究者联系。性活跃的受试者在研究过程中必须使用有效的避孕方法，以使避孕失败风险降至最低。知情同意书必须表明研究者或研究指定人员已经与受试者回顾了关于预防 WOCBP 妊娠的信息。

2. 实验室和动物生殖毒理学

    知情同意书应包括一份声明，说明从实验室和动物生殖毒性研究中获得的关于研究药物潜在致突变和（或）致畸作用的已知信息。知情同意书应表明该信息对人类的预测价值有限。

3. 不可预见的风险

    知情同意书必须表明，暴露于研究药物可能会对受试者（或者受试者已经怀孕或可能怀孕时的胚胎或胎儿）造成当前不可预见的风险。

4. 怀孕或疑似怀孕

    知情同意书必须包括研究联系人的姓名和电话号码，以便受试者在怀孕或疑似怀孕，错过月经或月经延迟，或者月经发生变化（例如月经期间出血较多或月经间隔期间出血）时致电。

---

① 机构伦理委员会。

5. 终止研究

　　在研究过程中怀孕的任何受试者将立即退出研究（除非方案中允许或另有说明），并转诊接受产科护理。产科、儿科或相关护理的所有费用均由受试者负责。

6. 妊娠随访

　　如果受试者怀孕，研究者将查看在整个孕期以及分娩后至少8周内受试者和（或）婴儿的诊所/医院病历。

7. 使用研究禁用的避孕方法

　　在适用的情况下，知情同意书应明确指出某种避孕方法是否被禁止（例如已知或疑似激素避孕药与研究药物发生交互作用时）。在这种情况下，应告知受试者，如果她在研究过程中采取了禁用的避孕方法，需通知研究者或研究指定人员，以便采取其他预防措施或退出研究。

8. 非研究药物与激素避孕药的交互作用

　　使用激素避孕方法（例如口服避孕药或者植入式或注射性药物）的女性，如果需要服用非研究者开具的任何处方药或其他药物，应告知研究者或研究指定人员。这项声明旨在确定非研究药物与避孕药交互作用后降低避孕方法有效性的潜在可能性。

来源：美国 IND 编号和（或）非 IND 方案：40710（1999 年 2 月 5 日）。奈法唑酮 ER 治疗抑郁症患者的多中心、双盲、安慰剂对照、随机固定剂量研究。

作业 1.1

　　以下是某大学癌症中心在一次培训课程中制作的三个 LOI 摘录。假设你是一名审查员，并被要求向研究人员提出意见和建设性建议。根据你到目前为止对课程的学习，请就以下方面对每个 LOI 进行评论：(a) 拟议的研究是否为临床试验？为什么是或为什么不是？(b) 研究目的是否明确说明？(c) 设计（包括终点和统计学考虑）是否与目标相符？如果不符，请提供建议。

LOI-1

记忆症状评估量表在官颈癌患者中的应用

目标

确定官颈癌患者的症状强度以及这些症状造成的痛苦。

进行试验的依据

目前缺乏关于在官颈癌患者中使用记忆症状评估量表的文献。确定患有官颈癌的女性所经历的症状将有助于进一步阐明减轻这些症状的干预措施。进一步的研究还将有助于确定这些症状对患者生活质量及其作为女性的能力的影响。

用于实现主要目标的研究设计

使用问卷调查收集数据，并且描述数据中自变量之间的相关性，以此作为统计量来确定显著性。

LOI-2

吉西他滨和伊立替康在难治性卵巢癌女性中的安全性和有效性研究

目标

1. 主要目标是确定伊立替康和吉西他滨联合治疗难治性卵巢癌的毒性和反应。
2. 次要目标是估计肿瘤进展时间和中位生存时间。
3. 探索性目标是评估在原发肿瘤和（或）复发肿瘤中，反应与 P-gp 和 CD44 表达之间是否存在相关性。

依据

伊立替康和吉西他滨单药耐受性良好，在卵巢癌患者中均具有抗肿瘤活性。将这两种药物联合使用是很有吸引力的，因为每种药物都有潜在的不同作用机制。伊立替康抑制拓扑异构酶 I，吉西他滨通过与 dCTP 竞争酶来抑制 DNA 聚合酶。吉西他滨还通过与 dCTP 竞争酶而充当聚合酶的底物，并通过进一步抑制 DNA 合成而充当聚合酶 ε 和聚合酶 α 的底物。此外，伊立替康可稳定 DNA 链，从而在 DNA 释放过程中为吉西他滨三磷酸的插入提供位点。临床前数据表明，这两种药物在肺小细胞癌、乳腺癌和 HL-60 白血病细胞系中具有剂量依赖的协同增效作用。在一项 I 期研究中，确定了吉西他滨 / 伊立替康联合用药的最大耐受剂量。这项研究之后进行了一项 II 期试验，测试了这种联合用药对胰腺癌的作用，并显示出了一定的疗效。尽管使用吉西他滨的联合方案已经在卵巢癌的治疗中得到了探索，但尚未对吉西他滨 / 伊立替康的联合治疗进行过测试。

在卵巢癌治疗中，二线治疗方案通常为单药治疗。这些方案仅具有有限的（17% ~ 30%）短期（中位反应时间 4 个月）反应。因此，需要更好的联合用药方案。

实验室数据表明，卵巢癌 CD44 的表达与耐药性之间可能存在相关性。我们还获得了耐药卵巢癌细胞中 CD44 表达和 P-gp 表达相关性的初步数据。也有已发表的数据将乳腺癌中 CD44 的表达与 P-gp 的表达相关联。Smith 博士的实验室发表的观察结果表明，当使用可作为 P-gp 底物的药物治疗时，具有高 P-gp 含量的白血病细胞在体内变得更具转移性。这些观察结果表明，P-gp 和 CD44 可能相互作用，并向癌细胞传入具有侵入性且对化疗耐药的表型。我们希望确定复发性卵巢癌中这两种膜蛋白的表达水平，并探索这些发现与治疗结局的关联。

如果该给药方案改善了 6 个月生存期，我们将在 III 期试验中进行该方案与标准疗法的比较。

研究设计

这是一项每 3 周接受一次吉西他滨（1000 mg/m²，第 1 天和第 8 天）和伊立替康（100 mg/m²，第 1 天和第 8 天）联合治疗的 II 期研究。纳入研究的患者均为复发性卵巢癌患者，对铂耐药且具有良好的状态。先前接受过两种化疗方案的患者将符合入组条件。主要终点为 6 个月生存期。次要终点是估计肿瘤进展时间，并确定临床反应与肿瘤 CD44 和 P-gp 水平之间是否存在相关性。

LOI-3

接受癌症治疗的女性的卵巢保存

背景

尽管癌症治疗已使恶性肿瘤患者的无病间隔期和 OS 明显改善，但生活质量问题已成为患者和医生的主要关注点。由于采用高剂量化疗或放疗，使年轻患者出现卵巢衰竭，进而导致停经和生育力丧失。随着生殖内分泌技术的发展，我们现在可以考虑在研究环境下为患者提供卵巢移植作为卵巢衰竭的替代疗法，从而为将来重建生殖潜力提供可能性，并有望改善患者的生活质量。

随着体外受精（IVF）技术的发展，胚胎冷冻保存已成为储存受精配子的安全且公认的方法。冷冻保存未受精的雌配子的技术研发不太成功，仅有少数案例使用冷冻配子达到怀孕目的。这种低受精率是透明带硬化、非整倍体发生率增加、细胞支架受损的结果，从而导致分子和细胞器的组织与运输发生重大变化。因此，卵巢冷冻保存被认为是卵母细胞冷冻保存的可行替代方法。对卵巢组织中的原始卵泡进行冷冻保存取得了更大的成功，因为这些卵泡的分化程度较低，细胞器较少，并且缺乏透明带。

从小鼠中成功获得原始卵泡，并将其冷冻保存，然后移植回卵巢切除的动物中。已有研究报道了从原始阶段（1，2）[①]开始连续培养小鼠卵泡后发现了雌激素活性和活产幼体。

Oktay 报道了两名分别在接受良性卵巢囊肿和ⅢB 期子宫颈鳞状细胞癌的手术或放疗之前接受卵巢移植的患者（3）[①]。两名患者均通过测量血清促卵泡激素以确认移植后绝经。在这两名患者中，雌二醇水平的恢复证实了卵巢功能正常，并且接受良性卵巢囊肿手术的患者在移植后恢复了自发性卵巢功能（4）[①]。四名患者中有三名出现卵巢功能恢复的迹象，尽管是短暂的。参与研究的女性年龄在 46～49 岁之间，这很可能会影响所报告的结果。这两个病例报告提供的证据表明，这是一个可以在研究环境下开始为患者提供的可行治疗方案。

试验设计

这将是一个由几个层次组成的前瞻性试验。纳入标准包括以下方面：

1．诊断年龄（小于 40 岁）。

2．基于标志物的月经状态（绝经前），包括促卵泡激素（FSH）、雌二醇和抑制素，以及经阴道超声检查。

3．出于生育原因想要保留卵巢功能或想要延缓绝经的愿望。

4．治疗方案包括在治疗结束时有可能使患者不孕的化疗、放疗或联合疗法。

确定患者后，将与其联系以确定患者对卵巢移植的兴趣。如果患者拒绝，将询问其参加生活质量问卷调查的意愿，以确定接受卵巢移植的患者与未接受卵巢移植的患者相比生活质量是否有所改善。

同意参加的患者将进入试验的治疗部分，包括尝试在化疗或放疗之前使用促性腺激素释放激素（GnRH）激动剂或拮抗剂预防卵巢衰竭。维持正常卵巢功能的女性将进入研究的生活质量调查部分，并对其就未来的妊娠结局和绝经进行随访。不幸发生卵巢衰竭的女性将接受卵巢组织移植，并且将随访这些患者恢复月经的情况和妊娠结局。后附治疗方案。

---

① 此处省略了原始 LOI 中的四个文献和一个治疗方案。

目标

1. 成功移植卵巢组织，恢复卵巢功能，逆转停经症状和恢复生殖功能。
2. 确定 GnRH 激动剂或 GnRH 拮抗剂在接受化疗或放疗的女性中是否能更好地保存卵巢功能。
3. 确定与拒绝参加临床试验的患者相比，参加临床试验的患者生活质量是否得到改善。
4. 确定接受化疗的女性卵巢恢复的预后因素（流行病学因素和分子标志物）。

作业 1.2

登录 https：//www.citiprogram.org/，完成关于研究中受试者保护的深度学习。获得 CITI 项目的结业证书。

作业 1.3

阅读："Overview of Some Important Issues in Designing Clinical Trials for Prevention of Chronic Diseases"（Shih, W.J. and Wang, C., Pharmaceutical Medicine 1991, 5:87-96）。

（姚　晨　刘玉秀译）

参考文献

Baumgardner KR. (1997). A review of key research design and statistical analysis issues. *Journal of Oral Surgery, Oral Medicine, Oral Pathology, Oral Radiology, and Endodontics* 84: 550–556.

Burns PB, Rohrich RJ, and Chung KC. (2011). The levels of evidence and their role in evidence-based medicine. *Plastic and Reconstructive Surgery* 128: 305–310.

CDER (Center for Drug Evaluation and Research). Guidance for Industry, Investigators, and Reviewers: Exploratory IND Studies (2006). http://www.fda.gov/downloads/Drugs/GuidanceComplianceRegulatoryInfomration/Guidance//ucm078933.pdf (accessed April 5, 2014).

Chang CY, Nguyen CP, Wesley B, Guo J, Johnson LL, Joffe HV. (2020). Withdrawing approval of Makena — A proposal from the FDA Center for Drug Evaluation and Research. *New England Journal of Medicine* 2020; 383: e131. doi: 10.1056/NEJMp2031055.

Coloma PM. (2013). Phase 0 clinical trials: Theoretical and practical implications in oncologic drug development. *Open Access Journal of Clinical Trials* 5: 119–126.

Cramer DW. (1974). The role of cervical cytology in the declining morbidity and mortality of cervical cancer. *Cancer* 34: 2018–2027.

Ederer F. (1979). The statistician's role in developing a protocol for a clinical trial. *The American Statistician* 33:116–119.

FDA (US Food and Drug Administration). (2004). Challenge and Opportunity on the Critical Path to New Medical Products, http://www.fda.gov/downloads/ScienceResearch/SpecialTopics/ClinicalPathInitiative/CriticalPathOpportunitiesReports/ucml13411.pdf (accessed April 5, 2014).

FDA (US Food and Drug Administration). Speeding Access to Important New Therapies: Fast Track, Accelerated Approval and Priority Review, www.fda.gov/forconsumers/byaudience/forpatientadvocates/speedingaccesstoimportantnewtherapies/ucml28291.htm (accessed April 5, 2014).

FDA. Code for Federal Regulations, Title 21, Part 50. Protection of Human Subjects. http://www.accessdata.fda.gov/scripts/cdrh/cfdocs/cfcfr/CFRsearch.cfm?CFRPart=50 (accessed April 5, 2014).

Fredrickson DS. (1968). The field trial: Some thoughts on the independent ordeal. *Bulletin of the New York Academy of Medicine* 44: 985–993.

Friedman LM, Furberg CD, and DeMets DL. (1996). *Fundamentals of Clinical Trials*. New York: Springer.

Hill AB. (1937). General summary and conclusions. *Lancet* I: 883–885.

ICMJE (International Committee of Medical Journal Editors). http://icmje.org/recommendations/browse/publishing-and-editorial-issues/clinical-trial-registration.html. (Accessed February 12, 2021).

Melnyk BM and Fineout-Overholt E. (2010). *Evidence-Based Practice in Nursing and Healthcare: A Guide to Best Practice*. Lippincott, Philadelphia, Williams & Wilkins.

Merck (2021). https://s2.q4cdn.com/584635680/files/doc_news/Merck-Provides-Update-on-KEYTRUDA-pembrolizumab-Indication-in-Metastatic-Small-Cell-Lung-Cancer-in-the-US-2021.pdf (accessed on 3/1/2021).

Michael CW. (1999). The Papanicolaou smear and the obstetric patient: A simple test with great benefits. *Diagnostic Cytopathology* 21(1): 1–3.

Moore TJ and Furberg CD. (2013). Development times, clinical testing, postmarket follow-up, and safety risks for the new drugs approved by the US Food and Drug Administration: The class of 2008. *JAMA Internal Medicine* 174: 90–95. doi:10.1001/jamainternmed.2013.11813.

National Cancer Institute. (2013). Cancer Drug Information: FDA Approval for Crizotinib. http://www.cancer.gov/cancertopics/druginfo/fda-crizotinib (accessed April 5, 2014).

National Lung Screening Trial Research Team. (2011). The National Lung Screening Trial: Overview and study design. *Radiology* 258 (1): 243–253. doi:10.1148/radiol.10091808.

Shih WJ and Wang C. (1991). Overview of some important issues in designing clinical trials for prevention of chronic diseases. *Pharmaceutical Medicine* 5: 87–96.

Shih WJ, Ouyang P, Quan H, Lin Y, Michiels B, and Bijnens L. (2003). Controlling type I error rate for fast-track drug development programs. *Statistics in Medicine* 22: 665–675.

Tsimberidou AM, Iskander NG, Hong DS, Wheler JJ, Falchook GS, and Fu S. (2012). Personalized medicine in a phase I clinical trials program: the MD Anderson Cancer Center initiative. *Clinical Cancer Research* 18 (22): 6373–6383.

2

统计设计的概念和方法

正如我们在第 1 章中提到的，临床试验中最基本的设计问题是需要在科学性实验和良好的临床实践之间取得平衡。法律和法规确保试验设计符合伦理，而统计学则在科学方面保证了真实性和效率，后者又可以进一步促进医学伦理和实践。尽管在临床试验的过程中会出现许多设计问题，但在本章中，我们将重点放在试验真实性这一主要问题上，并在第 3 章中讨论试验效率的问题。首先，我们考虑各种类型的真实性：外部真实性、内部真实性和可重复性。然后，我们将探索向均值回归的现象，以说明一种偏倚，当研究设计中存在同期对照组时，可以解释这种偏倚。从逻辑上讲，在临床试验中，每个受试者应至少有两个观察结果，一个作为基线测量，另一个作为随访测量。在这个二维的背景下，我们在讨论向均值回归时，将回顾二维正态分布的概念和简单线性回归的表达。最后，我们通过讨论临床试验中常用的几种随机化方法和盲法来结束本章，这两种方法可以使对照组充分发挥功能，实现内部真实性。

2.1 外部真实性

外部真实性是指推论结果的真实性，也就是将结果外推至未来受试者（而非特定试验的参与者）时的真实性（Rothwell，2005）。它意味着研究结果对一般医疗实践的适用性。《柳叶刀》的前编辑 Richard Horton（2000）曾评论说："外部真实性问题是当今临床研究面临的最重要的问题，而未能解决这些问题在很大程度上是因为世界各地的医生们对研究证据漠不关心。"许多人同意循证医学所代表的是将研究证据付诸实践（Evidence-Based Medicine Working Group，1992）。在临床试验设计方案的框架内，方案中的患者特征、治疗和程序、结局指标以及随访共同定义了试验结果的外推性和适用性。对于任何新药上市申请（NDA），这些数据是药品包装说明书中所含信息的基础，将很大地影响"标示"的使用适应证，并进而影响药品制造商的市场。制造商希望将产品提供给尽可能广泛的人群；因此，他们希望纳入标准（由试验方案的"纳入 / 排除标准"部分定义）尽可能宽松。与之相反，临床科学家希望控制试验参与者的异质性，以将有用的信息从干扰信息中分离出来。因此，他们希望有一组更明确的纳入和排除标准。当这些标准更加明确时，试验更有可能实现其科学目的。因此，平衡这两种需求是试验设计中非常重要的考虑因素。

当我们考虑纳入的患者人群和试验中产生的数据时，我们应该认识到，临床试验中的参与者，至少在概念上，代表了由研究方案的纳入和排除标准所定义的所有潜在参与者的样本。这种代表性允许研究结果被外推到所研究的医疗产品的未来接受者和使用者。当研究完成时，我们便可以认为试验参与者的基线特征反映了研究设计中入选标准所定义的患者人群的特征。另一方面，我们也可能会发现并发事件，这可能会导致信息不完整。抽样过程是从医疗产品适用的目标人群中获得用于分析数据的实际样本的过程。与之相反的方向则是推断的过程（图 2.1）。我们通过数据分析从样本数据中得出结论，以应用于目标人群。根据观测数据、统计方法和某些假设进行推论。假设之一是试验中产生的数据是从目标人群的随机样本中得出的。试验结果外推性或适用性的程度，即试验的外部真实性，取决于该假设接近真实的程度。

　　为了进一步说明这一概念，让我们以预防冠心病（CHD）的降脂治疗为例。冠状动脉药物项目（Coronary Drug Project，1973）研究了一种降胆固醇疗法（考来烯胺），用于30 ~ 64 岁的男性。这些男性至少经历过一次心肌梗死（MI），即心脏病发作。涉及患者特定性别、年龄和基线健康状况（例如既往的 MIs）的标准限制了将考来烯胺的疗效外推至更广的人群中。大约 20 年后，4S 研究（1994 年的斯堪的纳维亚辛伐他汀生存研究）对辛伐他汀（Zocor®）进行了研究，并报告了 60 岁或以上男性和女性中主要冠状动脉事件的减少。对于年龄较大的男性和女性来说，这是降胆固醇疗法惊人的医学进步。然而，该疗效仅适用于高胆固醇血症患者。最后，一项针对急性冠状动脉事件的一级预防研究在具有平均胆固醇水平的男性和女性中测试了洛伐他汀（Mevacor®）的疗效（Downs 等，1998），并将此类降胆固醇药物（HMG-CoA 还原酶抑制剂）的疗效完全扩展到了公众中。随后使用各种 HMG-CoA 还原酶抑制剂进行的研究根据该方案的患者纳入和排除标准以及终点，获得了用于预防 MI 的不同 FDA 标签 [例如瑞舒伐他汀（Crestor®）]。

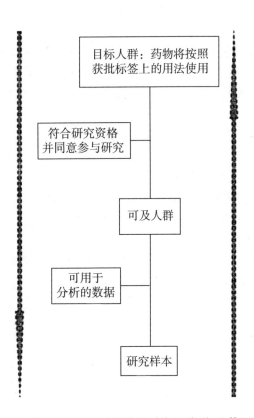

图 2.1　临床试验外部真实性的抽样路径（从上到下）和推理路径（反向）

除入选标准外，研究者的医疗实践场所也可能是影响临床试验外部真实性的一个因素。在这方面，为了提高外推性，临床试验的后期阶段应由多名研究者在各种医疗环境中进行，包括大学教学医院、社区医疗中心和私人诊所，以及可能具有不同环境和实践惯例的不同地理区域。用于治疗短肠综合征的 Serostim® 的 NDA 是说明该问题的一个示例。2003 年 6 月，FDA 胃肠道药物咨询委员会拒绝了该制造商的 NDA，主要是因为其关键研究缺乏外推性：该研究仅包括了两个中心，且其中一个中心招募了绝大多数患者。只有在制造商按照 FDA 的要求在数量更多和更多样化的中心进行进一步研究之后，该药物才被批准开放使用和销售。

尽管有上述示例，但外部真实性的评估可能非常复杂，通常需要更多的临床专业知识，而非统计专业知识。关于如何评估随机对照试验（RCT）的外部真实性，尚无公认的指南。然而，Horton（2000）总结了 Julian 和 Pocock（1997）提出的问题，并形成了一个有用的清单：

研究的患者

1. 试验中纳入的患者是否足以代表正常临床实践中遇到的患者？入选标准是否过窄或过宽？
2. 是否采取了足够的步骤以确保有较高比例的入选患者接受了随机化分组？特别是，是否保留了具有合适条件的所有患者的记录，以及对随机化患者与未随机化患者如何进行比较（包括符合入选标准和不符合入选标准的患者）？
3. 试验的设置和患者的选择方式是否适当？入选标准是否过窄或过宽？[研究者]是否不恰当地将研究发现外推至不能被充分代表的患者类型？

治疗

1. 用于比较的治疗，包括剂量方案、治疗持续时间、不依从性和对照方案（安慰剂或标准治疗），是否适合正常临床实践并能够确定此类患者的未来治疗原则？
2. 当前良好临床实践的所有方面（例如辅助护理）是否都得到了充分考虑？

结局指标和随访

1. 结局指标（终点、患者反应指标）是否适合得出有关研究治疗的总体结论？
2. 是否过度强调反应的替代指标（例如生理指标），而不是以总体预后的主要指标（例如死亡率、主要临床事件）为证据？
3. 治疗持续时间和患者随访时间是否足够可靠，以评估治疗的疗效和安全性？
4. 是否针对所有相关的不良事件和治疗副作用采取了适当的措施？

权衡后的讨论和结论

1. 作者是否充分考虑了他们的研究在上述所有方面的局限性？
2. 作者是否充分权衡了其他相关研究的证据，或者作者是否对自己的研究发现给予了不恰当的权重？

来源：Horton，R.，Statistics in Medicine，19：3149-3164，2000. 已获许可。

2.2 内部真实性

内部真实性是指处理效应在研究人群内具有的合理代表性。内部真实性是外部真实性的先决条件。内部真实性的主要关注点如下：

- 如果观察到处理组之间存在差异，那么这种差异是由患者特征、治疗还是偶然性所导致的？（从逻辑上讲，此时确定真实性的目标是排除患者和偶然因素产生的影响。）
- 如果在处理组之间未观察到差异，那么这种无差异是由不当操作、缺乏精度（研究效能）所致，还是意味着真实的等效结果？（在这种情况下，确定真实性的目标是排除不当操作或检验效能不足。）

支持内部真实性的基本思想是设计包含可比较组的试验，以使结局（无论是否相同）仅测量处理效应，而不测量其他效应。为了实现这一目标，我们应遵循方法学原则，以避免或最小化以下方面的偏倚：

- 治疗分配——使用随机化和分层。
- 评估处理效应——使用同期对照组和对处理组分配设盲。
- 研究监查和数据分析——由训练有素的研究者和专业统计学家进行持续审查。
- 证据挖掘——在方案中设置预先定义的假设和终点。

对于尚无批准治疗的罕见、严重和慢性疾病，单臂试验对获得监管审批也是有帮助的。对于单臂试验，如 FDA 指南（FDA，2019）中所述，"证明人用药物和生物制品有效性的实质性证据"取决于疾病的自然史和研究的相关终点，以确保受试者的反应不可能偶然发生，从而使反应的大小和持续时间具有临床和统计学意义。

2.3 可重复性

临床试验可重复性的基本理念是科学实验应可以通过重复来验证。FDA 和 EMA 通常支持具有两项或多项关键性试验的 NDA、BLA 或 MAA 的申请批准。这些试验的患者人群或所用的对照药物可能有所不同。因此，它们通常不是严格的精确重复。在某些情况下，不同中心的单一大型试验显示出一致的结果也是可接受的，特别是对于以死亡率或严重并发症发病率为终点的研究，因为这些类型的试验难以重复，尤其是在阳性结果的情况下。在单一大型试验中，不同研究中心和预先定义的亚组之间具有一致性对于证明可重复性至关重要。

2.4 向均值回归现象和同期对照组的重要性

在第 1 章中，我们注意到 Friedman、Furberg 和 DeMets（1996）将临床试验的定义限制为与对照组进行比较的临床试验。尽管该定义将许多由 NIH 资助并通常由指定的癌症中心或癌症合作小组进行的肿瘤学单臂早期试验排除在外（除非该定义也包括历史对照或自我基线对照），但它强调了同期对照组对于临床试验内部真实性的重要性。我们在这里通过检验向均值回归的现象进一步说明这一点。我们在本书较为靠前的章节中提出这个概念，是因为我们也希望读者复习一下回归的基本方法，这是阅读本书所应事先掌握的知识。从研究设计阶段到后续的数据监查和分析，整本书中都使用了回归方法。第 5 章（"协方差分析和分层分析"）的内容则要求读者熟悉回归方法。

2.4.1 向均值回归——定义和示例

向均值回归是仅对那些具有"极端"初始测量值的个体进行第二次测量时发生的现象。平均而言，即使没有任何医疗干预，第二次测量的数值也往往不如第一次测量极端。它源于"向平庸回归"一词，最初由 Francis Galton（1886）提出，用于描述高个子父母生出矮个子后代的趋势，反之亦然（Bland 和 Altman，1994）。我们应该认识到这种现象，因为当我们在临床试验中入组基线测量值较高或较低的患者时，它会经常发生。例如，我们在高血压患者中研究抗高血压治疗，在高脂血症患者中研究降胆固醇治疗，以及在低骨密度的绝经后骨质疏松女性中研究骨强化药物。

课堂讨论：图 2.2 a 和 b 摘自文章"口服阿仑膦酸钠和使用鲑鱼降钙素喷鼻剂对绝经后骨质疏松女性骨量和骨转换生化标志物的影响"（Adami 等，1995）。这项研究是一项针对绝经后骨质疏松症（低骨密度）女性的为期 24 个月的试验。将患者随机分为四个处理组：安慰剂、阿仑膦酸钠 10 mg、阿仑膦酸钠 20 mg 或降钙素 100 IU。上图（图 2.2a）显示了 6、12、18 和 24 个月时腰椎骨密度（L- 脊柱 BMD）的平均百分比变化 ± 标准误（SE）。基于这些信息，考虑以下问题：为什么安慰剂组在第 6 个月时 L- 脊柱 BMD 有所增加？安慰剂效应代表什么？

有人可能会怀疑安慰剂效应是由于为试验中的所有参与者提供了钙补充剂（每天 500 mg）。这种猜测似乎是合理的，但如果是真的，为什么在第 6 个月时下图（图 2.2b）的转子骨密度（BMD）没有显示类似的安慰剂效应？在论文的参与者选择和纳入部分，可以找到一个更合理的解释安慰剂效应的原因。该试验要求在基线时，每名参与者的 L- 脊柱 BMD 均比绝经前年轻女性的平均值低 > 2 SD（Lunar® 密度计 < 0.99 g/cm²，Hologic®、Norland® 和 Sophos® 密度计 < 0.86 g/cm²），而对转子 BMD 没有限制。因此，在这种情况下，安慰剂效应所代表的可能就是向均值回归。有趣的是，Cummings 等（2000）后来发表了一篇文章支持这一推理。

2.4.2 向均值回归作为偏倚的影响

由于临床试验是随访研究，因此每个受试者必须至少有两个观察结果：基线测量值和随访测量值。在这种二维环境中，需要二元分布的概念。当涉及连续变量时，二元正态分布和简单线性回归的表达式非常有用。设随机变量 X_1 为一个处理组的基线测量值，X_2 为同一组的随访测量值。假设配对测量值 (X_1, X_2) 呈二元正态分布，均值向量和协方差矩阵如下所示：

$$\begin{pmatrix} X_1 \\ X_2 \end{pmatrix} \sim N\left(\begin{pmatrix} \mu_1 \\ \mu_2 \end{pmatrix}, \begin{pmatrix} \sigma_1^2 & \rho\sigma_1\sigma_2 \\ \rho\sigma_1\sigma_2 & \sigma_2^2 \end{pmatrix} \right)$$

回想一下，在统计方面，回归是一种条件分析。该方法解决了以下问题：根据现在（基线时）观察到的 X_1，预期以后（随访时）观察到的 X_2 是什么？我们可以通过使用简

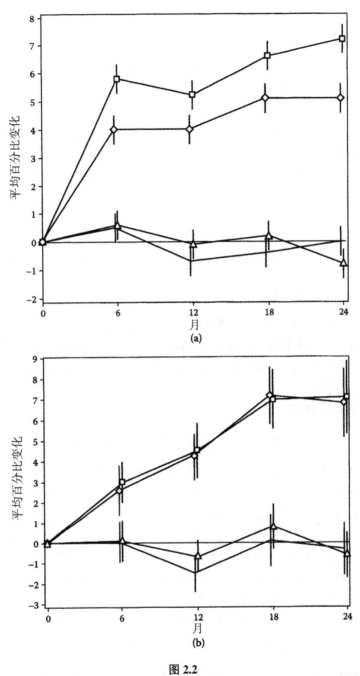

图 2.2

(a) 腰椎骨密度（L-脊柱 BMD）：使用安慰剂、阿仑膦酸钠 10 mg（◇）、阿仑膦酸钠 20 mg（□）和鲑鱼降钙素鼻喷剂 100 IU（△）的 BMD 平均百分比变化（SE），从基线至干预 24 个月。（b）转子骨密度：使用安慰剂、阿仑膦酸钠 10 mg（◇）、阿仑膦酸钠 20 mg（□）和鲑鱼降钙素鼻喷剂 100 IU（△）的 BMD 平均百分比变化（SE），从基线至干预 24 个月。（经许可摘自 Adami S, et al., Bone, 17：383-390，1995）

单的线性回归表达式来回答这个问题：

$$E(X_2|X_1) = \alpha + \beta X_1$$
$$= \mu_2 + \rho \frac{\sigma_2}{\sigma_1}(X_1 - \mu_1) \qquad (2.1)$$

其中 $\alpha = \mu_2 - \beta\mu_1$，$\beta = \rho \frac{\sigma_2}{\sigma_1}$。

读者可以回顾生物统计学入门教材（例如 Daniel，2009）中的二元正态分布和简单线性回归表达式的概念。

假设该处理组中没有处理效应（即 $\mu_1 = \mu_2 = \mu$ 且 $\sigma_1 = \sigma_2 = \sigma$），则对于特定值 $X_1 = x_1$，可以将回归方程重写为：

$$E(X_2|x_1) = \mu + \rho(x_1 - \mu) \qquad (2.2)$$

在等号两侧各减去 μ 并取绝对值后，很明显以下不等式成立：

$$|E(X_2|x_1) - \mu| = |\rho||x_1 - \mu| \leqslant |x_1 - \mu| \qquad (2.3)$$

此不等式告诉我们，即使没有处理效应，如果初始值 $X_1 = x_1$ 是极端情况（大于或小于总体平均值 μ），则大体来说，随访值 X_2 将比 x_1 更接近总体平均值。向均值回归的现象也被称为"天花板效应"或"地板效应"，是偏倚的一种形式。也就是说，在没有处理效应时却看似产生了效果！

公式 2.2 也可以表示为：

$$|E(X_2|x_1) - x_1| = |(\rho - 1)(x_1 - \mu)| \qquad (2.4)$$

该表达式表明，对于特定情况 $X_1 = x_1$，向均值回归（公式 2.4 的左侧）所产生的影响通常不为零。当 $\rho = 1$（完全相关）时，或者如果特定值 x_1 是一个等于总体均值 μ 的完美样本（作业 2.1），则向均值回归的影响将为零。

课堂练习：假设你正在进行安慰剂对照的抗高血压临床试验。纳入标准之一为参与者的基线坐位舒张压（SDBP）必须在 90～110 mmHg 之间。假设同一年龄组正常人群的平均 SDBP 为 85 mmHg。如果基线和随访 SDBP 之间的相关性为 0.5，那么对于基线 SDBP 为 95 mmHg 的参与者，你认为向均值回归的影响大小是多少？

答案：使用公式 2.4，$|E(X_2|x_1) - x_1| = |(\rho - 1)(x_1 - \mu)| = |0.5 - 1||95 - 85|$
$$= 5 \text{（mmHg）}$$

2.5　随机样本和样本随机化

我们应该对临床试验所涉及的这两种随机性进行区分。我们还应该对这样一种看法很敏感，即一个带有随机意思的短语可能在外行人看来意味着局势混乱、没有目的或失去控制（Featherstone 和 Donovan，1998）。因此，我们在沟通时应该谨慎。

此处使用的随机性：如第 2.1 节（"外部真实性"）所述，将参加临床试验的受试者视为概念上随机的"样本"是将试验结果外推到医疗实践中目标人群的关键。这与抽样调查不同，后者是从固定的、有限的、横断面人群中抽取样本。临床试验中的随机样本在概念上来自于当前的和未来的研究药物的使用人群。

在比较试验中，即在对照临床试验中，当有两种或两种以上的干预措施时，将受试者随机分配到处理组是使该试验具有一定程度的内部真实性的方法。随机抽样和样本（受试者）的随机分组是两种不同类型的随机。

2.5.1　什么是随机化

随机化是给受试者分配治疗方案（或在交叉设计的研究中分配到治疗序列）的过程，这样每个受试者在研究中都有相等的非零机会被分配接受任何给定的治疗方案（或治疗序列）。例如，我们可以说，第一个受试者被随机分配接受治疗 A。如果有两种治疗，并且患者被分配接受每种治疗的概率相同，我们可以用抛硬币的方法对患者进行随机分组。在这种情况下，第二名受试者也可能被随机分配接受治疗 A，但是随着受试者数量增加，被随机分配接受治疗 A 和 B 的受试者将趋于平衡。临床均势（Freedman，1987）是指医学专家对于试验治疗是否比对照治疗更有益确实无法确定，这为均等随机化提供了伦理基础。

2.5.2　为什么要随机化

首先，我们需要一些背景。研究的结果是在治疗（之前和）之后所测量的反应，我们希望研究中的不同疗法会对结果产生不一样的影响。预后因素是指可能影响结果的受试者特征（如性别）。随机化避免了具有特定预后特征的受试者优先分配到特定治疗组（导致"分配偏倚"）的可能性。此外，更重要的是，后续用于分析数据的统计方法都基于随机分配假设下的数学理论。如果受试者未被随机分配至处理组，则此类分析的效度会较低甚至无效。观察性研究不涉及随机化。同样，在临床均势的情况下（此时就最终的获益和风险而言，治疗的医生不知道哪种治疗方法对患者是最好的），随机分配治疗方法在临床试验中是合乎伦理的（Doll，1998）。

2.5.3　随机化和设盲的逻辑

将患者随机分配至处理组（或治疗序列）可避免或最小化分配偏倚。伴随随机化采用的另一种相关但不同的方法是设盲。设盲是一种掩盖治疗分配的方法，它包含多个层面。在招募受试者进入研究时实施基本设盲，以避免选择偏倚。在随机化和研究过程中，我们对受试者、研究者或两者均设盲，以防止他们知道（随机）治疗分配结果并避免评估偏倚。单盲试验是指仅对受试者设盲的试验。双盲试验是指对受试者和研究者均设盲的试验。一些制药公司还实行所谓的三盲，即在分析数据时对项目统计师也设盲。相反，开放标签试验是指既不对患者也不对研究者设盲的试验。Schultz 等（1995）重新分析了来自 33 项 meta 分析的 250 个随机试验，发现在没有充分隐藏治疗分配方案的试验中，处理效应要夸大 30% ～ 40%。Kunz 和 Oxman（1998）还报道了在没有随机分配或没有充分隐藏治疗分配方案的试验中出现偏倚的经验性证据。

2.5.4　随机化过程

首先，由不参与患者招募、知情同意过程、治疗实施或受试者评估的人员创建随机分配表。此人通常是试验的生物统计学家。随机分配表是入组研究受试者的治疗分配顺序表。

随机化必须包含不可预测的成分。创建随机分配表后，治疗分配按分配表确定。实际上随机的（不可预测的）是受试者进入治疗组的顺序。因此，重要的是对序列中的下一个治疗进行保密，以避免选择偏倚的可能性。这一事实应传达给医学研究人员和患者。

传统上，生成随机分配表的人员也会保留该表（在多中心试验的情况下，集中保留在一起）。一旦有受试者被认为符合入选标准并已经知情同意，就会联系上述人员（或指定人员）。然后，该人员将受试者的治疗分配告知研究者或药房。或者，由研究者或药房对密封的信封、小瓶或药瓶进行编号和保存。当符合入选标准且已经知情同意的患者开始研究时，这些药物将被依次使用。按顺序编号的密封信封等有助于确保下一次随机化的保密性。

由制药行业申办的许多试验现在通常使用集中的、自动化的、交互式的语音或网络随机化系统（IVRS 或 IWRS），而不是设置联系人。当紧急情况发生时，IVRS 或 IWRS 通常还为研究者提供 24 小时破盲功能。在最近发表的一篇文章中，Goodale 和 McEntegart（2013）描述了各种偏倚的来源以及如何采用技术手段消除或降低发生偏倚的风险。这篇文章还引用了各种参考文献，包括示例和偏倚的影响。例如，Zhao、Hill 和 Palesch（2012）以卡托普利预防项目试验为例，描述了当不采用随机化技术时，选择偏倚是如何发生的。

总之，正如 Armitage（1982）的研究所述，随机化（i）有助于使处理组之间的预后因素分布相似；（ii）允许使用概率论来定量地表达处理组之间任何反应的差异在哪种程度下可能是由偶然性引起的；（iii）允许使用各种方法掩盖治疗分配结果，包括可能使用安慰剂，这对于受试者、观察者或两者对疗效进行无偏评估通常是必不可少的。

2.6　随机化方法

现在，我们将注意力转向几种随机化方法及其优点，下文将从简单到复杂逐一介绍。有关这一主题的更多详细信息，请参见 Rosenberger 和 Lachin（2002）的文章。对于任何一种随机化方法，我们都不仅希望它能使每个处理组中的受试者达到特定的固定比例，而且希望它能确保各组受试者的预后因素（例如年龄、疾病分期或严重程度）和许多其他方面相似。

2.6.1　完全随机化设计

对于具有两种治疗方法且均匀分配的随机试验，最简单的方法是反复抛一个公平（平衡）的硬币（有两个以上分组时可掷骰子）。尽管合理，但这些手动方法相当过时。现在常用计算机生成的随机数代替。完全随机化设计，也称为简单（无限制）随机化，是不涉及区组或分层的设计。这种简单设计的优点是每个治疗分配都是完全不可预测的，因此由研究者产生选择偏倚的可能性最小。对于大型试验，每个处理组的受试者人数不会有很大差异。然而，对于样本量较小的试验或（早期）期中分析，存在处理组之间受试者人数很不均衡的可能性。例如，对于有 20 名患者的试验，单一治疗组有 12 名或更多患者（60% 或更多）的概率约为 50%；对于有 40 名患者的试验，单一治疗组有 24 名或更多患者（60% 或更多）的概率约为 27%。此外，有时已知的预后因素可能不均匀地分布在样本量小的组别中，并且简单随机化可能无法均匀地分布这些因素。换句话说，如果没有适当的分层，处理组之间由预后因素产生的影响也可能是不均衡的。因此，通常在临床试验中实施区组随机化和分层随机化，或两者结合（作业 2.2）。

2.6.2 区组随机化

区组随机化用于在区组内进行简单随机化，以避免处理组之间出现严重的分配不平衡。假设我们有 J 个治疗和 s 个重复。然后，对于 $s \times J$ 的区组大小，我们为每 $s \times J$ 个患者进行不同的简单随机化。应对区组大小保密，尤其不要写入方案中。区组的大小不应太小（例如 $s = 1$ 不是一个好主意），也不应太大（例如 $s > 5$ 将被视为较大）。一个较小的 s 会使随机序列在一定程度上可预测。另一方面，较大的 s 会破坏使用区组进行平衡分配的目的。我们还可以在区组与区组之间改变 s，创建"可变区组随机化"设计。可变区组随机化加上双盲试验中采用的遮蔽或盲法，使预测未来的治疗分配变得困难，从而最小化选择偏倚，并在处理组之间达到理想的患者人数比例（作业 2.3）。

2.6.3 分层随机化

在临床试验中，我们倾向于设置一些相似的处理组，即这些处理组中的受试者在某些基线特征方面具有相似性。例如，在许多情况下，性别和年龄与疾病的严重程度和结果有关。如果我们已辨别出会影响受试者结局的因素，则处理组在该预后因素上不具有可比性将成为问题。即使确实存在可以用来解决此问题的统计分析方法，我们也会看到统计效率下降，并且需要做出额外的努力来说服其他人该结论是有效的。当我们选择这些因素时，就形成了分层。分层随机化可以是完全（简单）随机化，也可以是每个分层内的区组随机化。但是，大多数人认为，以可行的方式限制分层的数量是明智的。该技术还与试验入组的受试者总数密切相关。例如，对于考虑年龄（< 55 岁 vs. ≥ 55 岁）、性别（男性 vs. 女性）、体能状态（评分 1 ～ 2 分 vs. 3 ～ 4 分）和诊断时间（< 6 个月 vs. ≥ 6 个月）的癌症试验，分层将有 $2 \times 2 \times 2 \times 2 = 16$ 个组合，每个组合都需要单独随机化。当有许多预后因素时，我们可以考虑另一种将患者分配到处理组的方法：最小化法。

附言：临床试验中的分层随机化类似于经典实验设计中所谓的"随机区组设计"。例如农业中使用的设计，农业中的"区组"类似于临床分层，而非为了平衡分配而排列的区组。农业区组有固定的大小，而临床试验中的分层在最初时大小是未知的。因此，平衡应该以连续的方式进行。

2.7 最小化法

当需要考虑许多预后因素时，通常需要平衡边缘分布而不是联合分布。也就是说，当预后因素组合的数量太大而不可行时，我们希望单独并同时平衡每个因素。最小化法就是以此为目标的。

最小化法首先由 Taves（1974）提出，然后由 Pocock 和 Simon（1975）完善。它是一种动态分配方法，可以被看作是一种不依赖于反应的特殊形式的适应性设计。（反应依赖性适应性设计的示例在第 3 章的附录 3.3 中给出。关于适应性设计的更多信息将在后面的章节中讨论，包括序贯设计和方法）。患者在进入研究时接受治疗分配，而不是按照预设的随机表分配。处理组仅在预后因素的潜在主要影响方面保持平衡。无需预先规定每个变量的每个分层内患者的数量。我们通过以下常见情况描述该方法。

假设在试验中我们有两个处理组 A 和 B。考虑具有 I、J 和 K 个水平的三个预后因素（例如 $I = J = K = 2$）。在试验期间的任何时间，令 n_{ijk}^A 代表分别在预后因素的水平 i、j 和 k 下随机分配到治疗 A 的受试者人数，n_{ijk}^B 代表在同一层内随机分配到治疗 B 的受试者人数，且 $n_{ijk} = n_{ijk}^A + n_{ijk}^B$。在简单分层下，我们得到 $n_{ijk}^A \approx n_{ijk}^B$。

符号 n_{i++}^A 表示在第一个预后因素的第 i 个水平随机分配至治疗 A 的人数（第二个和第三个预后因素相加）。n_{i++}^B 同理。这些分别是处理组 A 和 B 中第一个预后因素在 i 水平的边缘总和。为了平衡第一个预后因素在处理组 A 和 B 中的边缘分布，应确保对所有 i 来说 $n_{i++}^A \approx n_{i++}^B$。

同样，为了平衡第二个因素，我们需要确保对所有 j 来说 $n_{+j+}^A \approx n_{+j+}^B$，而对于第三个因素，我们需要确保对所有 k 来说 $n_{++k}^A \approx n_{++k}^B$。

对于每个入组的患者，我们分别标记他们的预后因素水平，例如标记为 $i*$、$j*$ 和 $k*$。计算 G 值：

$$G = \left(n_{i*++}^A - n_{i*++}^B \right) + \left(n_{+j*+}^A - n_{+j*+}^B \right) + \left(n_{++k*}^A - n_{++k*}^B \right) \tag{2.5}$$

G 表示不平衡的总量。治疗分配取决于 G 是负数、正数还是零。如果 G 为负数，表示对治疗 A 的分配不足，则将新患者分配给 A（概率为 π）。如果 G 为正数，意味着对治疗 B 的分配不足，则将患者分配给 B（概率为 π）。如果 G 等于零，则治疗分配处于平衡状态，可将患者分配给 A 或 B（使用的初始概率为 1/2）。请注意，对于第一位患者，上述计算结果为零。概率 $\pi = 0.7$ 可能是防止下一次治疗分配被提前预测的适当选择。国际协调会议（ICH）E9《临床试验的统计学指导原则》建议将随机元素纳入确定性动态分配过程，如采用最小化法时（Lewis，1999）。Xu、Proschan 和 Lee（2016）进行了模拟研究并得出结论，当使用最小化法时，后续测试过程始终需要考虑特定的设计方案，以维持第一类错误率并获得更高的检验效能。他们建议在最小化过程中使用 $\pi = 0.7$。

上述方法可以很容易地容纳多个预后因素以及每种预后因素的不同水平。此外，如果某些预后因素之间的平衡比其他因素更重要，则可以将上述计算改为加权总和。使用随机成分的最小化法通常由自动 IVRS/IWRS 来最有效地实现应用。

现在我们给出一个示例进行说明（使用 $\pi = 1$）。假设有两个处理组（试验组和对照组）的试验已经招募了 18 名参与者。表 2.1 总结了该试验希望在处理组之间保持平衡的 18 名参与者的三个特征（性别、年龄范围和疾病分期）。如果下一个（第 19 个）受试者是男性，年龄 46 岁，疾病分期为中度，则可以通过计算表 2.1 中所示的不平衡量 G（公式 2.5）来做出分配给试验组或对照组的决定。在这种情况下，$G = -1$；因此，第 19 名参与者将被分配到试验组。

从该示例中可以看出，如果作为预后因素的疾病分期的权重是年龄和性别权重的 2 倍或以上，则治疗分配可能会有所不同。这种方法可以推广到有更多治疗的试验。还存在其他更复杂的最小化法（参见 Cook 和 DeMets，2007）。Scott 等（2002）对此方法进行了很好的回顾和介绍。

表 2.1　说明最小化法的示例

预后因素	试验组	对照组
性别		
男性	4	5
女性	5	4
年龄范围		
18 ~ 40 岁	4	3
41 ~ 65 岁	2	3
> 65 岁	3	3
疾病分期		
中度	5	4
重度	4	5

注：如果第 19 名患者是男性，年龄 46 岁，疾病分期为中度，则不平衡量 = (4 − 5) + (2 − 3) + (5 − 4) = −1。因此，将第 19 名患者分配到试验组。

请注意，在上述用于说明的示例中，使用 $\pi = 1$ 的最小化法是一种确定性的方法，因为下一个受试者的治疗分配由先前入组受试者的分配确定。从技术上讲，最小化后正确的统计分析是很复杂的，并且涉及在没有处理效应和成熟分配策略的假设下模拟多个数据集（100 000 个）。然后，将观察结果与模拟的可能结果的分布进行比较，以获得 p 值。但是在实践中，可以使用最小化因子作为模型中的协变量进行分析。模拟研究表明，这两种方法之间的检验效能和第一类错误率相似（例如，Forsythe 和 Stitt，1977；Green 等，2001）。Senn（1995）甚至认为，最小化法中使用的因素也必须包括在分析中，使用最小化法而不包括模型中的协变量是不合理的。

有人提出（例如 Berger，2006，2011），具有更多限制的随机化（例如区组随机化）和确定性方法（例如没有随机元素的最小化法）妨碍了治疗分配的隐藏，并且在这种情况下一个经验丰富的人能够确定未来的治疗分配，从而引入选择偏倚。为了减轻这种担忧，试验应充分设计和遵照执行以掩盖治疗分配。如 Goodale 和 McEntegart（2013）所述，应该利用最新的技术来实现这一目标。在治疗分配中设置概率 $\pi = 0.7$ 是在确定性动态分配过程中加入随机成分的一种方法（作业 2.4）。

2.8　患者人口统计学和基线特征表

临床试验论文结果部分的第一个表格的标题通常为"患者人口统计学和基线特征"，并且通常按处理组以及合并处理组展示表格。有时该表还提供这些基线变量（协变量）的

p 值。（第 4 章作业 4.1 中给出的参考文献就是这样一个例子。）在一项非随机临床研究中，显示组间可比性的 p 值对于研究可能的混杂因素是有意义且非常必要的。但是，如果试验是随机的（至少有这样的标题），那么我们应该思考这些 p 值是否有意义。这种表格的预期用途是什么？请花一分钟时间思考一下这个问题。

这种表格显示可以有多种用途。列合计清晰地描述了入组的参与者，以便告知读者试验结果对一般医疗实践的适用性（见第 2.1 节"外部真实性"）。但是，按处理组展示可能会更有趣，尤其是对每个基线变量进行显著性检验时。许多作者已经讨论了这个话题（例如 Altman，1985；Senn，1989；Begg，1990）。一个学派指出，在这里计算 p 值没有意义，因为我们知道试验是随机的，特征是基线值（无处理效应），所以组间无差异的无效假设是正确的。因此，任何由低 p 值提示的统计显著性都只是一种第一类错误，毫无意义且应该避免。此外，如果我们像这种表一样检查许多基线变量，估计我们仅仅是碰巧发现一些"显著性"。例如，在冠状动脉药物项目（1973）的报告中，对基线特征进行了 420 个药物 - 安慰剂比较。作者正确地指出，他们"预期发现约 21 个差异在 0.05 水平上具有显著性"。他们实际观察到了 22 个，并得出结论"……没有证据表明基线时处理组之间缺乏可比性"。这是一个正确的结论吗？（答案是否定的，正如我们在下一段中所解释的。）

其他人可能会问一个问题：我们如何知道如上所述的随机化过程在实际操作中执行得当，并且如期发挥作用呢？编辑、读者和 FDA 可能希望通过这样的表格对此进行检查。换句话说，对于治疗是随机分配的假设，或者假定的随机试验是否实际上是随机试验，显著性检验是有意义的。对于上述冠状动脉药物项目，显著性检验仅表明随机化是公平的。顺便提一下，还有更有效的方法来分析这些用来检验随机化的无效假设所观察到的 p 值。例如，Schweder 和 Spjotvoll（1982）更详细地阐述了这一点。

但是，如果此处进行显著性检验的目的是检查随机化，那么我们可以简单地询问患者不相关的问题，并测试诸如"你最喜欢的颜色（或运动）是什么"等问题的答案的分布，这些问题在预后方面对研究结果没有任何重要性。显然，该表的目的是检查"基线可比性"，而不仅仅是检查随机化的公平性。那么关于处理组的可比性，p 值能告诉我们什么？我们是否可以通过查看 p 值判断统计分析中需要校正的因素？这两个问题的答案显然都是否定的。

处理组的基线可比性可以通过处理 - 协变量相关性来表示。医学论文基线表中的 p 值无法衡量处理 - 协变量相关性的强度，每个 p 值仅检验处理分配与协变量相关的无效假设。既然显著性检验不适用于评估 RCT 中的基线可比性，那么应如何评估可比性呢？Altman（1985）建议"结合临床知识和常识"对其进行初步判断。在这里，先前的经验起着关键作用。可比性或缺乏可比性的实际含义是在分析中是否校正协变量。

在（真正的）随机试验中，我们可以选择在没有任何协变量的情况下分析处理效应，无论观察到的处理 - 协变量相关性如何，结论都是有效的。在这种情况下，医学论文基线表中的 p 值是不需要的。但另一方面，观察处理组间协变量分布的 p 值有助于提示处理效应假阳性错误。例如，假设在试验中，处理效应处于显著性边界上，并且在某些对结局有强烈影响的协变量方面，处理分配没有得到很好的平衡。此时，基于观察到的处理 - 协变量分布，在无效假设下处理效应具有显著性的概率将与名义显著性水平大不相同。当协变量在处理组间平衡性很好时，情况正好相反（Begg，1990）。

作为一种常见的做法，我们通常会校正组间不平衡的预后因素。在第 5 章中，我们采用协方差分析（ANCOVA）模型以阐明上述做法的适当性，并指出校正程度和方差缩小程度取决于两个因素：协变量与结果变量的相关性或关联性以及组间不平衡的程度。医学论文中基线表里的 p 值与协变量是否需要校正无关。

作业 2.1

写出公式 2.4 中标记为 Y 的对照组的公式。讨论治疗分配时采用随机化和评估处理效应时采用盲法将如何帮助消除向均值回归所致的偏倚。

作业 2.2

1. 使用 SAS® 或 R 软件为一项总样本量 $N = 50$、设有两个处理组且均匀分配参与者的试验生成完全随机分配表。评论每组的实际样本量。

   提示：使用 R 软件从均匀分布（0, 1）中生成有 50 个随机数的列表。给患者 1 分配第一个随机数，给患者 2 分配第二个随机数，以此类推。如果患者的随机数 < 0.5，则将该患者分配给治疗 A；否则，将患者分配给治疗 B。也可以使用 SAS 的 PROC PLAN 程序。

2. 使用数学推导或重复运行计算机程序 10 000 次，以说明在这种情况下（$N = 50$），该设计将最终导致不均匀治疗分配（18 : 32 或更极端的比例）的概率大于 5%。

作业 2.3

使用 SAS 或 R 软件为一项总样本量 $N = 180$、设有三个处理组（$J = 3$）且均匀分配的试验生成区组随机分配表。通过变化 $s = 1$、2、3 来改变区组大小（$s \times J$）。一共会有多少个区组？评论每个处理组的实际样本量。

作业 2.4[1]

假设一临床试验将招募 32 名患者以比较治疗 A 和 B。在患者知情同意后，他们将被分配接受其中一种治疗。假设预计年龄（组别为 18～25 岁、26～39 岁和 40～60 岁）和性别（男和女）是所研究结果的重要预后影响因素。使用最小化法创建随机分配表（初始概率为 1/2，之后 $\pi = 1$）。当 G = 0 时，在分配过程中使用以下统一的随机数（而不是自己生成的）：

0.26、0.69、0.11、0.51、0.22、0.56、0.23、0.98、0.11、0.43、0.53、0.98、0.29 和 0.23

注：为了方便起见，在这里设置 $\pi = 1$，因此无需针对此问题进行任何计算机编程。

以下是 32 名受试者的年龄和性别，按进入研究的顺序排列：

① 作业 2.4 由 Pamela Ohman-Strickland 提供。

编号	年龄	性别
1	26	F
2	32	F
3	18	M
4	29	F
5	35	F
6	35	M
7	38	F
8	55	M
9	56	M
10	34	F
11	22	M
12	22	F
13	23	F
14	35	F
15	34	F
16	22	F
17	34	M
18	56	F
19	59	F
20	29	M
21	45	F
22	43	F
23	33	F
24	23	M
25	49	F
26	51	F
27	23	F
28	38	F
29	34	M
30	19	F
31	39	F
32	40	M

根据你创建的随机分配表：

1. 在每个年龄 - 性别子类别中，分别有多少受试者被分配接受治疗 A 和 B？

2. 在每个年龄组中，分别有多少受试者被分配接受治疗 A 和 B？

3. 在每个性别组中，分别有多少人被分配接受治疗 A 和 B？

4. 总共有多少人被分配接受治疗 A 和 B？

（姚　晨　刘玉秀 译）

参考文献

Adami S, Passeri M, Ortolani S, Broggini M, Carratelli L, Caruso I, and Gandolini G. (1995). Effects of oral alendronate and intranasal salmon calcitonin on bone mass and biochemical markers of bone turnover in postmenopausal women with osteoporosis. *Bone* 17: 383–390.

Altman DG. (1985). Comparability of randomized groups. *The Statistician* 34: 125–136.

Armitage P. (1982). The role of randomization in clinical trials. *Statistics in Medicine* 1: 345–352.

Begg CB. (1990). Significance tests of covariate imbalance in clinical trials. *Controlled Clinical Trials* 11: 223–225.

Berger VW. (2006). Misguided precedent is not a reason to use permuted blocks. *Headache* 46: 1210–1212.

Berger VW. (2011). Minimization: not all it's cracked up to be. *Clinical Trials* 8: 443.

Bland JM and Altman DG. (1994). Regression towards the mean. *British Medical Journal* 308: 1499.

Cook TD and DeMets DL. (2007). *Introduction to Statistical Methods for Clinical Trials*. New York: Chapman & Hall/CRC.

Cummings SR, Palermo L, Browner W, Marcus R, Wallace R, Pearson J, and Blackwell T. (2000). Monitoring osteoporosis therapy with bone mineral density: misleading changes and regression to the mean. *Journal of the* American Medical Association 283: 1318–1321.

Daniel WW. (2009). *Biostatistics: A Foundation for Analysis in the Health Sciences*. New York: Wiley.

Doll R. (1998). Controlled trials: the 1948 watershed. *British Medical Journal* 317: 1217–1220.

Downs JR, and Clearfield M. (1998). Primary prevention of acute coronary events with lovastatin in men and women with average cholesterol levels: results of AFCAPS/TexCAPS. Air Force/Texas Coronary Atherosclerosis Prevention Study. *Journal of the American Medical Association* 27: 1615–1622.

Evidence-Based Medicine Working Group. (1992). Evidence-based medicine – a new approach to teaching the practice of medicine. *Journal of the American Medical Association* 268: 2420–2425.

FDA (US Food and Drug Administration). (2019). Demonstrating Substantial Evidence of Effectiveness for Human Drug and Biologic Products. https://www.federalregister.gov/documents/2019/12/20/2019-27524/demonstrating-substantial-evidence-of-effectiveness-for-human-drug-and-biological-products-draft (accessed February 14, 2021).

Featherstone K and Donovan JL. (1998). Random allocation or allocation at random? Patients' perspective of participation in randomized controlled trial. British Medical Journal 317: 1177–1180.

Forsythe AB and Stitt FW. (1977). *Randomization or Minimization in the Treatment Assignment of Patient Trials: Validity and Power of Tests*. Technical Report No. 28. Health Sciences Computing Facility, Los Angeles: UCLA.

Freedman, B (1987). Equipoise and the ethics of clinical research. *The New England Journal of Medicine*, 317: 141–145.

Friedman LM, Furberg CD, and DeMets DL. (1996). *Fundamentals of Clinical Trials*. New York: Springer.

Goodale H and McEntegart D. (2013). The role of technology in avoiding bias in the design and execution of clinical trials. *Open Access Journal of Clinical Trials* 5: 13–21. doi:10.2147/OAJCT.S40760.

Green H, McEntegart DJ, Byrom B, Ghani S, and Shepherd S. (2001). Minimization in crossover trials with non-prognostic strata: theory and practical application. *Journal of Clinical Pharmacy and Therapeutics* 26: 121–128.

Horton R. (2000). Common sense and figures: the rhetoric of validity in medicine (Bradford Hill Memorial Lecture 1999). *Statistics in Medicine* 19: 3149–3164.

Julian DG and Pocock SJ. (1997). Interpreting a trial report. In *Clinical Trials in Cardiology*. Pitt B, Julian D, and Pocock S (eds.). London: WB Saunders.

Kunz R and Oxman AD. (1998). The unpredictability paradox: review of empirical comparisons of randomised and non-randomised clinical trials. *British Medical Journal* 317: 1185–1190.

Lewis JA. (1999). Statistical principles for clinical trials (ICH E9): an introductory note on an international guideline. *Statistics in Medicine* 18: 1903–1942.

Pocock SJ and Simon R. (1975). Sequential treatment assignment with balancing for prognostic factors in the controlled clinical trial. *Biometrics* 31: 103–115.

Rosenberger W and Lachin JM. (2002). *Randomization in Clinical Trials: Theory and Practice*. New York: John Wiley and Sons.

Rothwell PM. (2005). External validity of randomized controlled trials: "To whom do the results of this trial apply?" *Lancet* 365: 82–93.

Schultz KF, Chalmers I, Hayes RJ, and Altman DG. (1995). Empirical evidence of bias. Dimensions of methodological quality associated with estimates of treatment effects in controlled trials. *Journal of the American Medical Association* 273: 408–412.

Schweder T and Spjotvoll E. (1982). Plots of P-values to evaluate many tests simultaneously. *Biometrika* 69: 493–502.

Scott NW, McPherson CG, Ramsay CR, and Campbell MK. (2002). The method of minimization for allocation to clinical trials: a review. *Controlled Clinical Trials* 23: 662–674.

Senn SJ. (1989). Covariate imbalance and random allocation in clinical trials. *Statistics in Medicine* 8: 467–475.

Senn SJ. (1995). A personal view of some controversies in allocating treatment to patients in clinical trials. *Statistics in Medicine* 14: 2661–2674.

Simvastatin Scandinavian Survival Study Group. (1994). Randomised trial of cholesterol lowering in 4444 patients with coronary heart disease: the Scandinavian Simvastatin Survival Study (4S). *Lancet* 19; 344: 1383–1389.

Taves DR. (1974). Minimization: a new method of assigning patients to treatment and control groups. *Clinical Pharmacology and Therapeutics* 15: 443–453.

The Coronary Drug Project Research Group. (1973). The coronary drug project: design, methods and baseline results. *Circulation* 47 & 48 (Suppl. 1): I-1–I-50.

Xu Z, Proschan M, Lee S. (2016) Validity and power considerations on hypothesis testing under minimization. *Statistics in Medicine* 35(14):2315–2327.

Zhao W, Hill MD, and Palesch Y. (2012). Minimal sufficient balance – a new strategy to balance baseline covariates and preserve randomness of treatment allocation. *Statistical Methods in Medical Research* January 26, 2012.

3

试验设计的统计学效率和交叉设计

临床试验的统计学设计主要围绕偏倚和效率。前一章中介绍了偏倚的概念以及如何通过合理的试验设计尽可能地避免或控制偏倚。本章将介绍研究设计的统计学效率。首先，我们将引入两个例子，通过例子来展示样本量和结局变量（研究终点）的变异对统计学效率的重要影响。在试验设计中需要权衡不同设计的统计学效率。本章将通过交叉设计（crossover design）来说明如何权衡统计学效率，并通过交叉设计介绍格 - 均值模型（cell-means model）的方差分析（analysis of variance，ANOVA）。附录 3.1 至附录 3.3 还简要介绍了出于伦理考虑，用保证受试者有最大治疗获益（例如治疗有效的人数）代替统计学效率，作为试验设计目的的设计方法。

3.1 试验设计的统计学效率

首先考虑以下两个例子：

例 3.1

假设一项比较 X 和 Y 两种治疗方法的研究，其终点指标是一个连续型变量，效应参数为两组均值的差值。此时有两种试验设计方案：设计 A 计划招募 n 对同卵双生子，在每一对内随机分配研究干预（若双生子之一随机分配至 X 组，则另一双生子相应地分配至 Y 组）。设计 B 计划招募 2n 例无亲缘关系的受试者，其入选标准与设计 A 一致，所有受试者按照 1∶1 的比例随机分配至各干预组。在采用相同偏倚控制手段的前提下，哪种设计的统计学效率更高？

设计 A 中的每一对双生子互为对照，而在设计 B 中 2n 个受试者彼此之间没有关联。设计 A 应采用配对 t 检验，而设计 B 应采用两独立样本的 t 检验来比较两组均值。如果对同一份数据分别进行配对 t 检验和独立样本 t 检验，尽管两者的检验统计量分子相同（样本均值之差），但配对 t 检验的分母（标准误）更小，因此配对 t 检验的统计量要大于独立样本 t 检验，相应地更容易拒绝原假设。因此，设计 A 的统计学效率更高（作业 3.1）。

然而，较小的标准误（较高的效率）是因为双生子间具有非负相关性（non-negative correlation）。招募匹配的双生子难度要大于招募互不相关的个体。

例 3.2

考虑一项比较两种治疗方案的随机对照试验，结局变量也是一个连续型变量。

为简单起见，假设研究样本量足够大，可以采用基于标准正态分布的 Z 检验（代替 *t* 检验）。现有两种可能的设计方案：设计 A 采用 1∶1 随机分配，则设计 B 采用 1∶2 随机分配。如果两组结局变量的方差相同，哪种设计的统计学效率更高？

由于平衡设计（balanced design）统计检验的方差更小（证明过程见附录 3.1），因此设计 A 的统计学效率更高。

讨论：在某些情况下为了获得更多关于新药（新化合物）的信息，可能会在试验组分配比对照组（如安慰剂）更多的患者。此时可以考虑牺牲一定的统计学效率，采用非平衡分配（unequal allocation）。另外需要注意，当两组方差不同时，非平衡分配设计的效率更高。此种情况下，提高方差较大组的受试者比例可以提升研究的统计学效率。详细内容见附录 3.2。

设由样本得到的处理效应为 $\hat{\delta}$，其标准误（standard error，se）为 se $(\hat{\delta})$。上例中的 *t* 检验和 Z 检验，以及更一般的 Wald 检验（Wald test）和计分检验（score test），均可以表示为以下形式：

$$T = \frac{\delta}{\text{se} (\hat{\delta})}$$

由上式可见，标准误 se $(\hat{\delta})$ 越小，统计量 *T* 越大，更容易得到显著性结果。标准误 se $(\hat{\delta})$ 取决于样本量 *n* 和估计的总体标准差（standard deviation，SD）。一个设计达到目标检验效能所需的受试者越少，其统计学效率越高。换句话说，当样本量固定时，统计学效率更高的设计具有更高的检验效能。关于检验效能和样本量，将在第 4 章中进行介绍。这里先介绍交叉设计，通过交叉设计可以了解以下内容：①对处理顺序的随机；②常见的格 - 均值模型的方差分析；③试验设计中对统计学效率的考虑。

3.2 交叉设计

交叉设计通常适用于 I 期临床试验的生物利用度（bioavailability，BA）和生物等效性（bioequivalence，BE）等药理学试验，即研究药物在人体中吸收、分布、代谢和排泄（absorption，distribution，metabolism，elimination，ADME）的药代动力学（pharmacokinetics，PK）特征。常用的 PK 参数包括血液或尿液中的峰浓度、达峰时间、半衰期和特定时间段（通常为 24 或 48 小时）的药物暴露参数 [曲线下面积（AUC）]。交叉设计特点是，每个受试者按照随机分配的顺序依次接受试验药和对照药，因此每个受试者可以作为其自身对照。交叉设计有多种变化形式，本章旨在重点探讨试验设计的统计学效率，因此仅对最简单的 2×2 交叉设计进行介绍（表 3.1）。

表 3.1 2×2 交叉设计的研究干预

顺序	受试者	第 1 周期	清洗期	第 2 周期
1	1	A		B
1	2	A		B
1	n_1	A		B
2	1	B		A
2	2	B		A
2	n_2	B		A

注：一般情况下 $n_1 = n_2 = n$（平衡分配时效率最高）。

例如当 $n_1 = n_2 = n = 10$ 时，整个研究共纳入 20 例受试者，所有 20 例受试者均接受了 A 治疗和 B 治疗，而在平行组设计中如果每个干预组分配到 20 例受试者，则共需要纳入 40 例受试者。在交叉设计中，受试者随机分配到 AB 或 BA 两个顺序组，如此设计最主要的优势是由于数据的配对特性而使统计学效率提升（即所需受试者数目减少），正如第 3.1 节所介绍的，双生子数据配对比较的效率高于独立样本的比较。这种效率提升的代价是研究时间延长。交叉设计中每个受试者需要完成两个研究周期，且周期间还包括一个足够长的清洗期，清洗期的长度取决于研究药物的半衰期。如果清洗期长度不足，可能会导致第一个周期的一部分残余效应（residual effect）叠加到第二周期的（直接）处理效应（treatment effect）中。（对于 3×3 交叉设计，还需要考虑一阶残余效应和二阶残余效应。）此外，如果残余效应真实存在，还需要考虑两个顺序组中残余效应的大小不一样的情况。即使在没有残余效应的情况下，还需要考虑周期效应是否会引入混杂（例如研究周期处于一年中的不同时期，可能会有时期或者季节效应）。尽管从统计学角度可以对是否存在周期效应进行（统计学意义上的）检验，但需要注意这种检验不一定具有足够的检验效能，因此统计学上无显著性意义并不能说明周期效应不存在。

注意，在本书中，残余效应与延滞效应，以及处理顺序与组别的概念通常是等价的。

当清洗期完成后，在第二周期开始前受试者的状态应与第一周期的基线保持一致。因此，交叉设计比较适合用于在健康受试者中进行的生物利用度 / 生物等效性研究（BA/BE studies）。在此类研究中，受试者在经过一定时间间隔后能够恢复到基线状态。然而，人体能否在适当时间内恢复到基线状态通常很大程度上取决于研究药物的药代动力学（药物在体内的持续时间）和药效学（药物生物学效应的持续时间）性质。例如细胞毒素（cytotoxic）类药物在人体内清除速度较快，但其生物学效应可以持续数周时间。显然交叉设计绝不适合用在生存研究中。同样，用于诱发免疫反应的药物也不适合采用交叉设计进行研究。关于交叉设计的缺点和局限等更多内容，可以参见 Louis 等（1984）发表的文章。

3.3 2×2 交叉设计的分析

首先考虑交叉设计的一个通用模型。记 y_{ijk} 为第 i 顺序（sequence）、第 j 周期（period）

中第 k 个受试者的连续型变量观察结果，则交叉设计的线性模型可以表示为：

$$y_{ijk} = E(y_{ijk}) + e_{ijk}$$

其中

$$E(y_{ijk}) = \mu + \pi_j + \tau_{d[i,j]} + \lambda_{d[i,j-1]} \tag{3.1}$$

e_{ijk} 为随机误差，服从正态分布 $N(0, \sigma^2)$，μ 为总体均值，π_j 为第 j 周期的周期效应，$\tau_{d[i,j]}$ 为第 i 顺序、第 j 周期的（直接）处理效应，$\lambda_{d[i,j-1]}$ 为同一个受试者上一周期的残余效应。需要注意，当残余效应和周期效应均不存在（$\lambda_{d[i,j-1]} = 0$ 且 $\pi_j = 0$）时，上述模型将简化为配对设计的单因素方差分析（one-way ANOVA）。

2×2 交叉设计（$i = j = 1,2$）的分析模型可以变换为格 - 均值模型（cell-means model）并通过一系列 t 检验（当数据呈偏态分布时可以采用秩和检验）进行分析。格 - 均值模型每个格子（顺序组、周期）的均值可以表示为以下形式：

顺序组	第 1 周期	第 2 周期	
1（AB）	$\mu + \pi_1 + \tau_1$	$\mu + \pi_2 + \tau_2 + \lambda_1$	(3.2)
2（BA）	$\mu + \pi_1 + \tau_2$	$\mu + \pi_2 + \tau_1 + \lambda_2$	

第一步，检验两顺序组是否具有相同的残余效应（延滞效应）：$\lambda_1 = \lambda_2$。（该假设稍弱于 $\lambda_1 = \lambda_2 = 0$ 的无残余效应假设。）我们将每个顺序组中各受试者两周期的测量值相加：

$$t_{1k} = y_{11k} + y_{12k} \tag{3.3}$$
$$t_{2k} = y_{21k} + y_{22k}$$

则有

$$E(t_{1k}) = 2\mu + \pi_1 + \pi_2 + \tau_1 + \tau_2 + \lambda_1$$
$$E(t_{2k}) = 2\mu + \pi_1 + \pi_2 + \tau_1 + \tau_2 + \lambda_2$$

因此 $E(t_{1k} - t_{2k}) = \lambda_1 - \lambda_2$。可以采用两独立样本 t 检验对 t_{1k} 和 t_{2k} 进行比较，其检验统计量 T_λ 的自由度（degrees of freedom，df）为 $df = n_1 + n_2 - 2$。上述检验为格 - 均值模型的初步检验，Grizzle（1965）建议将检验水准设置为双侧 $\alpha = 0.10$。

第二步，在假设两顺序组残余效应相等（上一步的检验）的前提下检验两种干预是否具有相同的处理效应（treatment effect）：$\tau_1 = \tau_2$。

计算每个顺序组中各受试者两周期的测量值之差：

$$d_{1k} = y_{11k} - y_{12k} \tag{3.4}$$
$$d_{2k} = y_{21k} - y_{22k}$$

则有

$$E(d_{1k}) = \pi_1 - \pi_2 + \tau_1 - \tau_2 - \lambda_1$$
$$E(d_{2k}) = \pi_1 - \pi_2 - \tau_1 + \tau_2 - \lambda_2$$

因此，当 $\lambda_1 = \lambda_2$ 成立时，可得 $E(d_{1k} - d_{2k}) = 2(\tau_1 - \tau_2)$。可以采用两独立样本 t 检验对 d_{1k} 和 d_{2k} 进行比较，其检验统计量 T_τ 的自由度为 $df = n_1 + n_2 - 2$。如果残余效应不相等，则 $E(d_{1k} - d_{2k}) = 2(\tau_1 - \tau_2) - (\lambda_1 - \lambda_2) = (2\tau_1 + \lambda_2) - (2\tau_2 + \lambda_1)$，此时残余效应与直接处理效

应混杂在一起，因此无法分离 τ_1 与 λ_2 以及 τ_2 与 λ_1。

在假设两顺序组均无延滞效应（$\lambda_1 = \lambda_2 = 0$）的前提下，可以进一步检验两周期的周期效应是否相等：$\pi_1 = \pi_2$。对公式 3.4 中的第二个公式取相反数，令

$$c_{1k} = d_{1k} = y_{11k} - y_{12k}$$
$$c_{2k} = -d_{2k} = y_{22k} - y_{21k}$$

则有 $E\,(c_{1k} - c_{2k}) = 2\,(\pi_1 - \pi_2)$。可以采用两独立样本 t 检验对 c_{1k} 和 c_{2k} 进行比较，其检验统计量 T_π 的自由度为 $df = n_1 + n_2 - 2$。如果存在延滞效应，延滞效应会和周期效应混杂在一起。

例 3.3

在本例中将对表 3.2 中的数据进行分析。本例中 $T_\lambda = -1.623$，自由度为 $n_1 + n_2 - 2 = 15$（$p > 0.10$）。因此，进一步对处理效应是否相等进行检验，可以得到 $T_\tau = -2.162$，自由度为 15（$p < 0.05$）。假设无延滞效应，即 $\lambda_1 = \lambda_2 = 0$，则可以对两周期效应是否相等（$\pi_1 = \pi_2$）进行检验，可以得到 $T_\pi = 1.172$，自由度为 15（$p > 0.20$）。（课堂练习）

表 3.2　急性支气管哮喘 2×2 交叉设计临床试验

顺序组 1（AB）				顺序组 2（BA）				
受试者	第 1 周期	第 2 周期	合计	差值	受试者	第 1 周期	第 2 周期	合计	差值
1	1.28	1.33	2.61	−0.05	9	3.06	1.38	4.44	1.68
2	1.6	2.21	3.81	−0.61	10	2.68	2.1	4.78	0.58
3	2.46	2.43	4.89	0.03	11	2.6	2.32	4.92	0.28
4	1.41	1.81	3.22	−0.4	12	1.48	1.3	2.78	0.18
5	1.4	0.85	2.25	0.55	13	2.08	2.34	4.42	−0.26
6	1.12	1.2	2.32	−0.08	14	2.72	2.48	5.2	0.24
7	0.9	0.9	1.8	0	15	1.94	1.11	3.05	0.83
8	2.41	2.79	5.2	−0.38	16	3.35	3.23	6.58	0.12
					17	1.16	1.25	2.41	−0.09

注：结局变量为第 1 秒用力呼气容积（L）（the forced expired volume in one second，FEV_1）。

数据来源：Jones，Bv and Kenward，M. G.，Design and Analysis of Cross-Over Trials，Chapman and Hall，New York，1989.

附录 3.1　等方差假设下 1∶1 分配的统计学效率

在两独立样本的主要疗效指标方差相等的前提下，平衡设计的统计学效率高于非平衡设计。特别是 1∶1 分配的效率高于 1∶2 分配。

证明：

设 x_1，x_2，…，x_{n1} 为干预组 X 的 n_1 个样本，y_1，y_2，…，y_{n2} 为干预组 Y 的 n_2 个样本，

$N = n_1 + n_2$。假设干预组 X 和 Y 相互独立，且服从均数分别为 μ_X 和 μ_Y、方差为 σ_2 的正态分布。检验假设 $\mu_X = \mu_Y$ 的 Z 检验统计量为：

$$Z = \frac{\bar{X} - \bar{Y}}{\sqrt{\dfrac{\sigma^2}{n_1} + \dfrac{\sigma^2}{n_2}}} = \sqrt{\frac{n_1 n_2}{n_1 + n_2}} \frac{\bar{X} - \bar{Y}}{\sigma} \tag{3A.1}$$

如果 $n_1 = n_2 = N/2$，则 $\sqrt{\dfrac{n_1 n_2}{n_1 + n_2}} = \sqrt{\dfrac{N}{4}}$。

如果 $n_1 = N/3$，$n_2 = 2N/3$，则 $\sqrt{\dfrac{n_1 n_2}{n_1 + n_2}} = \sqrt{\dfrac{2N}{9}}$。

通过 $1/4 > 2/9$，不难看出 $1:1$ 分配时 Z 统计量更大。

为了不失一般性，令 $n_1 = g \times N$，可得 $\dfrac{n_1 n_2}{n_1 + n_2} = \dfrac{g(1-g)N^2}{N} = g(1-g)N$。

通过求解 $\dfrac{\mathrm{d}g(1-g)}{\mathrm{d}g} = 0$，以找到 $g(1-g)$ 的最大值，可得 $g = 1/2$ 时上式取得最大值。

由于 $g(1-g)$ 的二阶导数为 $-2 < 0$，因此令 $g = 1/2$ 可以得到统计量 Z 的最大值。

附录 3.2　方差不等时的最优分配方式

继续沿用上面的推导，设干预组 X 和 Y 的方差分别为 σ_X^2 和 σ_Y^2。假设参数 $\sigma_X^2 \neq \sigma_Y^2$ 已知，则检验假设 $\mu_X = \mu_Y$ 的 Z 检验统计量为：

$$Z = \frac{\bar{X} - \bar{Y}}{\sqrt{\dfrac{\sigma_X^2}{n_1} + \dfrac{\sigma_Y^2}{n_2}}} \tag{3A.2}$$

要使上述检验达到最大效能（power），则需要在两组样本量之和（$n_1 + n_2 = N$）固定的前提下寻求适当的 n_1 和 n_2，使 $\dfrac{\sigma_X^2}{n_1} + \dfrac{\sigma_Y^2}{n_2}$ 的值最小。可以证明，当干预组 X 的例数为 $n_1 = g \times N$、$g = \dfrac{\sigma_X}{\sigma_X + \sigma_Y}$ 时，上述假设检验的效率最高。公式 3A.1 为公式 3A.2 的一个特例，其中 $\sigma_X^2 = \sigma_Y^2$。

证明过程留做课后作业（作业 3.3）。

附录 3.3 针对反应人数的优化

上文主要讨论了针对统计学效率的优化，在总样本量 N 固定（$n_1 + n_2 = N$）的前提下，通过优化两干预组的样本量 n_1 和 n_2，使得针对两组主要疗效指标均值相等的假设检验的效能达到最大值。其原理是使公式 3A.2 中 Z 统计量的分母达到最小值。除了寻求最大的检验效能以外，还有另一类优化研究设计的策略，即在试验总样本量 N 和公式 3A.2 中 Z 统计量分布固定的前提下，追求最大的预期反应人数（有效人数）。该优化策略主要基于伦理角度的考虑，而非追求最优化的统计学效率。下例来源于 Biswas 和 Mandal（2004）的研究。

假设一个高优指标（取值越大意味着受试者受益越大），超过阈值 c 即可认为受试者的治疗有效（反应），其中阈值 c 为一个预设的常数。则干预组 X 中某一例受试者治疗无效的概率为 $P(X < c) = \Phi\left(\dfrac{c - \mu_X}{\sigma_X}\right)$，其中 $\Phi(\cdot)$ 为标准正态分布的累积密度函数（cumulative density function，cdf）。以上公式对于干预组 Y 也成立。则给定条件 $n_1 + n_2 = N$ 和 $\dfrac{\sigma_X^2}{n_1} + \dfrac{\sigma_Y^2}{n_2} = K$ 时，通过寻找 n_1 和 n_2 的适当取值，可以使总无效例数的期望值最小：

$$\min\left\{ n_1 \Phi\left(\frac{c - \mu_X}{\sigma_X}\right) + n_2 \Phi\left(\frac{c - \mu_Y}{\sigma_Y}\right) \right\} \tag{3A.3}$$

其中 N 和 K 为预先设定的常数。限制条件 $\dfrac{\sigma_X^2}{n_1} + \dfrac{\sigma_Y^2}{n_2}$ 可以保证对两组均值相等进行的假设检验达到特定的检验效能。通过上述限制条件求解公式 3A.3，可以得到反应人数优化后的干预组 X 的受试者比例：

$$g = \frac{\sigma_X \sqrt{\Phi\left(\dfrac{c - \mu_Y}{\sigma_Y}\right)}}{\sigma_X \sqrt{\Phi\left(\dfrac{c - \mu_Y}{\sigma_Y}\right)} + \sigma_Y \sqrt{\Phi\left(\dfrac{c - \mu_X}{\sigma_X}\right)}} \tag{3A.4}$$

其证明过程留做课后作业（作业 3.4）。

在实际应用中，通常先根据一些初始值来进行试验设计，之后收集一定数量的受试者，通过已有的数据来估计优化试验设计所需的参数，并代入公式 3A.4 来优化后续试验中干预组 X 的受试者比例。上述方法是一种针对连续型变量的反应 - 适应性设计，可以将上述方法与最小化法相结合使用。最小化法是根据已经入组受试者的基线协变量信息来影响下一例受试者的随机化分配，通过逐例分配受试者的组别使得基线协变量在组间分布平衡（见第 2 章）。其他使反应人数优化的试验设计方法还包括 Zelen 等（1969）提出的"优胜者优先原则"。

作业 3.1

复习独立样本 t 检验和配对样本 t 检验的统计量，并证明例 3.1 中的结论。

作业 3.2[①]

表 3.3 给出了一项 mCPP 与安慰剂比较，评估 mCPP 体重减轻效应（kg）的 2×2 交叉设计临床试验的结局数据。采用公式 3.3 和公式 3.4 计算得到的中间步骤也同时在表中给出。其中试验药物 mCPP 表示为 D（drug），安慰剂表示为 P（placebo）。

1. 假设不存在延滞效应和周期效应。考虑到本例是一个小样本试验，因此建议采用非参数符号秩和检验（nonparametric sign test）比较两组的处理效应。关于符号秩和检验可以参考其他教材（Daniel，2009；也见本书第 2 章）。

2. 采用格 - 均值模型对两顺序组延滞效应是否相等、是否有处理效应以及是否有周期效应（满足必要假设的前提下）进行假设检验，可以采用独立样本 t 检验（可以通过 SAS PROC ttest 实现），以及小样本情况下 Wilcoxon 秩和检验（Wilcoxon rank-sum test，可以通过 SAS PROC npar1way 实现）。

表 3.3　体重减轻数据（kg）

顺序组 1（DP）					顺序组 2（PD）				
受试者	第 1 周期	第 2 周期	合计	差值	受试者	第 1 周期	第 2 周期	合计	差值
(k)	(y_{11k})	(y_{12k})	(t_{1k})	(d_{1k})	(k)	(y_{21k})	(y_{22k})	(t_{2k})	(d_{2k})
1	1.1	0.0	1.1	1.1	6	−0.2	0.1	−0.1	−0.3
2	1.3	−0.3	1.0	1.6	7	0.6	0.5	1.1	0.1
3	1.0	0.6	1.6	0.4	8	0.9	1.6	2.5	−0.7
4	1.7	0.3	2.0	1.4	9	−2.0	−0.5	−2.5	−1.5
5	1.4	−0.7	0.7	2.1					

作业 3.3

证明附录 3.2 的结论。

作业 3.4

证明附录 3.3 的结论。

（于永沛　译）

---

① 作业 3.2 由 Dirk F. Moore 提供。

参考文献

Biswas A and Mandal S. (2004). Optimal adaptive designs in Phase III clinical trials for continuous responses with covariates. In *m0Da 7—Advances in Model-Oriented Design and Analysis*, Di Bucchianico A, Lauter H, and Wynn HP (Eds.), Heidelberg, Germany: Physica-Verlag; 51–58.

Daniel WW. (2009). *Biostatistics: A Foundation for Analysis in the Health Sciences*. New York: Wiley.

Grizzle JE. (1965). The two-period change-over design and its use in clinical trials. *Biometrics* 21: 467–480.

Jones B and Kenward MG. (1989). *Design and Analysis of Cross-Over Trials*. New York: Chapman and Hall.

Louis TA, Lavori PW, Bailar JC, and Polansky M. (1984). Crossover and self-controlled designs in clinical research. *New England Journal of Medicine* 310: 24–31.

Zelen M. (1969). Play the winner rule and the controlled clinical trial. *Journal of the American Statistical Association* 64:131–146.

4

样本量和把握度计算

有些作者将"样本量计算"称为"样本量估计"，其原因是临床试验样本量计算所需的设计参数是根据既往数据、外部信息或假设而估计的。而另一方面，也有作者倾向于采用"样本量计算"的表述，是为了区别于统计推断中模型参数的估计。在样本量计算中，设计参数的估计值通常被假设为固定值，而极少考虑其不确定性。在本书中，将样本量估计和样本量计算视为同一个概念。

前面的章节中探讨了如何通过合理的设计使潜在的偏倚最小，以及如何平衡统计学效率与样本的外推性（即样本的同质性和异质性）。除此之外，还应检查试验的可行性，并确保有足够的资源用于研究，以发现影响医疗实践的有临床意义的处理效应，这是临床试验的最终目的。而试验的可行性和研究资源是与样本量和研究把握度有关的。

第 3 章从样本量和把握度的角度简要讨论了临床试验效率的概念。当效应量（effect size）固定时，如果一种设计（如设计 A）能够以更小的样本量达到与另一种设计（如设计 B）同样的把握度，即可以认为设计 A 的效率更高。同样，当样本量一定时，如果设计 A 能够达到比设计 B 更高的把握度，则设计 A 的效率更高。

如果样本量不足，则试验无法达到足够的把握度。如果试验的把握度不足，则可能导致无法得到可靠的结论，即该试验可能无法发现真实存在的重要处理效应。另一方面，如果样本量过大，则会导致把握度过剩，从而导致研究资源的浪费并影响研究的可行性，即试验费用负担不起或无法资助，或得到无临床意义的较小处理效应。问题是：如何合理设计试验使其样本量"恰到好处"呢？

4.1 基础知识和一般公式

在开始本章的内容之前，读者们需要先对假设检验的基础知识有所了解，包括零假设（H_0）和备择假设（H_A）、第一类错误（假阳性错误）率（常表示为 α）和第二类错误（假阴性错误）率（常表示为 β）以及把握度（$1 - \beta$）。在产业界的一般习惯和相关的监管要求中，常采用检验水准为 α 的双侧检验或检验水准为 $\alpha/2$ 的单侧检验，而在学术研究中有时出于探索性的考虑未必如此要求。一般而言，α 常取 1% 或 5%，β 可以取 10%、15% 或 20%。

尽管目前有许多软件可进行样本量和把握度计算，仍有必要理解其计算公式的基本概念和假设条件。这些软件有：SAS 的 PROC POWER、R 软件的 pwr 包（Champely，2018），以及 Stata 软件中对于用来比较生存时间和二分类结局的复杂试验设计，用于计算样本量和把握度的菜单驱动程序（Barthel、Royston 和 Babiker，2005）。此外，还有一些样本量计算网站，例如 http：//powerandsamplesize.com/Calculators/ 等。此处首先给出样本量计算的一般公式，在后面的章节中将把该公式应用于不同的结局指标。在最后一节中，还将讨论 Monte Carlo 模拟方法。

本章将沿用第 3 章的符号。设真实（未知）的处理效应为 δ，试验得到的观察值为 $\hat{\delta}$，其标准误（standard error，se）表示为 se $(\hat{\delta})$。则关于两组处理效应的零假设，即两组处理效应相等的假设为：

$$H_0 : \delta = 0$$

常见的单侧备择假设为：

$$H_A : \delta > 0$$

则针对以上检验假设的 Wald 检验统计量或计分检验（score test）统计量可以表示为：

$$T = \frac{\hat{\delta}}{\text{se}(\hat{\delta})}$$

其中标准误 se $(\hat{\delta})$ 与样本量有关。计分检验的标准误 se $(\hat{\delta})$ 总是在零假设下推导得到。而对于 Wald 检验，其 se $(\hat{\delta})$ 在零假设下可能与在备择假设下有所不同。为了准确起见，设 T_0 和 T_A 两种情况下的标准误分别为 se $(\hat{\delta})_0$ 和 se $(\hat{\delta})_A$。一般而言，$\hat{\delta}$ 应为 δ 的无偏估计。同时还假设样本量足够大，则根据中心极限定理（Central Limit Theorem）可知 $\hat{\delta}$ 服从正态分布。

标准正态分布的累积密度函数（cdf）为 $\Phi(z) = \Pr(Z < z)$（详见第 3 章附录），则标准正态分布 Φ 的上 $100 \times \alpha$ 分位数为 $z_\alpha = \Phi^{-1}(1 - \alpha) = -\Phi^{-1}(\alpha) = -z_{1-\alpha}$。表 4.1 给出了临床试验统计分析中常用的 z_α 的取值。

表 4.1 常用的标准正态分布分位数

$z_{0.01}$	=	2.326	=	$-z_{0.99}$
$z_{0.025}$	=	1.96	=	$-z_{0.975}$
$z_{0.05}$	=	1.645	=	$-z_{0.95}$
$z_{0.10}$	=	1.28	=	$-z_{0.90}$
$z_{0.15}$	=	1.04	=	$-z_{0.85}$
$z_{0.20}$	=	0.84	=	$-z_{0.80}$

当零假设成立时，$T_0 = \dfrac{\hat{\delta}}{\text{se}(\hat{\delta})_0}$ 服从标准正态分布。为了满足第一类错误率要求，在零假设下，假设检验的界值 c 需满足 $\alpha/2 = \Pr(T_0 > c | H_0)$，即 $c = z_{\alpha/2} = -z_{1-\alpha/2}$。根据检验把握度的定义，在备择假设下，检验把握度为：

$$1 - \beta = \Pr(T_0 > c | H_A) = \Pr(T_0 > z_{\alpha/2} | H_A)$$

$$= \Pr\left(\frac{\hat{\delta}}{\text{se}(\hat{\delta})_0} > z_{\alpha/2} | H_A\right)$$

$$= \Pr\left(\frac{\hat{\delta}}{\text{se}\left(\hat{\delta}\right)_0} \times \frac{\text{se}\left(\hat{\delta}\right)_0}{\text{se}\left(\hat{\delta}\right)_A} - \frac{\delta}{\text{se}\left(\hat{\delta}\right)_A} > z_{\alpha/2} \times \frac{\text{se}\left(\hat{\delta}\right)_0}{\text{se}\left(\hat{\delta}\right)_A} - \frac{\delta}{\text{se}\left(\hat{\delta}\right)_A} \Big| H_A \right)$$

$$= \Pr\left(\frac{\hat{\delta} - \delta}{\text{se}\left(\hat{\delta}\right)_A} > b \,|\, H_A \right)$$

$$= 1 - \Phi(b)$$

其中 $b = z_{\alpha/2} \times \dfrac{\text{se}\left(\hat{\delta}\right)_0}{\text{se}\left(\hat{\delta}\right)_A} - \dfrac{\delta}{\text{se}\left(\hat{\delta}\right)_A} = \Phi^{-1}(\beta) = -z_\beta$。

上式可以整理为一个通用的公式，即

$$(z_{\alpha/2})\,\text{se}\,(\hat{\delta})_0 - \delta = (-z_\beta)\,\text{se}\,(\hat{\delta})_A \tag{4.1}$$

或 $(z_{\alpha/2})\,\text{se}\,(\hat{\delta})_0 + (z_\beta)\,\text{se}\,(\hat{\delta})_A = \delta = E\,(\hat{\delta})$。

以上通用公式是样本量估计的基础。在下面的章节中，将该公式应用于在两处理组间比较各种不同结局变量（终点）的不同情形。

4.2　连续型结局均值的比较

考虑一项连续型结局、两组等比例分配的随机对照试验。试验总样本量为 $N = 2n$，设 $Y_{11}, \cdots, Y_{n1}$ 为处理组 1 的 n 例独立观察值，$Y_{12}, \cdots, Y_{n2}$ 为处理组 2 的 n 例独立观察值。结局指标 Y 可以是受试者实验室检查结果或某种临床测量值，也可以是其较基线的变化值或者较基线的变化百分率。两组均值比较的零假设为：

$$H_0 : \delta = \mu_1 - \mu_2 = 0$$

两组样本均值之差 $\hat{\delta} = \bar{Y}_1 - \bar{Y}_2$ 为处理效应的估计值。根据中心极限定理，对于样本均值，无需假设其总体均值服从正态分布；而对于方差，则通常需要假设两组方差相等（$= \sigma^2$）。当两组方差相等时，组间受试者平衡分配 $n_1 = n_2 = n$ 的统计学效率最高（见第 3 章）。设 s^2 为两组合并后方差的估计值。无论零假设是否成立，$\hat{\delta} = \bar{Y}_1 - \bar{Y}_2$ 的标准误（se）的平方值均为 $2s^2/n$，且 Wald 统计量为：

$$T = \frac{\hat{\delta}}{\text{se}\left(\hat{\delta}\right)} = \sqrt{\frac{n}{2}} \frac{\left(\bar{Y}_1 - \bar{Y}_2\right)}{s} \tag{4.2}$$

统计量 T 服从自由度为 $2\,(n-1)$ 的 t 分布。当样本量足够大时，t 分布接近正态分布。在进行试验设计时，可以假设方差 σ^2 已知，则有 $T = Z$（采用 σ^2 代替统计量 T 中的 s^2）。当零假设成立时，统计量 Z 服从标准正态分布 $N\,(0, 1)$。当备择假设成立时，T 服从均值为 $\delta\sqrt{\dfrac{n}{2\sigma^2}}$、方差为 1 的正态分布。将标准误 $\text{se}\,(\hat{\delta})_0 = \text{se}\,(\hat{\delta})_A = \sqrt{\dfrac{2\sigma^2}{n}}$ 代入公式 4.1，则

可以得到所需的样本量:

$$n = \frac{2\sigma^2 \left(z_{\alpha/2} + z_\beta\right)^2}{\delta^2} \tag{4.3}$$

也就是说,当每组纳入 n 例样本时,可以在第一类错误率为 $\alpha/2$ 的条件下,保证对两组均值差为 δ 的单侧检验的检验把握度达到 $1 - \beta$。总样本量 $N = 2n$。依此类推,如果有三个处理组且各组样本量相等,则总样本量 $N = 3n$。对于任意双侧检验的 α,只要两侧检验水准一致,即 $|T| > z_{\alpha/2}$,都可以通过公式 4.3 来计算样本量。这是因为:

$$\mathrm{Pr}\left(|T| > z_{\alpha/2}\right) = \mathrm{Pr}\left(T < -z_{\alpha/2}\right) + \mathrm{Pr}\left(T > z_{\alpha/2}\right) \approx \mathrm{Pr}\left(T > z_{\alpha/2}\right)$$

当备择假设 H_A 成立时,上述公式中的第一项 $\mathrm{Pr}\left(T < -z_{\alpha/2}\right)$ 约等于 0。公式 4.3 适用于两组均衡分配,即 $(1:1) = (1/2:1/2)$ 的情况。而对于两组分配比例为 $r:(1-r)$ 的设计,其中 $n_1 = rN$,$n_2 = (1-r)N$,总样本量 N 可以表示为:

$$N = \frac{1}{r(1-r)} \frac{\sigma^2 \left(Z_{\alpha/2} + Z_\beta\right)^2}{\delta^2} \tag{4.4}$$

值得注意的是,公式 4.4 中的 N 在 $r = 1/2$(均衡分配)时最小。在后面几节中,公式 4.3 和公式 4.4 还将被用来计算其他类型终点指标的样本量。

检验把握度(power)和检验水准(alpha level)通常根据习惯来设定(表 4.1)。而 σ 和 δ 通常没有预设值,同时也是样本量估计中最为重要的参数。两者比值 δ/σ 称为标准化处理差异(standardized treatment difference),也被称为(处理)效应量(effect size);其倒数 σ/δ 为变异系数(coefficient of variation,CV)。一项临床试验的把握度曲线是关于样本量和效应量的函数。由公式 4.4 可见,效应量 δ/σ 较小时(即变异系数较大时),所需的样本量较大。下文列出了 $\alpha/2 = 0.025$ 且 $1 - \beta = 0.80$ 设定下的常见样本量:

$$\delta/\sigma \approx 0.2 \text{(较小效应量)需要 } n \approx 400$$
$$\approx 0.5 \text{(中等效应量)需要 } n \approx 70$$
$$\approx 0.8 \text{(较大效应量)需要 } n \approx 25$$

在实践中,通常需要通过回顾文献或既往研究来获得对照组的均值 μ_2 和标准差 σ。如果以安慰剂为对照,则可以参考疾病的自然病程,为研究设计提供有价值的背景信息。统计分析人员需要就处理效应 δ 的期望值或有临床意义的取值与临床研究者进行讨论。在临床上,除了采用绝对变化值 $\delta = \mu_1 - \mu_2$ 以外,经常会以相对变化 $r = (\mu_1 - \mu_2)/\mu_2$ 来描述期望的处理效应。在 μ_2 和 r 已知的条件下,可以通过 $\delta = r\mu_2$ 进行变换。

组内变异 σ 通常难以获得。入组受试者同质性越强,σ 越小。同时通过公式 4.3 可知,σ 越小,样本量 n 越小(即试验设计的统计学效率越高)。然而,从同质性样本得到的结论在外推至更广泛的异质性人群时受到局限。分层随机设计是一种在保持研究统计学效率的同时,纳入异质性人群的方法。以预后因素进行分层随机,在分析中将该预后因素作为协变量可以减小结局变量的方差 σ^2(由边际方差转换为条件方差)。该结论也提醒我们,当采用其他研究的结果作为试验设计的参照时,如果采用分层随机设计,则需要采用 ANOVA 或协方差分析(analysis of covariance,ANCOVA)的残差均方(mean squared error，MSE）作为方差 σ^2 的估计值。然而，医学文献中发表的关于方差的信息往往比较有限。有时为了得到合理的方差估计值，需要在文献的汇总表格中寻找有用的结果。例如，有时可以通过置信区间来逆推方差。Puntoni 等（2013）的文章可供练习（作业 4.1）。

具体来说，考虑一个纳入多个协变量的线性回归模型（涵盖了 ANOVA/ANCOVA）：

$$Y = \beta_0 + \beta_1 X_1 + \beta_2 X_2 + \cdots + \beta_k X_k + e \tag{4.5}$$

Y 的边际方差 $\mathrm{Var}(Y) = \sigma_Y^2$ 可能非常大（将得到比较保守的较大的样本量）。如果新的研究计划纳入与文献相同的协变量，则采用条件方差（校正协变量后）$\mathrm{Var}(Y|X) = \mathrm{Var}(e) = \sigma_e^2$ 代入公式 4.3 来进行样本量估计更为恰当。实际上，前文中的样本量推导过程相当于公式 4.5 中仅纳入组别作为协变量的情况。一般而言 $\sigma_e^2 = (1 - R^2)\sigma_Y^2$，其中 R 为协变量与结局变量 Y 的复相关（multiple correlation）系数。可见，对方差的降低效果取决于协变量对结局 Y 的预测能力（prognostic importance）。第 5 章将对 ANCOVA 进行更深入的探讨。对线性回归分析（例如 Weisberg，1985）的复习将作为课后作业（作业 4.2）。

在实际应用中，研究人员对于效应量通常存在一定的不确定性。因此，在制定试验方案时，针对各种可能的效应量取值下的样本量（每个处理组）所能提供的检验把握度制表或绘制把握度曲线是一种比较可取的方式。根据公式 4.6 可导出检验把握度：

$$1 - \beta = \Phi\left(\sqrt{\frac{n}{2}}\frac{\delta}{\sigma} - z_{\alpha/2}\right) \tag{4.6}$$

其中 $\sqrt{\dfrac{n}{2}}\dfrac{\delta}{\sigma} = E(Z|H_A)$。通过公式 4.6 还可得到 $E(Z|H_A) = z_{\alpha/2} + z_\beta$。

例 4.1

Relenza 是一款治疗流感的新药。考虑一项评估 Relenza 治疗流感的安慰剂对照优效性试验。主要疗效指标为症状缓解天数（达到症状缓解所需天数）。既往研究提示 2.75 天是标准差 σ 的一个合理估计值。有临床意义的最小组间差值 δ 为 1 天。试验应具有足够的检验把握度来发现上述差异。设定检验水准为 $\alpha = 0.05$（双侧），目标检验把握度为 90%（即 $\beta = 0.1$）。基于以上参数可以计算得到每组的样本量为：

$$n = \frac{2\left(z_{\alpha/2} + z_\beta\right)^2}{\left(\delta/\sigma\right)^2} = \frac{2 \times \left(1.96 + 1.28\right)^2}{\left(1/2.75\right)^2} = 158.8 \approx 160$$

为保守起见，通常对计算得到的样本量向上取整。由于样本量估计所需的设计参数（例如 $\sigma = 2.75$）为假设的近似值，因此估计的样本量并不是一个精确的数学概念。图 4.1 给出了每组样本量 $n = 160$ 时不同效应量 $\delta = \mu_1 - \mu_2$ 取值的把握度曲线。在此基础上，图 4.2 给出了不同样本量下的把握度曲线。把握度曲线是检验把握度关于效应量 δ 的函数曲线，其中 δ 代表对应的把握度所能发现的组间差异，在其中寻找有临床意义的最小组间差异且达到目标把握度的曲线即可得到所需的样本量。

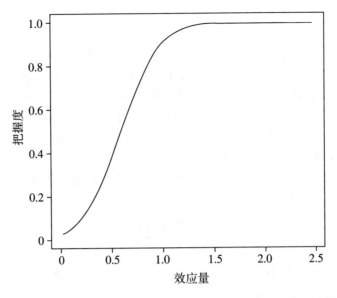

图 4.1　每组样本量 $n = 160$ 时不同效应量 $\delta = \mu_1 - \mu_2$ 取值的把握度曲线

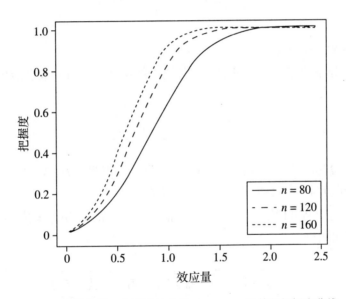

图 4.2　不同样本量 n 在不同效应量 $\delta = \mu_1 - \mu_2$ 取值的把握度曲线

4.3　二分类结局百分率的比较

考虑一项平行设计的随机对照试验，两组受试者按 $1:1$ 分配，结局指标为二分类变量。设 Y_i（$Y_i = 0$ 或 1）为第 i 组（$i = 1$ 或 2）的结局指标，$Y_i = 1$ 的概率为 π_i。为了不失一般性，令 $Y = 1$ 代表发生终点事件。则发生率的均值和方差为

$$E\left(Y_i\right) = \pi_i$$

$$\mathrm{Var}\,(Y_i) = \pi_i(1-\pi_i)$$

研究的效应量可以是两组发生终点事件的百分率之差：$\delta = \pi_1 - \pi_2$。由于篇幅所限，本节将不介绍率比（rate ratio）π_1/π_2 或优势比（odds ratio）$\pi_1(1-\pi_2)/\pi_2(1-\pi_1)$ 等其他形式的效应量。率比可以通过（自然）对数变换转换为两个随机变量之差的形式，对数尺度下差值的方差可以通过 delta 方法（delta method）推导得到（作业 4.4）。关于 delta 方法详见附录 4.3。关于优势比的样本量计算方法，将作为第 4.7 节中的一个特例来介绍。两组终点事件发生率相等的零假设为 $H_0: \delta = 0$。

两组终点事件发生率 π_1 和 π_2 基于样本的估计值分别为 p_1 和 p_2。当零假设 H_0（$\pi_1 = \pi_2$）成立时，$\hat{\delta} = p_1 - p_2$ 的方差为：

$$V_0 = \frac{2\bar{\pi}(1-\bar{\pi})}{n}$$

其中 $\bar{\pi} = (\pi_1 + \pi_2)/2$ 为两组终点事件发生率的均值，则 $\hat{\delta}$ 的标准误为 $\mathrm{se}\,(\hat{\delta})_0 = \sqrt{V_0}$。

当备择假设 H_A 成立时，$\hat{\delta} = p_1 - p_2$ 的方差为：

$$V_1 = \frac{\pi_1(1-\pi_1) + \pi_2(1-\pi_2)}{n}$$

则 $\hat{\delta}$ 的标准误为 $\mathrm{se}\,(\hat{\delta})_0 = \sqrt{V_1}$。

关于两组百分率比较的样本量估计，各类生物统计学教材一般会给出两种计算公式。其中一种是：

$$n = \frac{2\bar{\pi}(1-\bar{\pi})(z_{\alpha/2} + z_\beta)^2}{\delta^2} \tag{4.7}$$

该公式基于计分检验。其推导过程与公式 4.3 一致，采用假设 H_0 成立时（$p_1 - p_2$）的方差（计分检验统计量分母中的标准误计算需要假设 H_0 成立）。

另一种公式基于 Wald 检验，由公式 4.1 推导而来。将 $\mathrm{se}\,(\hat{\delta})_0 = \sqrt{V_0}$ 和 $\mathrm{se}\,(\hat{\delta})_A = \sqrt{V_1}$ 代入公式中，即可得到：

$$n = \frac{\left(z_{\alpha/2}\sqrt{2\bar{\pi}(1-\bar{\pi})} + z_\beta\sqrt{\pi_1(1-\pi_1) + \pi_2(1-\pi_2)}\right)^2}{\delta^2} \tag{4.8}$$

样本量 n 为双侧 α 或单侧 $\alpha/2$ 检验水准下，以（$1-\beta$）$\times 100\%$ 的把握度发现最小为 δ 的组间差异所需的每组最低受试者人数。由于 Wald 检验和计分检验的分析结果渐近相等，因此采用以上两种公式计算得到的样本量 n 差异不会太大。基于计分检验的公式更为简洁，因此该公式还经常在成组序贯设计（group sequential design）等场合中使用。成组序贯设计将在第 9 章中详细介绍。

4.4　时间 - 事件（生存）终点的比较

4.4.1　结局事件

在采用时间 - 事件指标作为疗效指标的研究中，如何定义结局事件（outcome event）是一个重要的问题。主要终点和次要终点通常选择不同的事件。总生存期（overall survival，OS）的终点事件为各种原因导致的死亡，即全因死亡（all-cause mortality）。无进展生存期（progression-free survival，PFS）的终点事件是将死亡和疾病进展两者中的首发者作为结局。疾病进展时间（time to progression，TTP）的终点事件则仅包括疾病进展，而在疾病进展之前死亡则被视为删失事件。TTP 最常用在评估肿瘤复发情况的研究中。关于癌症试验中 OS、PFS 和 TTP 的优缺点，可以参考 FDA 的指导原则 *Guidance for Industry*：*Clinical Trial Endpoints for the Approval of Cancer Drugs and Biologics*（CDER 和 CBER，2005）。在肿瘤临床试验中，评价实体瘤疾病进展的主要方法包括直接测量肿瘤大小或由影像学图像 / 放射扫描来测量肿瘤大小，以及放射科医生的主观评估。在设计和实施以肿瘤进展为评价终点的临床试验时，如何建立统一的标准来评估肿瘤进展并保持可靠的质量是一个至关重要的问题。为了避免产生歧义，在后续的讨论中将采用"生存"来代表各种时间 - 事件指标。

4.4.2　包括和不包括删失的指数分布模型

常用的比较两条时间 - 事件（生存）曲线的统计方法可以通过多种方式推导而来：通过合并一系列超几何 2×2 表进行非参数检验；采用偏似然函数（partial likelihood function）进行半参数检验（semi-parametrically）；或者假设数据服从一定分布，例如指数分布或 Weibull 分布（Collett，1994）等，通过统计模型来进行参数检验。本章附录 4.2 至附录 4.5 介绍了生存数据分析的一些要点。第 6 章将对生存数据的统计分析方法进行更深入的介绍。在上述方法中，参数方法的样本量估计最为简单。在本节将假设数据服从指数分布，来推导包括或不包括删失时的样本量计算公式。

考虑一项随机对照临床试验，两组受试者等比例分配。设 $y_{11}, \cdots, y_{1n}$ 为试验组终点事件的发生时间，独立同分布（identically，independently distributed，iid）于指数分布，其概率密度函数（probability density function，pdf）为：

$$f_1(y) = \lambda_1 e^{-\lambda_1 y}$$

设 $y_{21}, \cdots, y_{2n}$ 为对照组终点事件的发生时间，独立同分布，概率密度函数为：

$$f_2(y) = \lambda_2 e^{-\lambda_2 y}$$

参数 $\lambda > 0$，为指数分布的风险率（hazard rate）。在指数分布中，一般假设风险率为一个常数，不随时间变化而变化。首先假设没有删失，即所有受试者均发生了终点事件，则每组终点事件数为 $d = n$，总事件数为 $D = 2n = 2d$。上述假设与连续型变量或二分类变量中假设数据没有缺失的情况一致。实际上，如果不存在删失，生存时间是一个连续型变量。对于连续型变量随机缺失数据或生存研究中随机删失数据的校正将在第 4.8.3 节中介绍。

基于指数分布对两处理组的风险率进行比较时，一般对（自然）对数变换后的风险比即 $\log(HR)$ 进行假设检验。两组风险率相等的零假设为：

$$H_0: \log(\lambda_1/\lambda_2) = 0$$

令 $\overline{Y}_1 = \sum_1^n y_{1i}/n$，则风险率 λ_1 的最大似然估计（maximum likelihood estimate，MLE）及其渐近分布为：

$$\hat{\lambda}_1 = \frac{1}{\overline{Y}_1} \sim AN\left(\lambda_1, \frac{\lambda_1^2}{n}\right)$$

其中 AN 代表渐近正态分布（见附录 4.3）。然而相对于 $\hat{\lambda}_1$，$\log(\hat{\lambda}_1)$ 能够更好地近似正态分布。采用 delta 方法，可以得到 $\log(\hat{\lambda}_1)$ 的分布：

$$\log(\hat{\lambda}_1) \sim N\left(\log\lambda_1, \frac{1}{n}\right) \tag{4.9}$$

同样的过程也适用于风险率 $\hat{\lambda}_2$（关于 delta 方法详见附录 4.3）。

公式 4.9 与连续型变量下 $\overline{X} \sim N\left(\mu, \frac{\sigma^2}{n}\right)$ 的形式相同，因此可使用连续型变量下的公式 4.3 来计算样本量。将 $\delta = \log(\lambda_1/\lambda_2)$ 和 $\sigma = 1$ 代入公式（无删失结局，故 $n = d$）可得：

$$d = \frac{2(z_{\alpha/2} + z_\beta)^2}{\delta^2}$$

在生存研究中，更常使用总终点事件数：

$$D = \frac{4(z_{\alpha/2} + z_\beta)^2}{\delta^2} \tag{4.10}$$

采用公式 4.10 计算样本量时，需要事先假设参数 $\delta = \log(\lambda_1/\lambda_2)$ 的估计值。通常可以通过查阅文献得到对照组的风险率 λ_2，并假设试验组风险率 λ_1 较对照组有一定比例的下降，从而得出 λ_1 的估计值。医学文献中通常会报告标志性的生存时间（例如 5 年生存率）或者中位生存时间（如果有半数以上受试者发生终点事件）。因为累积生存函数（cumulative survival function）为 $S(y) = 1 - F(y)$，则指数模型的累积生存函数为：

$$S(y) = \exp(-\lambda y) \tag{4.11}$$

这样就可以将生存率或中位生存时间转换为风险率（作业 4.5）。表 4.2 列举了三个不同指数分布模型的生存汇总数据。

表 4.2 指数分布模型的生存参数

风险率 (λ)	平均生存时间 ($1/\lambda$)	生存时间标准差 ($1/\lambda$)	中位生存时间 ($(\log 2)/\lambda$)
1.5	0.67	0.67	0.46
1.0	1.00	1.00	0.69
0.5	2.00	2.00	1.39

公式 4.10 假设所有受试者均发生终点事件（没有明确的研究截止时间）以简化样本量的计算，而上述假设在实际研究中并不现实。下面将介绍考虑删失的情况。

假设删失时间 C 为一个随机变量（可能是竞争风险的结果，例如以疼痛缓解时间为研究终点的试验中因不良事件导致退出，或以 TTP 为研究终点的肿瘤试验中受试者死亡等），其与终点事件的时间无关，且服从指数分布，两处理组指数分布的参数均为 η。则研究期间（总时长为 L）观察到试验组发生一例终点事件的概率为

$$P_1 = \Pr(Y_1 < L, Y_1 < C) = \int_0^L \left[\int_u^\infty \eta e^{-\eta c} dc \right] \lambda_1 e^{-\lambda_1 u} du$$
$$= \frac{\lambda_1}{\lambda_1 + \eta} \left(1 - e^{-(\lambda_1 + \eta)L} \right) \tag{4.12}$$

同理，对照组的概率为

$$P_2 = \frac{\lambda_2}{\lambda_2 + \eta} \left(1 - e^{-(\lambda_2 + \eta)L} \right)$$

当每组均纳入 n 例受试者时，预期的终点事件总数为：

$$D = d_1 + d_2 = n(P_1 + P_2)$$

因此，为了校正删失对样本量的影响，可以首先通过公式 4.10 计算总终点事件数 D，然后进一步得到每组的样本量：

$$n = D/(P_1 + P_2) \tag{4.13}$$

公式 4.12 中还需要假设由于退出而导致删失事件的风险率 $\eta > 0$。与终点事件的风险率一样，可以假设一个累积删失率（cumulative censoring rate）并将其转换为 η。当 $\eta = 0$ 时，终点事件删失仅限于到达研究时限 L 时仍未发生终点事件的情况，即 $P_i = \Pr(Y_i < L)$ $= 1 - e^{-\lambda_i L}$，其中 $i = 1, 2$（作业 4.6）。

校正删失对样本量的影响的另一种方式是采用假设的累积删失率直接进行校正。本章第 4.8.1 节中采用了这种简单方法。需要注意的是，公式 4.13 需要假设所有受试者在 0 时间同时招募入组，而这种假设在实际研究中通常难以满足。然而，如果受试者交错入组，但每一例受试者的研究周期相同，则对于随机（右）删失，则仍可以适用公式 4.13。当受试者的随访持续时间不同时（例如研究结束时间固定时，早期入组的受试者比晚期入组的受试者随访时间更长），受试者的入组模式决定了随访时间，因此在计算样本量时，需要考虑招募期间受试者入组分布的更为复杂的情况。第 10 章将对此问题进行更为深入的讨论。

除此之外，以时间 - 事件为研究终点的临床试验，特别是以致死性或危及生命的事件（例如心肌梗死、卒中或癌症进展等）作为终点事件时，通常采用成组序贯设计（group sequential design）并进行期中分析（interim analyses）。第 9 章将介绍成组序贯设计的最大样本量和期望样本量。第 10 章将探讨最大样本量的监查。

4.4.3　Weibull 分布下的 log-rank 检验

指数模型中的风险率是一个常数，不随时间变化而变化。但在某些情况下，风险率可能并不是一个常数，而是随着时间延长而增加或减小。此时风险率是关于时间的一个函数，可以表示为 $h(t)$，而 Weibull 分布是构建模型的一个较好的选择。如果一个随机变量 X 满足 $X \sim \exp(\lambda)$，则有 $Y = X^{1/k} \sim \text{Weibull}(\lambda, k)$。其中参数 k（$k > 0$）决定了风险函数 $h(t)$ 随时间变化的方式（即风险函数的形状）。如果 $k > 1$，则风险随时间延长而升高；如果 $0 < k < 1$，则风险随着时间延长而降低。计算样本量时，首先需要假设一个合理的形状参数 k（两处理组的 k 取值相同）。Weibull (λ, k) 分布的风险函数为：

$$h(t) = k\lambda^{k} t^{k-1} \tag{4.14}$$

生存分布为：

$$S(t) = e^{-(\lambda t)k} \tag{4.15}$$

零假设可以变换为中位生存时间的形式：

$$m = [\log(2)]^{(1/k)}/\lambda \tag{4.16}$$

或者也可以用变换后的 λ 形式：

$$\theta = \lambda^{k} = \log(2)/m^{k} \tag{4.17}$$

从以上公式可以看出，零假设时两处理组中位生存时间相同或参数 θ 相同。注意 $Y^{k}(= X)$ 为 $\exp(\theta)$。通过比较公式 4.15 和公式 4.11 可以看出，对于某一给定的 k，如果将 $\theta = \lambda^{k}$ 作为研究关注的参数，同时将时间变换为 t^{k} 后代入公式，则 Weibull 分布模型可以简化为指数模型。因此，可以沿用指数分布模型的样本量计算过程，通过公式 4.10 可以得到总事件数：

$$D = \frac{4\left(z_{\alpha/2} + z_{\beta}\right)^{2}}{\delta^{2}} = \frac{4\left(z_{\alpha/2} + z_{\beta}\right)^{2}}{\left[\log\left(\dfrac{\theta_{1}}{\theta_{2}}\right)\right]^{2}} \tag{4.18}$$

其中 θ_{1} 和 θ_{2} 分别为通过公式 4.17 计算得到的两组在备择假设成立时的中位生存时间 m_{1} 和 m_{2}。

4.4.4　比例风险模型下的 log-rank 检验

上文介绍的公式 4.10 和公式 4.18 是基于参数模型假设。对于半参数模型，同样可以推导得到通用的比例风险模型下的样本量计算公式。下面将简要介绍半参数模型下的样本量计算，同时尽可能避免涉及太多数学推导。

首先注意，风险率可以是常数（例如指数模型）或者是关于时间的函数（例如 Weibull 模型），采用中位生存时间的对数构造研究假设。中位生存时间是关于一个或多个参数的函数，而这些参数不是关于时间的函数。比例风险模型是一种通用的形式，尽管风险率可能随时间而变化，但风险比是一个常数。具体来说，通用模型可以表示为

$$h_1(t) = \varphi h_2(t) \tag{4.19}$$

其中 $h_i(t)$ 为第 i 组（$i = 1,2$）结局事件的风险函数。以上模型还可以表示为生存函数的形式，即：

$$S_1(t) = [S_2(t)]^{\varphi} \tag{4.20}$$

以上模型不必指定具体的参数分布。

进行 log-rank 检验时，零假设为 $\varphi = 1$ 或 $\log(\varphi) = 0$。参数 φ 为风险比（HR）。在指数模型中，$\varphi = \lambda_1/\lambda_2$；在 Weibull 模型中，$\varphi = \theta_1/\theta_2 = (\lambda_1/\lambda_2)^k$。

通过大数定律和计分检验统计量，可以得到非参数的 log-rank 检验样本量，总终点事件数的计算公式与前文一致：

$$D = \frac{4(z_{\alpha/2} + z_\beta)^2}{\delta^2}$$

其中 δ 为备择假设下的效应量，即风险比的对数 $\log(\text{HR}) = \log(\varphi)$。

4.5 整群（或相关）样本

在某些临床试验中，研究单位（main unit，以下称为主单位或群）可以包含多个次级单位（subunits）。随机化以主单位来分配研究干预，但以次级单位作为观察单位来研究结局。因此，在同一个主单位中聚集的次级单位的观察值存在相关性。例如：

- 牙科研究中，患者为主单位，同一个患者的牙齿为次级单位。
- 重复测量设计中，受试者为主单位，同一个受试者在每个时间点的观察值为次级单位。
- 社区试验例如评价教学方法的研究中，以班级为单位对学生进行授课，则班级为主单位，每个班级的学生为次级单位。

考虑一项随机对照临床试验，两组平均分组，对 X 组和 Y 组进行比较。Y 组的观察值可以表示为 Y_{ij}，其中 $i = 1, \cdots, n$（主单位），$j = 1, \cdots, m_i$（次级单位）。

通过试验设计，一般可以使每个主单位中的次级单位数量相同，即对任意 i 都有 $m_i = m$。在这种情况下，处理组是一个"固定"效应，而主单位是一个"随机"效应。合并之后，即得到了一个"混合"效应模型。为了简化模型表达，先将每个处理组分别用随机效应模型表示，其模型与前文所述的两组独立设计的统计模型相似，再将每个处理组的模型合并成一个线性模型，并将组别设定为一个协变量。通过随机效应模型可以处理次级单位之间的相关性。设

$$Y_{ij} = \mu_i + e_{ij} \tag{4.21}$$

其中 μ_i 与 e_{ij} 相互独立，且

$E(\mu_i) = \mu_Y$，$\mathrm{Var}(\mu_i) = \sigma_b^2$（群间变异）

$E(e_{ij}) = 0$，$\mathrm{Var}(e_{ij}) = \sigma_w^2$（群内、次级单位间变异）

因此，Y_{ij} 的总方差以及第 i 个群中 Y_{ij} 与 Y_{ik} 之间的协方差为：

$$\mathrm{Var}(Y_{ij}) = \sigma^2 = \sigma_b^2 + \sigma_w^2$$
$$\mathrm{Cov}(Y_{ij}, Y_{ik}) = \mathrm{Var}(\mu_i) = \sigma_b^2$$

同一个群内次级单位之间的相关系数（corr）为：

$$\rho = \frac{\sigma_b^2}{\sigma^2} \tag{4.22}$$

所有次级单位中的相关系数均相同，在重复测量设计的背景下又称为复合对称模型（compound symmetry model）。

对于 X 组可以采用同样的方式建立模型，不同的只是 $E(\mu_i) = \mu_X$。

此时样本量可以借助公式 4.3 的思路来计算。首先计算 Y 组每个群中所有次级单位的均值 $\bar{Y}_{i.}$，注意：

$$E(\bar{Y}_{i.}) = E(Y_{ij}) = \mu_Y$$

$$\begin{aligned}
\mathrm{Var}(\bar{Y}_{i.}) &= \frac{1}{m^2}\mathrm{Var}\left(\sum_j Y_{ij}\right) \\
&= \frac{1}{m^2}\Big[\mathrm{Var}(Y_{i1}) + \cdots + \mathrm{Var}(Y_{im}) + \mathrm{Cov}(Y_{i1}, Y_{i2}) + \cdots + \mathrm{Cov}(Y_{i(m-1)}, Y_{im})\Big] \\
&= \frac{1}{m^2}\Big[m\sigma^2 + m(m-1)\sigma_b^2\Big] \\
&= \frac{1}{m}\Big[\sigma^2 + (m-1)\rho\sigma^2\Big] \\
&= \frac{1}{m}\Big[1 + (m-1)\rho\Big]\sigma^2
\end{aligned} \tag{4.23}$$

对于 X 组也可以采用同样的方式推导。

从上述公式可见，群水平的均值仍然是总体均值的一个无偏估计。但从公式 4.23 可见，群水平的方差是 m 个独立样本方差均值乘以 $1 + (m-1)\rho$。当 $m > 1$ 且 $\rho > 0$ 时，亚单位之间的正相关会导致方差的膨胀。

下一步计算以群均值为观察单位对 $H_0: \delta = \mu_X - \mu_Y = 0$ 进行假设检验时每组所需的样本量（n），即每组所需群（主单位）的数量。将公式 4.23 中的方差估计值代入公式 4.3 中可得：

$$n = \frac{2\sigma^2\big[1 + (m-1)\rho\big]\left(z_{\alpha/2} + z_\beta\right)^2}{m\delta^2} \tag{4.24}$$

研究所需的主单位（群）总数为 $N = 2n$，次级单位（观察单位）总数为 $N \times m$。

在以上计算过程中，处理组是一个"固定"效应，而主单位（群）是一个"随机效应"，合并之后即得到了一个"混合"效应模型。如果为了给后续研究提供信息而进行仅

包含对照组的预试验，则需要通过拟合方差分析（ANOVA）模型来获得正确的方差分量。在选择代入公式 4.24 的方差时，应注意正确选择 MSE。下面的课堂练习和作业 4.7 将展示如何选择正确的 MSE。

课堂练习：2 英寸心理实验（Mental 2-Inch Experiment） 参与实验的学生们首先将尺子收起来（后面会用到尺子）。每人在一张空白纸上徒手绘制一条 2 英寸（译者注：约 5 cm）的线段，写下自己姓名首字母缩写后上交。所有人都将纸张上交后，将再次发放空白纸张，每人再次绘制一条 2 英寸的线段并写下自己名字的缩写。所有人再次上交纸张后，对所有纸张打乱顺序后重新发放，使所有人都不会收到自己的纸，也不会收到同一个人的两张纸。然后学生用尺子测量每条线段的长度，并在线段旁边记录。长度按照以下标准形式记录：（整数：a）+（整数：b）/16。对实验数据的分析以及与先前班级之间的比较将作为课后作业（作业 4.7）。

以上作业有多个目的：①展示通过统计模型来描述实验数据的思路；②练习使用 SAS 软件进行数据分析的常用过程步；③介绍混合效应模型的概念，并从中找出用于整群（相关）数据样本量估算的方差分量的估计值；④构造置信区间来估计真实均值，已知真实均值为 2 英寸。

4.6 非劣效性或等效性检验的样本量估计

世界医学会（World Medical Association，WMA）发布的《赫尔辛基宣言》（Helsinki Declaration，1976）要求所有临床研究应尽可能避免给受试者带来不必要的痛苦和伤害，同时研究者应确定没有其他合理的方式来替代临床试验。随着最近几十年来医学的发展，WMA 的伦理学原则也在发生变化，包括当已有获批上市的药物作为标准治疗方案时，在临床试验中应避免采用安慰剂作为对照组。很多临床试验采用加载设计（add-on design），即在标准治疗方案的基础上分别增加安慰剂和研究药物。还有一些试验采用已经上市并用于临床的药物作为阳性对照，将试验药与阳性对照药物进行头对头（head-to-head）的比较。在后一种情况下，验证优效性假设可能需要极大的样本量来发现一个极小的改善，而样本量过大可能导致研究预算无法负担。在这种情况下，一个常用的方法是采用非劣效性设计，其零假设为试验药物劣效于阳性对照药物，备择假设为试验药物与阳性对照药物的疗效差距在预先设定的可接受范围内。同时，非劣效性试验的目的还包括提示新试验药在其他方面具有优势，例如价格更便宜、给药更容易或安全性更好。

非劣效性试验首先需要确定非劣效界值 $\Delta > 0$，即劣效性与非劣效性的临界值。当疗效指标为高优（数值越大结局越好）的连续型变量，两组差值为 $\delta = \mu_X - \mu_Y$ 时，研究假设为：

H_0：$\delta < -\Delta$（代表 X 组劣效于 Y 组，X 组与 Y 组均值之差小于 $-\Delta$）

H_A：$\delta \geq -\Delta$（代表 X 组非劣效于 Y 组，X 组与 Y 组均值之差不小于 $-\Delta$）

从检验假设可见，非劣效性检验是一个单侧检验。因此，还可以构造一个 $\delta = \mu_X - \mu_Y$ 的单侧 $(1-\alpha) \times 100\%$ 置信区间（CI）来进行检验（检验水准为 α）。当 $(1-\alpha) \times 100\%$ 置信区间的下限大于 $-\Delta$ 时即可拒绝 H_0，如图 4.3 所示。在药物研发领域，单侧检验水准通常设定为 $\alpha = 0.025$，即单侧 97.5% 置信区间。

非劣效性检验的把握度为：

$$\Pr\left(\hat{\delta} - z_\alpha \mathrm{se}\left(\hat{\delta}\right) \geqslant -\Delta \,|\, -\Delta \leqslant \delta\right) = 1 - \beta \tag{4.25}$$

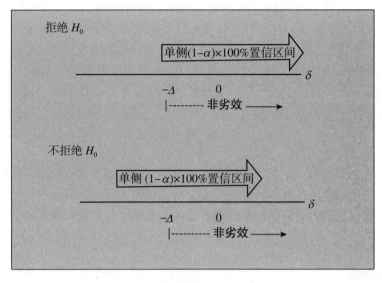

图 4.3 非劣效性检验示意图

通常需要在 H_A 的样本空间中选择适当的 δ 估计值，即 $\delta = \delta^* > -\Delta$，以达到预期的检验把握度。此时有

$$\hat{\delta} - \delta^* = \bar{X} - \bar{Y} - \delta^* \sim N\left(0, \frac{2\sigma^2}{n}\right)$$

以及

$$\left(\hat{\delta} - \delta^*\right) - z_\alpha \mathrm{se}\left(\hat{\delta}\right) \geqslant -\Delta - \delta^*$$

当且仅当

$$\frac{\left(\bar{X} - \bar{Y}\right) - \delta^*}{\sqrt{\dfrac{2\sigma^2}{n}}} \geqslant z_\alpha - \frac{\left(\Delta + \delta^*\right)}{\sqrt{\dfrac{2\sigma^2}{n}}}$$

通过公式 4.25 并假设 $\delta = \delta^*$，则有

$$-z_\beta = z_\alpha - \frac{\left(\Delta + \delta^*\right)}{\sqrt{\dfrac{2\sigma^2}{n}}}$$

当任意 $\delta^* > -\Delta$ 时，上式可整理为

$$n = \frac{2\sigma^2\left(z_\alpha + z_\beta\right)^2}{\left(\Delta + \delta^*\right)^2} \tag{4.26}$$

对于 $\Delta = 0$ 的情况，可以采用公式 4.3 来计算样本量。如果 $\delta^* < 0$（即试验药的疗效稍逊于阳性对照药），则样本量大于通过公式 4.3 得到的样本量。由此可见，认为非劣效性检

验所需样本量一定少于差异性检验的观点是错误的。实际上，采用非劣效性检验的唯一合理理由是试验药的效果稍好于对照药，但由于两组差值很小（仍有临床意义），所需样本量过大而导致研究资源不能满足优效性检验。

对于非平衡设计，两组样本量满足 $n_X = kn_Y$ 时，可以得到 Y 组的样本量为：

$$n_Y = \frac{\frac{(k+1)}{k}\sigma^2\left(z_\alpha + z_\beta\right)^2}{\left(\Delta + \delta^*\right)^2}$$

当结局变量为二分类变量，效应量为 $\delta = \pi_X - \pi_Y$ 时，样本量计算公式为：

$$n_Y = \frac{\left[\frac{\pi_X\left(1-\pi_X\right)}{k} + \pi_Y\left(1-\pi_Y\right)\right]\left(z_\alpha + z_\beta\right)^2}{\left(\Delta + \delta^*\right)^2}$$

当检验等效性假设 $[H_0: |\delta| \geq \Delta$（不等效），$H_A: |\delta| < \Delta$（等效）] 时，我们可以通过构造 δ 的双侧 $(1 - 2\alpha) \times 100\%$ 置信区间，观察其是否完全落在区间 $(-\Delta, \Delta)$ 内。计算样本量和检验把握度时，可以将备择假设设定为 $\delta = \delta^* = 0$（即假设两组"真正"相等）。此时将该假设与第 4.2 节中双侧检验的假设形式进行比较，两者差别仅为零假设和备择假设对调。因此，仅需对调公式 4.3 中的第一类错误和第二类错误即可得到检验把握度达到 $1 - \beta$ 时所需的每组样本量：

$$n = \frac{2\sigma^2\left(z_{\beta/2} + z_\alpha\right)^2}{\Delta^2} \tag{4.27}$$

下面将对以上探索性的观点进行证明。通过将公式 4.26 和公式 4.27 与公式 4.3 进行比较可以看出，在非劣效性和等效性检验的样本量计算中，（非）劣效性界值 Δ 起到重要的作用。

$$\alpha = \Pr\left(\text{拒绝}\,|\delta| \geq \Delta \,\big|\, |\delta| \geq \Delta\right)$$
$$= \Pr\left(|T| < c \,\big|\, |\delta| \geq \Delta\right)$$
$$\leqslant \Pr\left(|T| < c \,\big|\, |\delta| = \Delta\right)$$

其中 $T \sim N\left(\delta\sqrt{\dfrac{n}{2\sigma^2}}, 1\right)$，$c > 0$。

当 $\delta = \Delta$ 时，

$$\alpha \leqslant \Pr\left(T < c \,|\, \delta = \Delta\right) - \Pr\left(T < -c \,|\, \delta = \Delta\right)$$
$$= \Pr\left(T - \Delta\sqrt{\frac{n}{2\sigma^2}} < c - \Delta\sqrt{\frac{n}{2\sigma^2}} \,\Big|\, \delta = \Delta\right) - \Pr\left(T - \Delta\sqrt{\frac{n}{2\sigma^2}} < -c - \Delta\sqrt{\frac{n}{2\sigma^2}} \,\Big|\, \delta = \Delta\right)$$
$$\leqslant \Pr\left(T - \Delta\sqrt{\frac{n}{2\sigma^2}} < c - \Delta\sqrt{\frac{n}{2\sigma^2}} \,\Big|\, \delta = \Delta\right) \qquad \text{（第二项为正，约等于 0）}$$
$$= \Pr\left(Z < c - \Delta\sqrt{\frac{n}{2\sigma^2}}\right)$$

因此，$z_{1-\alpha} = c - \Delta\sqrt{\dfrac{n}{2\sigma^2}}$，$c = -z_\alpha + \Delta\sqrt{\dfrac{n}{2\sigma^2}}$。即当 $T < -z_\alpha + \Delta\sqrt{\dfrac{n}{2\sigma^2}}$ 时，可以拒绝 H_0。

当 $\delta = -\Delta$ 时，

$$\alpha \leqslant \Pr\left(T < c \mid \delta = -\Delta\right) - \Pr\left(T < -c \mid \delta = -\Delta\right)$$

$$= \Pr\left(T + \Delta\sqrt{\dfrac{n}{2\sigma^2}} < c + \Delta\sqrt{\dfrac{n}{2\sigma^2}} \mid \delta = -\Delta\right) - \Pr\left(T + \Delta\sqrt{\dfrac{n}{2\sigma^2}} < -c + \Delta\sqrt{\dfrac{n}{2\sigma^2}} \mid \delta = -\Delta\right)$$

$$= \Pr\left(Z < c + \Delta\sqrt{\dfrac{n}{2\sigma^2}}\right) - \Pr\left(Z < -c + \Delta\sqrt{\dfrac{n}{2\sigma^2}}\right)$$

$$\leqslant 1 - \Pr\left(Z < -c + \Delta\sqrt{\dfrac{n}{2\sigma^2}}\right) \quad \text{（第一项约等于 1）}$$

$$= \Pr\left(Z \geqslant c - \Delta\sqrt{\dfrac{n}{2\sigma^2}} \mid \delta = -\Delta\right)$$

因此，$z_\alpha = c - \Delta\sqrt{\dfrac{n}{2\sigma^2}}$，$c = z_\alpha - \Delta\sqrt{\dfrac{n}{2\sigma^2}}$。即当 $T \geqslant z_\alpha - \Delta\sqrt{\dfrac{n}{2\sigma^2}}$ 时，可以拒绝 H_0。

从以上推导过程可见，双侧 $(1-2\alpha)\times 100\%$ 置信区间法与 $|T| < -z_\alpha + \Delta\sqrt{\dfrac{n}{2\sigma^2}}$ 时拒绝 H_0（非等效）等价。（当样本量 n 足够大时，$-z_\alpha + \Delta\sqrt{\dfrac{n}{2\sigma^2}}$ 总为正数。）

把握度函数为：

$$g(\delta) = \Pr\left(T < -z_\alpha + \Delta\sqrt{\dfrac{n}{2\sigma^2}} \text{ 且 } T \geqslant z_\alpha - \Delta\sqrt{\dfrac{n}{2\sigma^2}} \mid |\delta| < \Delta\right)$$

设定 $\delta = 0$ 时检验把握度为 $1-\beta$，则由

$$1-\beta = \Pr\left(T < -z_\alpha + \Delta\sqrt{\dfrac{n}{2\sigma^2}} \text{ 且 } T \geqslant z_\alpha - \Delta\sqrt{\dfrac{n}{2\sigma^2}} \mid \delta = 0\right)$$

可以得到

$$\Pr\left(T \geqslant -z_\alpha + \Delta\sqrt{\dfrac{n}{2\sigma^2}}\right) = \beta/2$$

由此可得，$-z_\alpha + \Delta\sqrt{\dfrac{n}{2\sigma^2}} = z_{\beta/2}$，进而得到公式 4.27。

对于二分类结局，效应量为 $\delta = \pi_X - \pi_Y$，此时可以用 $\pi_X(1-\pi_X) + \pi_Y(1-\pi_Y)$ 代替公式 4.26 和公式 4.27 中的 $2\sigma^2$ 来计算非劣效性检验和等效性检验的样本量。

例 4.2[1]

评价两种用于缓解哮喘发作的吸入器 A 和 B 的等效性，主要疗效指标为早晨呼

[1] From Jones，B.，et al.，British Medical Journal，313，36-39，1996.

气流速峰值（morning peak expiratory flow rate）（L/min）。当两组主要疗效指标差值的双侧 90% 置信区间完全落在 ±15 L/min（即 $\Delta = 15$）范围内时，即可认为 A 和 B 等效。根据一项既往研究，受试者个体间方差（between-subject variance）σ^2 的样本估计值为 1600 (L/min)²。如果两者真正的疗效相等，要使等效性评价的检验把握度达到 80%，则根据表 4.1 可知，$z_\alpha = z_{0.05} = 1.645$，$z_{\beta/2} = z_{0.10} = 1.28$。将以上参数代入公式 4.26 可得：

$$n = \frac{2 \times 1600 \times (1.645 + 1.28)^2}{15^2} \approx 122$$

因此，每组应纳入 122 例受试者。如果采用 95% 置信区间进行等效性检验，则取 $z_\alpha = z_{0.025} = 1.96$，此时 $n \approx 150$。

4.7 采用 Wilcoxon-Mann-Whitney 检验进行等级终点的比较

在临床试验中，等级终点常见于各类生活质量量表，例如 SF-36（Short Form 36）等（Fayers 和 Machin，2000）。当等级终点的水平（分类）较多（例如 5 级以上）时，可以为每个类别分配一个评分，并将评分较基线的变化视为连续型变量，然后采用公式 4.3 来计算样本量。其他情况下采用针对有序分类资料的统计方法更为恰当。Wilcoxon-Mann-Whitney 检验（WMW 检验）也称为两独立样本 Wilcoxon 秩和检验（Wilcoxon rank-sum test）（Wilcoxon，1945；Mann 和 Whitney，1947），是一种常见的比较两独立样本分布 $F(X)$ 和 $G(Y)$ 的统计方法。Wilcoxon 秩和检验是一种非参数检验，对分布的形状和形式没有具体要求，其零假设一般为两样本的分布相同。对于连续型变量，分布间的任何差异将导致 Pr $(X < Y)$ 不再等于 1/2。因此，Wilcoxon 秩和检验还常用来检验零假设 Pr $(X < Y) = 1/2$。当两组取值相同（ties）时（常见于等级资料），Pr $(X = Y) \neq 0$。因此，可以将两组取值相同的情况作为处于 Pr $(X < Y)$ 和 Pr $(X > Y)$ 中间的情况。此时，零假设变换为：

$$\text{Pr}(X < Y) + 0.5(X = Y) = 1/2$$

如果对分布的某一个方面进行检验，例如对期望值进行检验，即假设均值存在并对 $E(X) = E(Y)$ [当 $F(x) = G(y)$ 时，上述假设为真] 与 $E(X) \neq E(Y)$ 进行比较时，则需要进一步增加以下假设：如果两个分布存在差异，则这种差异来源于分布的位置变化，即 $F(x) = G(y + c)$，其中 c 是一个非零常数。然而，如果研究结局为有界指标，例如以列联表形式呈现的等级资料，此时分布位置变化的假设并不适用。因此，McCullagh（1980）提出将比值比（odds ratio, OR）作为效应量，并采用比例优势模型（proportional odds model）的假设（第 4.4.4 节讨论了在比例风险模型下使用半参数 log-rank 检验来比较两个生存分布）。由于等级资料的水平较少（通常不多于 5 个水平），因此比例优势假设更容易成立。

具体来说，假设研究终点指标有 J 个等级，即 $j = 1, \cdots, J$。设 π_{jX} 为 X 组中属于第 j 等级的概率，$S_{jX} = \sum_{i=1}^{j} \pi_{iX}$ 为 X 组中等级不高于 j 的累积概率（注意 $S_{JX} = 1$）。同样，可设对

照组 Y 有 π_{jY} 和 S_{jY}。π_{j+} 为第 j 等级的边缘概率。比例优势假设可以表示为，对所有 $j = 1$, $\cdots$, $J-1$，OR_j 均相等：

$$OR_j = \frac{S_{jX}\left(1 - S_{jY}\right)}{S_{jY}\left(1 - S_{jX}\right)}$$

即 $OR_j = OR$。

关于 OR 的零假设为：

$$H_0: OR = 1 \text{ 或 } \log(OR) = 0$$

通过指定备择假设成立时的 OR 值，并假设 $\pi_{jX}(j = 1, \cdots, J$, X 为对照组）的取值，可以得到：

$$S_{jY} = \frac{S_{jX}}{OR\left(1 - S_{jX}\right) + S_{jX}}$$

其中 $j = 1, \cdots, J-1$。由此可以计算试验组 Y 第 j 等级 $(j = 1, \cdots, J)$ 的 π_{jY}。最终可以计算每一等级的边缘概率 π_{j+}。Whitehead（1993）推导了每组样本量的计算公式：

$$n = \frac{6\left(z_{\alpha/2} + z_\beta\right)^2}{OR^2\left(1 - \sum_{j=1}^{J}\pi_{j+}^3\right)} \tag{4.28}$$

本节未给出公式 4.28 的推导过程。作业 4.8 的任务是比较公式 4.28 的计算结果与基于 Wilcoxon 秩和检验的模拟实验结果。

4.8 调整样本量

请读者们注意：由于本章的内容较多，可能需要分多节课程来讲述，其中部分作业可能在整章内容授课完成之前就已布置，因此建议将本节内容放在第 4.2 节与第 4.3 节之间讲述，以避免作业 4.1 无法正确完成。

4.8.1 针对失访的调整

几乎所有临床试验都难以避免部分受试者发生失访（lost to follow-up），即受试者未能完成全部试验内容且无法追踪其结局。由此而造成的数据损失会影响研究的检验把握度。缺失数据还有可能导致一个更为严重的问题，即造成研究结果存在偏倚。在第 15 章中将对此问题进行更深入的讨论。此处针对缺失数据有一个重要的假设，即由失访导致的缺失是随机缺失（missing at random，MAR）。随机缺失假设是一个基础性的假设，在该假设下缺失数据仅影响检验把握度而不会导致研究结果发生偏倚。关于随机缺失的明确定义，将在第 15 章给出。

设 f 是试验中失访受试者的预期比例，N 为考虑失访后需要招募的受试者总数。N^* 为研究完成时未发生失访，可用于分析的受试者人数。N^* 是保证对特定效应量的检验达到足够的把握度所需的最小样本量。

针对受试者失访进行样本量调整时，首先要通过前面章节介绍的公式计算出未调整的样本量 N^*，然后通过以下公式来计算调整后的样本量：

$$N = N^* / (1 - f) \tag{4.29}$$

随机右删失的生存数据也可以采用同样的方法调整样本量。

4.8.2　针对受试者不依从研究干预的调整

绝大多数临床试验中都可能出现受试者没能完全依从其分配的治疗方案的情况，这种情况也被称为受试者不依从。例如，在开放性阳性对照试验中，由于阳性对照药物已经获批上市，如果受试者感觉试验组药物效果不佳，则可以停止试验用药转而使用阳性对照药物。又例如在一项安慰剂对照试验中，接受试验治疗的受试者可能因为无法耐受药物副作用而停止用药。尽管从医学的一般原则考虑，临床试验中的受试者可以根据自身意愿在任何时间退出试验，同时研究者在存在任何可预知风险的情况下有责任让受试者退出试验，但在临床试验的方案设计中应计划好对受试者的情况继续进行随访，以获得这些受试者的结局或其他重要数据。意向性治疗（intention-to-treat，ITT）原则要求按照受试者起初随机分配的处理组别进行数据分析，并且所有受试者均应纳入到 ITT 分析中（保证内部真实性）。

为了阐述不依从带来的影响，考虑一个两平行组的随机对照试验，终点指标为连续型变量。其他类型的终点指标也可以得到相近的结论。假设两组真实均值分别为 μ_1 和 μ_2。设 p 为分配至 A 组但接受了 B 干预的受试者比例，q 为分配至 B 组但接受了 A 干预的受试者比例。在不依从的情况下，两组的均值及组间差值分别为：

$$\mu_1^* = (1 - p) \mu_1 + p\mu_2$$
$$\mu_2^* = q\mu_1 + (1 - q) \mu_2$$
$$\mu_1^* - \mu_2^* = (1 - p - q) (\mu_1 - \mu_2) \tag{4.30}$$

计算样本量时，应考虑以公式 4.30 中的两组差值作为效应量来校正受试者不依从带来的影响。从上述公式可见，$\mu_1^* - \mu_2^* < \mu_1 - \mu_2$。因此，考虑受试者不依从研究干预的情况时需要更大的样本量。

4.8.3　针对失访和受试者不依从研究干预的调整

当需要同时考虑受试者失访和不依从研究干预的情况时，可以指定可能的失访比例 f，以及不依从比例 p 和 q 的潜在取值范围来计算样本量。可以首先通过第 4.8.2 节的方法计算考虑受试者不依从时的样本量，再采用第 4.8.1 节中的公式 4.29 来校正样本量。

4.8.4　针对多重检验的调整

多重检验可以表现为多种形式，例如多个终点或评价指标、多个处理组、多个时间点，以及多次（期中）分析等。FDA、EMA 以及其他地区的监管机构均要求将临床试验，特别是Ⅲ期确证性临床试验的双侧检验的总第一类错误率控制在 5% 以内。尽管在数据分析中有多种更有效率的方法来处理多重性问题，但对于样本量计算而言，Bonferroni 校正仍然是最简单同时也是最保守的控制第一类错误率的方法。Bonferroni 校正将前文介绍的公式中的第一类错误率 α 替换为 α/k，其中 k 为用以验证药品标签中所声称的效应所需的统计学检验的次数。当 k 较大时，这种校正方法会导致样本量大幅增加。因此，Ⅲ期临床试验的研究目的、评价终点以及组间比较的次数均不宜过多。关于解决多重性问题的方法，将在第 10 章中进行更详细的讨论。

4.9　通过模拟或 Bootstrap 计算样本量

在有些情况下，当无法通过传统方法直接推导得到样本量或把握度函数公式的封闭表达式时，可以采用计算机模拟的方式来估计样本量或绘制把握度曲线。作业 4.7 展示了通过计算机模拟计算 Wilcoxon 秩和检验的样本量的操作流程。Wilcoxon 秩和检验是处理水平数较少的等级资料时最为常用的非参数统计方法。当评价指标为高度偏态分布的连续型变量，且数据变换不利于结果解释，同时因样本量有限而不满足将中心极限定律（Central Limit Theorem）应用于均值时，也大多采用 Wilcoxon 秩和检验来进行组间比较。在通过模拟研究进行样本量计算和把握度分析时，需要分别考虑零假设和备择假设成立的不同情况来生成模拟数据，并采用相应的统计模型来计算检验统计量。如果存在可靠的预试验数据，还可以尝试在预试验数据的基础上通过 Bootstrap 算法（有放回的重复抽样）来预测试验结果。模拟法和 Bootstrap 算法是非常实用的统计学工具，广泛应用于临床试验的设计、统计方法研究以及分析中。其应用实例可见 Tsodikove、Hasenclever 和 Loeffler（1998）的慢性粒细胞白血病临床试验以及 Walters 和 Campbell（2005）以健康相关生活质量为评价终点的临床试验。

目前已经有软件包专门通过模拟来估计检验把握度，例如 R 软件的 simglm 包（LeBeau 2019）。simglm 包可以基于广义（一般）线性（混合）模型生成模拟数据，并可以进行封装以便于重现分析过程。生成模拟数据后，simglm 包还可以实现模型拟合功能，从而估计模拟数据的把握度。simglm 包可以通过含随机效应和不含随机效应的广义线性模型生成连续型、二分类和多分类结局数据。用户还可以为纵向随访数据增加方差的异质性和多种数据缺失机制，以及根据固定效应模型和随机效应模型的属性来指定不同的分布假设。

附录 4.1　2×2 交叉设计的样本量

第 3 章中介绍了 2×2 交叉设计。这里仍采用与第 3.3 节相同的符号。经过假设检验未发现两组残余效应存在差异后，即可对处理效应进行检验：$H_0: \delta = \tau_1 - \tau_2 = 0$。根据公式 3.4 可知，$E(d_{1k} - d_{2k}) = 2(\tau_1 - \tau_2)$，其中 $d_{1k} = y_{11k} - y_{12k}$，$d_{2k} = y_{21k} - y_{22k}$。因此，$\hat{\delta} = (\bar{d}_1 - \bar{d}_2)/2 = [(\bar{y}_{11} - \bar{y}_{12}) - (\bar{y}_{21} - \bar{y}_{22})]/2$ 是 δ 的一个无偏估计，其中样本均值基于各处理序列（AB 或 BA）中的样本量 n 计算得到。因此，$\mathrm{Var}(\bar{y}_{11}) = \mathrm{Var}(\bar{y}_{12}) = \mathrm{Var}(\bar{y}_{21}) = \mathrm{Var}(\bar{y}_{22}) = \dfrac{\sigma^2}{n}$，并且 $\mathrm{Cov}(\bar{y}_{11}, \bar{y}_{12}) = \mathrm{Cov}(\bar{y}_{21}, \bar{y}_{22}) = \rho \dfrac{\sigma}{\sqrt{n}} \dfrac{\sigma}{\sqrt{n}}$。

可以得到 $\hat{\delta}$ 的方差为：

$$\mathrm{Var}\left(\hat{\delta}\right) = \frac{1}{4}\left[\frac{4\sigma^2}{n} - 4\rho\frac{\sigma^2}{n}\right] = \left(1-\rho\right)\frac{\sigma^2}{n}$$

一般而言，同一个受试者的观察数据通常呈现配对特性，其相关系数 $\rho > 0$。同其他参数一样，在没有预试验数据的情况下，在试验设计阶段通常难以获得相关系数的估计值。因此，为保守起见，可以假设 $\rho = 0$，此时 $\mathrm{Var}\left(\hat{\delta}\right) = \dfrac{\sigma^2}{n}$ 代表样本量计算中可能的最大变异。该变异是平行组设计中两组处理效应均值之差的变异的一半。因此

$$n = \frac{\sigma^2\left(z_{\alpha/2} + z_\beta\right)^2}{\delta^2}$$

上式中 n 为每个处理序列（AB 组和 BA 组）的受试者例数。对于两个序列相同大小的情况，总样本量为：

$$N = \frac{2\sigma^2\left(z_{\alpha/2} + z_\beta\right)^2}{\delta^2}$$

假设 $\rho = 0.5$ 时，$\mathrm{Var}\left(\hat{\delta}\right) = \dfrac{\sigma^2}{2n}$，则总样本量为：

$$N = \frac{\sigma^2\left(z_{\alpha/2} + z_\beta\right)^2}{\delta^2}$$

附录 4.2 生存数据分析概要

生存分布是一个受试者未发生终点事件（event-free），"生存"至特定时间 t 的概率：

$$S\left(t\right) = \mathrm{Pr}\left(T > t\right) = 1 - \mathrm{Pr}\left(T \leqslant t\right) = 1 - F\left(t\right)$$

如果时间 - 事件随机变量 T 服从指数分布（exponential distribution），其参数 $\lambda > 0$，则生存分布（图 4.4）为：

$$S\left(t\right) = \int_{T=t}^{\infty} f\left(T\right)\mathrm{d}T = \int_{T=t}^{\infty} \lambda\mathrm{e}^{-\lambda T}\mathrm{d}T = \mathrm{e}^{-\lambda t}$$

风险函数是受试者存活至时间 t 时，终点事件的瞬时发生率（instantaneous event rate）：

$$h\left(t\right) = \lim_{\delta \to 0} \frac{\mathrm{Pr}\left(t < T < t+\delta \mid T > t\right)}{\delta} = \frac{f\left(t\right)}{S\left(t\right)}$$

风险率（hazard rate）也称为失效率（failure rate）或者瞬时风险（instantaneous risk），在文献中通常可互换使用。风险率通常用来回答以下问题："如果受试者在治疗后已经存活了 1 年，那么其继续存活 2 年的概率有多大？"

对于服从指数分布的生存时间 T，风险函数为 $h\left(t\right) = \lambda$，受试者的期望生存时间为：

$$E\left(T\right) = \int_{t=0}^{\infty} tf\left(t\right)\mathrm{d}t = \int_{t=0}^{\infty} t\lambda\mathrm{e}^{-\lambda t}\mathrm{d}t = \frac{1}{\lambda}$$

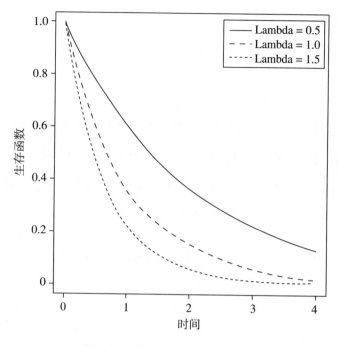

图 4.4 指数分布模型的生存函数

附录 4.3 指数分布模型

下面将继续通过指数分布来介绍生存分析中的基本概念。

似然函数（likelihood）：

$$L\left(\lambda;t_1,\cdots,t_n\right)=\prod_{i=1}^{n}f\left(t_i\right)=\prod_{i=1}^{n}\lambda\mathrm{e}^{-\lambda t_i}=\lambda^n\prod_{i=1}^{n}\mathrm{e}^{-\lambda t_i}$$

对数似然函数（log-likelihood）：

$$l\left(\lambda\right)=n\log\lambda-\lambda\sum_{i=1}^{n}t_i$$

最大似然估计（MLE）就是使（对数）似然函数最大化。通过求对数似然函数关于 λ 的导数，令求导得到的计分函数（score function）为 0，并求解 λ。

对数似然函数求导得到的计分函数为：$\dfrac{n}{\lambda}-\sum_{i=1}^{n}t_i$。

MLE：计分函数等于 0 时的解即为 MLE，$\hat{\lambda}=\dfrac{n}{\sum_{i=1}^{n}t_i}=\dfrac{1}{t}$。

MLE 的方差为 Fisher 信息（Fisher information）的倒数。Fisher 信息为：

$$I\left(\lambda\right)=-E_\lambda\left[\frac{\partial^2}{\partial\lambda^2}l\left(\lambda\right)\right]=E_\lambda\left[\frac{n}{\lambda^2}\right]=\frac{n}{\lambda^2}$$

因此，$\mathrm{Var}[\hat{\lambda}] = \dfrac{\lambda^2}{n}$ 。

统计理论表明，从实用的角度看，在适当的大样本下 MLE 服从正态分布，同时也是无偏估计。因此有

$$\hat{\lambda} = \frac{1}{t} \sim \mathrm{AN}\left(\lambda, \frac{\lambda^2}{n}\right)$$

其中符号 AN 表示渐近正态分布。

例 4.3

考虑一项评价放化疗治疗胰腺癌的临床试验，共纳入 20 例受试者。基于该 20 例受试者得到的平均生存时间为 15.1 个月。则风险率为 1/15.1 = 0.066 例死亡 / 月，其 95% 置信区间为：

$$\left(\hat{\lambda} - z_{1-\alpha/2} \times \frac{\hat{\lambda}}{\sqrt{n}}, \ \hat{\lambda} + z_{1-\alpha/2} \times \frac{\hat{\lambda}}{\sqrt{n}}\right)$$
$$= \left(\frac{1}{15.1} - 1.96 \times \frac{1}{15.1\sqrt{20}}, \ \frac{1}{15.1} + 1.96 \times \frac{1}{15.1\sqrt{20}}\right)$$
$$= (0.037, 0.095)$$

delta 方法（delta method）：如果 X 满足 $X \sim \mathrm{AN}(\mu, V(X))$，则对于连续可微函数 g，有 $g(X) \sim \mathrm{AN}(g(\mu), g'(\mu)^2 V(X))$。

对于 $\hat{\lambda} \sim \mathrm{AN}\left(\lambda, \dfrac{\lambda^2}{n}\right)$，则有 $\dfrac{1}{n}\sum_{i=1}^{n} t_i = \dfrac{1}{\hat{\lambda}} \sim \mathrm{AN}\left(\dfrac{1}{\lambda}, (-\lambda^{-2})^2 \dfrac{\lambda^2}{n}\right) = \mathrm{AN}\left(\dfrac{1}{\lambda}, \dfrac{1}{n\lambda^2}\right)$，以及

$$\log(\hat{\lambda}) \sim \mathrm{AN}\left(\log(\lambda), \left(\frac{1}{\lambda}\right)^2 \frac{\lambda^2}{n}\right) = \mathrm{AN}\left(\log(\lambda), \frac{1}{n}\right)。$$

附录 4.4　包含独立删失的情况

删失事件（censoring event）是一个与终点事件相对的概念。终点事件是研究关注的主要事件。而删失事件可能由竞争风险（competing risk）导致，即在终点事件之前发生，导致观察时间缩短而无法观察到终点事件。当不存在竞争风险时，则有可能因为研究时间有限，无法观察到研究结局而导致删失。由于研究的时间轴通常由原点（时间 0 点）向右延伸，因此由固定的研究结束时间而造成的删失常被称为"右删失"（right-censoring）。

右删失通常有以下两种情况：①全部受试者同时入组并且在同一日期结束试验；②所有受试者的随访时长一致，但是开始和结束研究的日期不完全一致，当最后一例受试者完成随访后，试验最终完成。第二种情况更为常见。如果一例受试者完成其研究随访时仍未发生终点事件，则只能认为其终点事件的发生时间长于其随访观察时间。

符号：

Y_i 为受试者 i 的终点事件发生时间。

C_i 为受试者 i 的删失时间。

T_i 为 $\min(Y_i, C_i)$。

$\delta_i = 1$ 表示观察到终点事件（即 $C_i > Y_i$ 时）。

$\delta_i = 0$ 表示在 C_i 时删失，尚未观察到终点事件（即 $C_i < Y_i$ 时）。

研究观察到的数据为 T_i 和 δ_i。

附录 4.5　指数模型下包含删失的最大似然估计

似然函数：

$$L(\lambda; t_1, \ldots, t_n) = \prod_{i:\delta_i=1} f(t_i) \prod_{i:\delta_i=0} S(t_i)$$

$$= \prod_{i=1}^{n} \left[\lambda e^{-\lambda t_i} \right]^{\delta_i} \left[e^{-\lambda t_i} \right]^{1-\delta_i}$$

$$= \prod_{i=1}^{n} \lambda^{\delta_i} e^{-\lambda t_i}$$

对数似然函数：

$$l(\lambda) = \left(\sum_{i=1}^{n} \delta_i \right) \log\lambda - \lambda \sum_{i=1}^{n} t_i = D\log\lambda - \lambda \sum_{i=1}^{n} t_i$$

计分函数：

$$\frac{D}{\lambda} - \sum_{i=1}^{n} t_i = 0$$

其中 D 为终点事件总数，$\sum_{i=1}^{n} t_i$ 为总随访时间。

MLE：

$$\hat{\lambda} = \frac{D}{\sum_{i=1}^{n} t_i}$$

Fisher 信息：

$$I(\lambda) = -E_\lambda \left[\frac{\partial^2}{\partial \lambda^2} l(\lambda) \right] = E_\lambda \left[\frac{D}{\lambda^2} \right] = \frac{n(1 - e^{-\lambda C})}{\lambda^2}$$

当全部 $C_i = C$ 时（即所有受试者的随访期长度均为 C），有 $E(D) = n\Pr(\delta_i = 1) = n\Pr(Y_i < C_i) = n(1 - e^{-\lambda C})$。

因此

$$\mathrm{Var}(\hat{\lambda}) = \frac{\lambda^2}{n(1 - e^{-\lambda C})} = \frac{\lambda^2}{E(D)}$$

附录 4.6　通过 SAS 的 POWER 过程计算 log-rank 检验的样本量和把握度

以下实例采用 POWER 过程的 TWOSAMPLESURVIVAL 语句的 TEST=LOGRANK 选项来计算 log-rank 检验所需的样本量。

```
proc power;
  twosamplesurvival test=logrank
    curve ("Standard") = 5: 0.5
    curve ("Proposed") = (1 to 5 by 1): (0.95 0.9 0.75 0.7 0.6)
    groupsurvival = "Standard" | "Proposed"
    accrualtime = 2
    followuptime = 3
    groupmedlosstimes = 10 | 20 5
    power = 0.8
    npergroup = .;
  run;
```

说明：CURVE = 选项定义了两条生存曲线。其中"Standard"曲线仅有一个点，特指生存时间服从指数分布，在第 5 年时生存概率为 0.5；"Proposed"曲线通过五个点定义了一条分段线性曲线。GROUPSURVIVAL = 选项指定了两组的生存曲线，ACCRUALTIME = 和 FOLLOWUPTIME = 选项指定了招募和随访时间。GROUPMEDLOSSTIMES = 选项指定了预期发生 50% 删失事件的时间。POWER = 选项指定了目标把握度，NPERGROUP = 选项指定了需要计算的参数为每组样本量。SIDES = 和 ALPHA = 选项选择了默认值，即双侧检验，检验水准为 0.05。PROC POWER 过程的其他特性详见 SAS 手册。

作业 4.1

阅读文献"A Randomized, Placebo-Controlled, Preoperative Trial of Allopurinol in Subjects with Colorectal Adenoma"（Puntoni, M., et al., Cancer Prevention Research, 2013, 6: 74-81）并完成以下内容：

1. 找到主要疗效指标。根据本书第 2 章中的讨论点评论文的表 1。
2. 假如你就是此项目的统计师，并且由你来撰写研究方案，请计算此研究的样本量：设置研究的零假设和备择假设，定义符号、检验水准和目标把握度，并列出样本量计算所需的全部参数。将样本量计算结果与文献进行比较。阅读该文章的"研究把握度和统计分析"（Study power and statistical analysis）部分并进行讨论。

3. 假设失访率（rate of loss to follow-up）为15%，两组不依从率分别为5%和3%，则该试验至少需要招募多少例受试者？

4. 编写 SAS 或 R 程序来计算上述样本量，绘制与图4.2一样的"把握度曲线"（即把握度与效应量 δ 的曲线），考虑三个不同的样本量，以评估把握度对样本量 n 的敏感性。

5. 注意，本练习就像"玩侦探游戏"，需要根据原文猜测"在设计研究时发生了什么"。也要注意，该研究并未得到阳性结果。假设研究者计划开展另一项同类试验，并以该研究的结果为参考设计新的试验，应如何设计（修订）新研究中的样本量？该论文中可能未直接给出样本量计算的全部必要信息，因此，部分参数需要通过推导得出（提示：从文章表2中的95%置信区间寻找关于变异 σ 的信息）。

作业 4.2

1. 回顾其他专业书籍中多重线性回归的残差公式 $\sigma_e^2 = (1 - R^2) \sigma_Y^2$，并解释 R^2 的意义。

2. 建立线性回归模型，仅纳入处理组作为协变量，采用公式4.5中线性模型的方差结构构造第4.2节中两独立样本连续型变量的组间比较的检验统计量，验证组内方差（within-group variance）σ^2 是线性回归模型中 $\mathrm{Var}(e) = \sigma_e^2$ 的结论。

作业 4.3

1. 阅读文章 "Effect of Continuous Glucose Monitoring on Glycemic Control in Adults With Type 1 Diabetes Using Insulin Injections—The DIAMOND Randomized Clinical Trial"（Beck et al. JAMA. 2017；317（4）：371-378）。非数学专业背景的读者请通过公式4.4来验证该研究的样本量。统计学专业的读者请推导非等比例分配的样本量计算公式（公式4.4）。

2. 阅读文章 "Continuous Glucose Monitoring vs Conventional Therapy for Glycemic Control in Adults With Type 1 Diabetes Treated With Multiple Daily Insulin Injections—The GOLD Randomized Clinical Trial"（Lind et al. JAMA. 2017；317（4）：379-387）。非数学专业背景的读者请通过附录4.1中的样本量公式验证该研究的样本量。统计学专业的读者请推导附录4.1中处理组间平衡分配的 2×2 交叉试验设计的效应量方差公式 $\mathrm{Var}(\hat{\delta}) = (1 - \rho) \dfrac{\sigma^2}{n}$，并给出更加详细的推导过程。

作业 4.4

二分类变量的相对处理效应可以通过两处理组终点事件发生率的比值来衡量：$\delta = \pi_1 / \pi_2$。通过对数变换和 delta 方法构造该效应量的假设检验，并计算每组的样本量。

作业 4.5

推导指数模型 $S(t) = \exp(-\lambda t)$ 的中位生存时间公式 $m = \log(2)/\lambda$。推导 Weibull (λ, k) 模型的中位生存时间公式 $m = [\log(2)]^{1/k}/\lambda$。

作业 4.6

现计划开展一项安慰剂对照临床试验，评价糖皮质激素泼尼松治疗是否可以延长经组织学诊断为肝硬化的患者的生存期。历史数据显示，如果不进行干预，肝硬化患者的中位生存时间为 4.2 年。分别假设激素治疗能够使肝硬化患者的中位生存期延长 0.5、1、1.5、2 和 2.5 年（五种情况），在 0.05 的检验水准和 90% 的把握度下，分别计算拒绝零假设（激素治疗无影响）所需的样本量。

1. 假设生存时间服从指数模型，不考虑删失，用 $\log(HR)$ 作为关注的效应量。将计算样本量所需的参数和计算结果整理在一个表中，并评估样本量的计算结果。

2. 考虑受试者的随访时间分别为 4、6 和 10 年（三种情况），效应量采用 $\log(HR)$。将计算样本量所需的参数和不考虑删失的计算结果整理在一个表中，解读并评估样本量的计算结果。如果考虑删失，需要将样本量放大到多少？

作业 4.7

回顾课堂练习"2 英寸心理实验"：

1. 简要讨论如何采用公式 4.21 对实验数据建模。模型的参数是什么，并且在参数运算过程中应如何确保模型假设成立？

2. 将下表中 15 个学生的结果（前面班级的测试结果）导入 SAS 软件，作为"对照"组。得到个体内方差（within-subject variance）、个体间方差（between-subject variance）以及对真实值的估计值（已知真实值为 2 英寸）。计算同一受试者两次重复测量值之间的相关系数。采用 SAS 软件通过以下不同方式来实现上述分析：

   a. 采用 PROC VARCOMP 中的方差分量模型

   b. 采用 PROC ANOVA 中的模型

   c. 采用 PROC GLM 中的模型

   d. 采用 PROC MIXED 中的随机效应模型

[提示：可能需要在上述 SAS 过程输出的 ANOVA 表格中的"预期均方"（expect mean square，EMS）列中找到正确的方差分量。PROC VARCOMP 和 PROC GLM 增加 random 语句后可以输出 EMS。]

数据

学生	序列	测量（英寸）	学生	序列	测量（英寸）
1	1	1.375	9	1	2.125
	2	1.375		2	2.0625
2	1	1.5625	10	1	1.625
	2	1.5		2	1.25
3	1	1.1875	11	1	2.28125
	2	1.175		2	2.4375
4	1	1.375	12	1	2
	2	1.25		2	2.375
5	1	2.46875	13	1	1.875
	2	2.34375		2	1.875
6	1	2.46875	14	1	1.5625
	2	2.3125		2	1.625
7	1	1.625	15	1	1.8125
	2	1.625		2	1.8125
8	1	2.0625			
	2	1.9375			

3. 通过公式 4.22 计算组内相关系数（within-class correlation），并采用 SAS 中的 PROC CORR 过程计算 Pearson 相关系数（Pearson correlation）进行验证。生物统计专业的学生请证明两种相关系数在理论上是等价的。

4. 通过以上对照组的信息设计一项比较研究，选择正确的方差分量估计值，并计算采用同样的整群设计（评价指标存在相关性）时所需的样本量。（可自行指定组间差、检验水准和把握度。）

5. （仅供课堂讲授时练习）将上表中 15 个学生的测试结果和本节课收集的实验数据（通过随堂实验收集）合并分析。假设两个班级的数据为两随机组别，并进行组间比较。将零假设设定为"等效性"假设，设等效界值为（−0.45，0.45）英寸，采用 90% 置信区间对假设进行检验。

作业 4.8

通过模拟实验计算 WMW 检验的把握度和样本量，检验的零假设为两组分布一致。将模拟实验的结果与公式 4.28 比例优势模型计算的样本量进行比较。

数据：设 $x_i (i = 1, \cdots, n)$ 为来自总体 $F(x)$ 的随机样本，$y_j (j = 1, \cdots, m)$ 为来自总体 $G(y)$ 的随机样本。将两组数据合并后按照大小从 1 至 $N = n + m$ 排序。设 $R(x_i)$ 为 x_i 的秩次，$R(y_j)$ 为 y_j 的秩次。

WMW 检验的统计量和界值：如果没有受试者秩次相等，或只有少数受试者秩次相等，可以将 X 组中受试者的秩次之和作为检验统计量。

$$T = \sum_{i}^{n} R\left(x_i\right)$$

当 n 或 m 大于 20 时，T 的第 p 分位数 w_P 可以近似为

$$w_P = n\left(N+1\right)/2 + z_p\sqrt{nm\left(N+1\right)/12}$$

因此，对于双侧备择假设检验，如果 $|T| > w_{1-\alpha}$，即可以在 α 检验水准上拒绝零假设（两组分布相等），接受备择假设。如果秩次相等的受试者较多，则采用统计量：

$$T_1 = \frac{\sum_{i}^{n} R\left(x_i\right) - n\left(N+1\right)/2}{\sqrt{\dfrac{nm}{N\left(N-1\right)}\sum_{i}^{N} R_i^2 - \dfrac{nm\left(N+1\right)^2}{4\left(N-1\right)}}}$$

其中 $\sum_{i}^{N} R_i^2$ 为两样本全部 N 个秩次（秩次相等时取两组平均秩次）的平方和。当零假设成立，且 n 或 m 大于 20 时，T_1 近似服从正态分布 $N\left(0, 1\right)$。可以通过 SAS 的 PROC npar1way 进行 Wilcoxon-Mann-Whitney 检验计算检验统计量 T_1。

按照以下步骤模拟 WMW 检验的把握度：

1. 首先验证检验的第一类错误水平。从两个相同的等级分布（共四个等级，分别为 c1、c2、c4 和 c6 中各生成 50 个观察值（$n = m = 50$）：Pr $(X = c1) =$ Pr $(Y = c1) = 0.05$，Pr $(X = c2) =$ Pr $(Y = c2) = 0.30$，Pr $(X = c4) =$ Pr $(Y = c4) = 0.25$，Pr $(X = c6) =$ Pr $(Y = c6) = 0.40$。

   计算统计量 T_1，并与单侧检验界值 $z = -1.96$ 比较。如果 $T_1 < -1.96$，则拒绝零假设；否则不拒绝零假设。重复上述过程 100 000 次，计算拒绝零假设的比例，检查该比例是否接近 0.025。计算该比例的 95% 置信区间，看是否包含 0.025。

2. 测试一个具体的备择假设。从下面两个不同的等级分布中各生成 $n = m = 50$ 个观察值的等级资料。

   $F(x)$ 的分布与上一个模拟实验一致，而 $G(y)$ 的分布为：Pr $(Y = c1) = 0.01$，Pr $(Y = c2) = 0.25$，Pr $(Y = c4) = 0.30$，Pr $(Y = c6) = 0.44$。

   注意 Y 组中高等级（c4 和 c6）的样本多于 X 组。

   进行 WMW 检验，计算统计量 T_1。

   重复上述过程 100 000 次，计算拒绝零假设的比例，即为在该备择假设成立时 WMW 检验的估计把握度。

3. 如果以上把握度远低于 80%（80% 为 II 期和 III 期临床试验中常用的目标把握度），则设定更大的样本量 n 和 m，并再次进行模拟实验。如果把握度远高于 80%，则适当减少样本量 n 和 m，并再次进行模拟实验。记录每次模拟实验的结果，并编制表格描述把握度与样本量（n 和 m）的关系。

4. 第（2）步中的备择假设是否满足比例优势假设？假设现在可以考虑一个针对优势比的备择假设。首先构造变量 $G(y)$，然后通过模拟实验来寻找单侧检验水准 $\alpha = 0.025$、OR = 2、把握度达到 80% 时的样本量（$n = m$）。比较模拟实验的结果与公式 4.28 的计算结果。

（于永沛　译）

参考文献

Barthel FMS, Royston P, and Babiker A. (2005). A menu-driven facility for complex sample size calculation in randomized controlled trials with a survival or a binary outcome: update. *Stata Journal* 13: 123–129.

CDER and CBER (US Department of Health and Human Services Food and Drug Administration Center for Drug Evaluation and Research and Center for Biologics Evaluation and Research). (2005). *Guidance for Industry: Clinical Trial Endpoints for the Approval of Cancer Drugs and Biologics.* Rockville, MD.

Champely S. (2018). Pwr: Basic Functions for Power Analysis. https://CRAN.R-project.org/package=pwr.

Collett D. (1994). *Modelling Survival Data in Medical Research.* New York: Chapman & Hall.

Fayers PM and Machin D. (2000). *Quality of Life Assessment, Analysis and Interpretation.* Chichester, UK: Wiley.

Jones B, Jarvis P, Lewis JA, and Ebbutt AF. (1996). Trials to assess equivalence: the importance of rigorous methods. *British Medical Journal* 313: 36–39.

LeBeau B. (2019). Simglm: Simulate Models Based on the Generalized Linear Model. https://CRAN.R-project.org/package=simglm.

Mann HB and Whitney DR. (1947). On a test of whether one of two random variables is stochastically larger than the other. *Annals of Mathematical Statistics* 18: 50–60.

McCullagh P. (1980). Regression models for ordinal data (with discussion). *Journal of the Royal Statistical Society, Series B* 42: 109–142.

Puntoni M, Branchi D, and Argusti A, et al. (2013). A randomized, placebo-controlled, preoperative trial of allopurinol in subjects with colorectal adenoma. *Cancer Prevention Research* 6: 74–81.

Tsodikove A, Hasenclever D, and Loeffler M. (1998). Regression with bounded outcome score: evaluation of power by bootstrap and simulation in a chronic myelogenous leukaemia clinical trial. *Statistics in Medicine* 17: 1909–1922.

Walters SJ and Campbell MJ. (2005). The use of bootstrap methods for estimating sample size and analyzing health-related quality of life outcomes. *Statistics in Medicine* 24: 1075–1102.

Weisberg S. (1985). *Applied Linear Regression.* New York: Wiley.

Whitehead J. (1993). Sample size calculation for ordered categorical data. *Statistics in Medicine* 12: 2257–2271.

Wilcoxon R. (1945). Individual comparisons by ranking methods. *Biometrics* 1: 80–83.

5

协方差分析与分层分析

在前几章中，我们讨论了统计设计的一些关键概念，这一章我们主要关注临床研究（包括临床试验）中的数据分析方法。我们以数据分析原则开篇，并着重强调目标导向的分析方法。我们经常看到数据分析中采用回归模型，也就是将受试者的结局测量值在治疗方法及其他一些协变量上做回归。对于这类回归分析方法，我们要区分两种目标。第一种分析目标是研究治疗方法和协变量与结局变量的关联，目的是探索协变量对治疗方法的潜在影响，为后续临床试验的设计以及目标人群的选择提供数据支持。另一种分析目标则是在"校正"其他协变量的基础上估计处理效应。我们在此章节和下一章节将会集中讨论后一种分析目标。

正如我们在第 2.8 节中所述，在随机试验中，可以选择在没有任何协变量的情况下分析处理效应，无论观察到的处理 - 协变量关联如何，结论都是有效的。在实际操作中，我们通常会校正在处理组间分布不均衡的预后因素。本章节我们将会介绍针对连续型结局变量的协方差分析方法及其正确操作。应用协方差分析对协变量进行校正的程度以及方差的下降程度取决于两点：一是协变量与结局变量的关联程度，二是组间协变量的不平衡程度。在本章，我们也会涉及针对分类变量的分层分析和 logistic 回归。下一章我们将会把协方差校正的方法拓展到生存分析。

5.1 数据分析原则

数据分析以及对结果的解释与研究设计（尤其是研究目的）紧密相关。一个正式的数据分析通常包含两个层面的统计推断：假设检验和点值 / 置信区间的估计（其他类型的推断包括预测和后验概率估计等。第 7 章会对基本的贝叶斯方法进行介绍）。在第 4 章中，我们介绍了如何利用假设检验的框架来估计样本量。在本章中，我们将会利用假设检验以及参数估计的方法对组内和组间比较进行分析。

对分析结果进行解释的关键在于区分统计学意义（statistical significance）和临床意义（clinical significance）。前者关注的问题是"利用样本观测到的差异有多大程度是因为随机误差"，而后者关注的则是"观测到的差异大小是否具有临床意义"。统计学意义是依据概率论进行评估的，而临床意义则需要根据临床共识或专家意见进行判断。

对于统计学意义，即样本中观测到的差异有"多大程度"是因为随机误差，通常是利用在"无差异"的零假设下的尾部概率来测量的，而这个尾部概率就是我们熟知的 p 值。因此，p 值的合理使用至关重要。我们在第 2.8 节中已经讨论过医学文献基线特征表中 p 值的滥用，在第 14 章还将会继续讨论 p 值的局限性。为了合理解释结果的统计学意义和临床意义，除 p 值以外，还需要给出处理效应的点估计值及其 95%（或 90%）置信区间。

正如我们在讨论样本量计算时提到的，数据分析方法取决于结局变量（即终点）的类型。在回归场景中，结局变量也被称为反应变量或者因变量。

- 连续型结局：例如血压值、血清胆固醇水平、骨密度和体重。通常用到的分析方法包括针对基线变化值、基线变化百分比以及校正基线因素的治疗后结局的方差分析（ANOVA）或者协方差分析（ANCOVA）。
- 分类（二分类或有序多分类）结局：对于二分类结局，通常使用带有协变量的 *logistic* 回归，而对于有序多分类结局，则需要采用累积 logit 模型（cumulative logit model）。当治疗分组是唯一协变量且样本量不大时，通常使用基于 2×2 表格的 Fisher 精确检验；当存在其他预后协变量且也为分类变量时，则会使用分层分析。其中最常用的是 Cochran-Mantel-Haenszel（CMH）检验（Cochran，1954，1957；Mantel 和 Haenszel，1959；Mantel，1963），其思想是在预后协变量分层后的每层中计算一个统计量，然后将这些统计量汇总。
- 带有删失的生存结局：这种结局界于连续型和二分类结局变量之间，通常会选择基于比例风险假设的 Cox 回归和分层 log-rank 检验。关于生存分析中的协变量校正和比例风险假设，我们将会在第 6 章介绍。

在前几章对交叉设计、基线资料的比较以及样本量计算的讨论中已经简要介绍过 ANOVA 和 ANCOVA 模型。本章中我们将会继续介绍 ANCOVA 和分层分析如何在临床试验数据分析中用于预后因素（协变量）校正。我们将以一个简单的 ANCOVA（一个连续型结局变量、一个连续型协变量以及一个处理分组变量）和分层分析（一个二分类结局变量、一个二分类协变量以及一个处理分组变量）为例，并与前几章提及的重要设计方法（例如分层、随机化）结合起来讨论。

临床试验通常会收集许多协变量数据，它们之间往往存在相关性。为避免不同协变量间的多重共线性及其交互效应导致的多重共线性给数据分析带来困难，通常在试验开始之前就需要设定后续统计分析中需要校正的预后因素。

5.2 连续型结局变量——ANOVA 和 ANCOVA

ANCOVA 模型包含连续型结局变量，以及一系列包括处理组别在内的连续型或分类基线协变量。年龄通常与个体的疾病状况相关，因此基线年龄常被用作协变量之一。年龄可作为连续型变量加入模型，也可以划分为不同的年龄段作为分类变量加入模型。因此，ANCOVA 是一种将 ANOVA 和线性回归分析相结合的方法，而这几种方法都属于一般线性模型（general linear model，GLM）。[注意，广义线性模型（generalized linear model）是一种更为广义的模型，缩写也为 GLM，其结局变量可以是连续型变量、分类变量或生存时间变量，详见第 6.7.3 节]。ANCOVA 的基本思想如图 5.1 所示。

在图 5.1a 中，在不同处理组中所观测到的结局变量区别，有可能是一个预后因素（协变量）或其多种组合在处理组中的分布不均衡所致。这种情况被称为处理效应受到预后因素的混杂。随机化可以有效减少这种情况发生。然而，即使随机化，协变量不均衡也会偶尔发生，尤其是在样本量较小的试验中。

在图 5.1b 中，预后因素在两处理组中的分布是均衡的，然而图中结局变量关于预后因素的斜率显示，在两处理组中，结局变量与预后因素的相关关系不同，即两组中处理效应随预后因素水平而变化的情况有所不同。

在图 5.1c 中，预后因素在两处理组中的分布略有不同（即使随机化，也常见此种情况），斜率也略有差异。为了方便分析和解释，我们可以采用等斜率模型。当把不同处理组的数据结合到一起并使用等斜率模型时，我们便默认了处理效应在所有预后因素水平上是一致的，这有助于我们比较和解释处理效应。这便是 ANCOVA 方法的精髓。

在第 5.2.1 节至第 5.2.3 节中，我们将学习如何利用 SAS 程序一步一步地进行 ANCOVA。

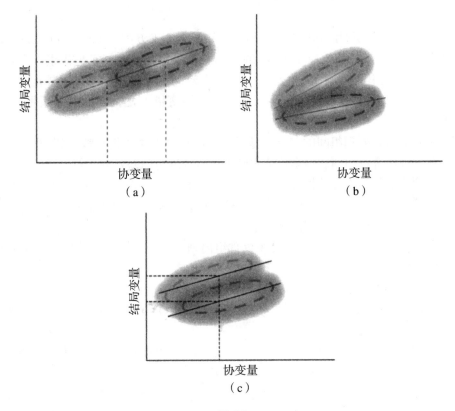

图 5.1

（a）两处理组因为协变量存在差异而不具有可比性。（b）两处理组的结局变量和协变量之间的相关性存在差异。（c）两处理组间具有近似可比性，并且其结局变量和协变量之间的相关性接近。

5.2.1　等斜率检验

记处理组别为 T，基线预后因素为 X，结局变量为 Y。等斜率检验的 SAS 程序为：

```
PROC GLM;
  CLASS T;
  MODEL Y = T X T*X;
RUN;
```

针对处理组别和协变量的交互项 T*X 的 ANCOVA 检验，可以揭示斜率在不同的处理组中是否一致。如果交互效应具有统计学意义（例如在 0.05 的显著性水平），就说明处理效应在不同的预后因素水平上不同，在解释 ANCOVA 结果时需要谨慎。在这种情况下，我们可以说处理效应会影响结局 Y 和预后因子 X 之间的关系（用斜率表示）。

当交互效应无统计学意义时，我们可以把交互项从模型中移除：

```
PROC GLM;
  CLASS T;
  MODEL Y = T X;
RUN;
```

在 SAS 程序中，模型语句中效应的顺序会影响Ⅰ型平方和（sum of squares，SS），而不影响Ⅲ型 SS，因为对某效应Ⅰ型 SS 的计算需要校正其前序的其他因素，而对于Ⅲ型 SS 则需要校正所有其他因素。在本例中，对处理效应 T 进行协变量 X 的校正是更加明智的。因此，鉴于上述 SAS 程序将处理组别 T 放在协变量 X 之前，应该使用Ⅲ型 SS 而不是Ⅰ型 SS。

当斜率相等时，处理组间的差异在基线预后因素的任意水平上都是相同的。通常我们会选择在各处理组合并的预后因素均值水平上进行处理组间差异的比较。

当交互效应的统计学显著性在临界值时，我们仍有可能选择等斜率模型（等同于将不同处理组合并，然后拟合一条回归直线）以便于解释 ANCOVA 的结果。

总结来说，ANCOVA 的步骤包括：

1. 当只有一个协变量时，在每一个处理组内画一个关于结局变量和协变量的散点图，并拟合一条回归直线。
2. 检验等斜率假设。
3. 当等斜率假设不能被拒绝时，使用等斜率 ANCOVA（即不带交互项的模型）来比较处理组间差异。
4. 当等斜率假设被拒绝时，不能使用 ANCOVA。斜率本身就代表处理效应。

需要注意的是，在研究设计中的分层和随机化以及 ANCOVA 的回归方法中，总是将结局变量的基线测量值当作一个重要的预后因素。另外，对于 SAS 输出结果的解释也要谨慎，可见第 5.2.2 节的讨论。

5.2.2 等斜率 ANCOVA 模型

记 y_{ij} 为第 i 个处理组（$i = 1, 2$）中第 j 个患者（$j = 1, \cdots, n_i$）治疗后的结局变量，x_{ij} 为基线（治疗前）测量值，$d_{ij} = y_{ij} - x_{ij}$ 为两者之差。ANCOVA 的均值模型可以表示为

$$
\begin{aligned}
E\left(y_{ij} \mid x_{ij}\right) &= \mu + \tau_i + \beta\left(x_{ij} - \bar{x}_{..}\right) \\
&= \alpha_i + \beta\left(x_{ij} - \bar{x}_{..}\right) \\
&= \beta_0 + \tau_i + \beta x_{ij}
\end{aligned}
\tag{5.1}
$$

其中，μ（或 $\beta_0 = \mu - \beta\bar{x}_{..}$）项是总体均值，$\tau_i$（或 $\alpha_i = \mu + \tau_i$）表示处理组 i 的效应，β 表示 Y 和 X 之间的线性关系（在各处理组间互相独立）。上述表达形式是等同的，两种表达形

式适用于不同场景下对结果的解释。例如，我们之前讲过在等斜率 ANCOVA 模型中组间差异在任意 x 取值时都是相同的，公式 5.1 中第一和第二行则显示，在群体均值 $X(=\bar{x}_{..})$ 水平上估计组间差异比在 $X=0$ 水平上估计更有意义。

利用最小二乘（LS）法，参数的最小二乘估计为：

$$\hat{\mu} = \bar{y}_{..}$$
$$\hat{\alpha}_i = \bar{y}_{i.} - \hat{\beta}\left(\bar{x}_{i.} - \bar{x}_{..}\right)$$
$$\hat{\beta} = \frac{\sum_{i=1}^{2}\sum_{j=1}^{n_i}\left(y_{ij} - \bar{y}_{..}\right)\left(x_{ij} - \bar{x}_{..}\right)}{\sum_{i=1}^{2}\sum_{j=1}^{n_i}\left(x_{ij} - \bar{x}_{..}\right)^2} \tag{5.2}$$
$$= \frac{\sum_{i=1}^{2}\sum_{j=1}^{n_i} y_{ij}x_{ij} - \sum_{i=1}^{2} n_i \bar{y}_{i.}\bar{x}_{i.}}{\sum_{i=1}^{2}\sum_{j=1}^{n_i} x_{ij}^2 - \sum_{i=1}^{2} n_i \bar{x}_{i.}^2}$$

（现在如果你感觉对线性回归的记忆已经比较久远了，那么请立即复习这个知识点，见 Weisberg，1985。）$\hat{\beta}$ 的分子被称为 SS_{YX}，分母被称为 SS_{XX}，因此我们有 $\hat{\beta} = SS_{YX}/SS_{XX}$。

公式 5.2 中，$\bar{y}_{i.}$ 为处理组 i 的原始（非校正）均值，$\hat{\alpha}_i$ 为处理组 i 校正基线协变量 X 后的均值（LS 均值）。校正的程度，即 $\hat{\beta}\left(x_{ij} - \bar{x}_{..}\right)$，取决于两个因素：$Y$ 与 X 的相关性（表示为 $\hat{\beta}$），以及组内均值与总体均值的差异（即基线协变量在组间分布的不均衡程度）。在第 2.8 节中，我们讨论过基线可比性的概念。首先，LS 均值校正比有些医学论文中使用 p 值展示基线资料的可比性更加有意义。如果随机化的运用和执行合理，这些 p 值反映的仅仅是第一类错误率。一个在处理组间差别微小、在统计学上无显著性，但与结局变量具有强相关性的基线预后因素，相比于基线差别较大但与结局变量仅具有弱相关性的预后因素，会产生更大的校正作用。其次，使用分层（分类协变量）和随机等设计方法可以增加基线资料的均衡性，使用盲法可以有效避免测量偏倚，从而使基线协变量和结局变量的关系独立于处理组别（即满足等斜率假设）。

5.2.3 使用 SAS 进行 ANCOVA 分析

除了公式 5.1 的均值模型外，ANCOVA 模型还有一个可加的误差项。当此误差项服从正态分布时，公式 5.2 的 LS 估计等同于极大似然估计（MLEs）。因此，我们可以进行统计学检验以及置信区间估计。注意，在单个组 i 内检验校正均值（即 $\alpha_i = 0$）并没有意义，而对组间校正均值的差异进行检验（即 $\alpha_1 = \alpha_2$）则是有意义的。

$$\hat{\alpha}_1 = \bar{y}_{1.} - \hat{\beta}\left(\bar{x}_{1.} - \bar{x}_{..}\right); \quad \hat{\alpha}_2 = \bar{y}_{2.} - \hat{\beta}\left(\bar{x}_{2.} - \bar{x}_{..}\right);$$
$$\hat{\alpha}_1 - \hat{\alpha}_2 = \left(\bar{y}_{1.} - \bar{y}_{2.}\right) - \hat{\beta}\left(\bar{x}_{1.} - \bar{x}_{2.}\right) \tag{5.3}$$

公式 5.3 的第二项清晰地显示了针对基线均值差异的校正。如果随机化是公平的，则 $\left(\bar{x}_{1.} - \bar{x}_{2.}\right) \approx 0$，校正几乎可以被忽略不计。因此，在一个随机化合适的临床试验中，尤其是样本量足够大时，ANCOVA 的目的之一是研究协变量，而不是校正偏倚。研究协变量可以更好地理解疾病与治疗机制，并探讨其间的关系，从而帮助研究者进一步开展研究。

此外，在模型中纳入协变量可以减小在估计处理效应时的方差，这可以作为另外一个目的。我们将在第 5.3 节中讨论这一点。

如果我们在 ANCOVA 模型中使用 d_{ij}（即治疗后结局的变化，$d_{ij} = y_{ij} - x_{ij}$）而不是 y_{ij}，斜率该如何解释？与之前模型的斜率 β 又有何关系呢？检验新的斜率是否为 0 还有意义吗？组间比较与之前使用 y_{ij} 的模型是否一样？接下来我们来研究这些问题。

记治疗前后差值 d 在基线 X 上的回归模型的斜率为 $\widetilde{\beta}$，则有：

$$\widetilde{\beta} = \rho_{dx} \frac{\sigma_d}{\sigma_X} = \frac{\sigma_{dX}}{\sigma_d \sigma_X} \frac{\sigma_d}{\sigma_X} = \frac{\text{Cov}(Y-X, X)}{\sqrt{\text{Var}(X)\text{Var}(X)}} = \frac{\text{Cov}(Y, X) - \text{Var}(X)}{\text{Var}(X)} = \beta - 1$$

因此，检验 $\widetilde{\beta} = 0$ 等同于检验 $\beta = 1$，而当 $\sigma_y \neq \sigma_x$ 时，针对 β 的检验通常没有意义。当 $\sigma_y = \sigma_x$ 时，$\beta = \rho$。因此，检验 $\widetilde{\beta} = 0$ 等同于检验 $\rho = 1$。

现在我们再看一下组间差异的比较。处理组 i 的 LS 均值为：

$$\begin{aligned}
\widetilde{\alpha}_i &= \overline{d}_{i.} - \widehat{\widetilde{\beta}}(\overline{x}_{i.} - \overline{x}_{..}) \\
&= \overline{d}_{i.} - (\widehat{\beta} - 1)(\overline{x}_{i.} - \overline{x}_{..}) \\
&= (\overline{y}_{i.} - \overline{x}_{i.}) - \widehat{\beta}(\overline{x}_{i.} - \overline{x}_{..}) + (\overline{x}_{i.} - \overline{x}_{..}) \\
&= \overline{y}_{i.} - \widehat{\beta}(\overline{x}_{i.} - \overline{x}_{..}) - \overline{x}_{..} \\
&= \widehat{\alpha}_i - \overline{x}_{..}
\end{aligned}$$

因此，基于 y 模型的 LS 均值和基于 d 模型的 LS 均值只相差一个常数，即 x 的总体均值。模型中无论是使用 y 还是 d，其组间差异是相同的。公式 5.4 是很有趣的：

$$\widetilde{\alpha}_i = \overline{d}_{i.} - \widehat{\widetilde{\beta}}(\overline{x}_{i.} - \overline{x}_{..}) \tag{5.4}$$

从公式 5.4 中可以看出，使用差值 d_{ij} 来检验 $\alpha_i = 0$ 是有意义的，因为这时它表示校正了向均值效应回归（regression toward the mean effect）（公式 5.4 的第二项）之后，组内（within-group）与基线相比的变化值。需要注意的是，治疗前后的配对 t 检验仅用到了公式 5.4 的第一项，而没有考虑向均值回归所带来的差异。当向均值回归项很大时，相比于治疗前后的配对 t 检验，我们更倾向于用公式 5.4 进行组内变化值的分析。

5.3　通过协变量减小方差

根据公式 5.1 的均值模型，误差项服从均值为 0、条件方差为 $\text{Var}(Y \mid X) = \sigma_{Y|X}^2$ 的正态分布，我们可以用公式 5.3 比较校正后和未校正的处理效应估计量。记 Y 的边际方差为 $\text{Var}(Y) = \sigma_Y^2$，假设每组样本量为 n。

如果公式 5.1 的模型是正确的，未校正的处理效应估计量为 $(\overline{y}_{1.} - \overline{y}_{2.})$：

$$E(\overline{y}_{1.} - \overline{y}_{2.}) = (\tau_1 - \tau_2) + \beta(\overline{x}_{1.} - \overline{x}_{2.})$$

从上式看出，$(\overline{y}_{1.} - \overline{y}_{2.})$ 在估计 $(\tau_1 - \tau_2)$ 时会有一个 $\beta(\overline{x}_{1.} - \overline{x}_{2.})$ 的偏倚。$(\overline{y}_{1.} - \overline{y}_{2.})$ 的方

差为 $2\sigma_Y^2/n$。因此，未校正估计量的均方误差为：

$$\beta^2 \left(\bar{x}_{1.} - \bar{x}_{2.}\right)^2 + 2\sigma_Y^2 / n \qquad (5.5)$$

校正后的处理效应估计量为 $(\hat{\alpha}_1 - \hat{\alpha}_2) = (\bar{y}_{1.} - \bar{y}_{2.}) - \hat{\beta}(\bar{x}_{1.} - \bar{x}_{2.})$。因为 $\hat{\beta}$ 是 β 的无偏估计量，所以 $E(\hat{\alpha}_1 - \hat{\alpha}_2) = (\tau_1 - \tau_2)$。$(\hat{\alpha}_1 - \hat{\alpha}_2)$ 的方差涉及 $\hat{\beta}$ 的方差，更准确地说，是给定 X 后 $\hat{\beta}$ 的条件方差：

$$\mathrm{Var}\left(\hat{\beta} \mid X\right) = \sigma_{Y|X}^2 / SS_{XX}$$

因此，

$$\mathrm{Var}\left(\hat{\alpha}_1 - \hat{\alpha}_2 \mid X\right) = \sigma_{Y|X}^2 \left[\frac{2}{n} + \frac{\left(\bar{x}_{1.} - \bar{x}_{2.}\right)^2}{SS_{XX}}\right] \qquad (5.6)$$

因为 $(\hat{\alpha}_1 - \hat{\alpha}_2)$ 是无偏的，公式 5.6 也等同于其均方误差。

比较公式 5.5 和公式 5.6，校正协变量所带来的好处取决于未知参数 $\sigma_{Y|X}^2$、σ_Y^2 和 β。在实际操作中，我们一般用样本估计量来代替这些未知参数。如果公式 5.5 的均方误差更小，那么我们倾向于使用未校正的估计量；否则，我们倾向于使用校正的估计量。Abeyasekera（1984）的模拟实验结果表明，当结局变量和协变量之间存在至少中等强度的相关时（相关系数大于 0.15），使用这种策略比"总是校正"的策略更好。然而，这种策略在只有两个处理组和一个协变量时比较容易实施，而在多于两个处理组和多个协变量的情况下则较难实施。

5.4 分层分析

对于二分类或有序多分类结局变量和连续型或分类协变量，logistic 回归和累积 logit 回归模型常被用于分析协变量校正后的处理效应，详见下一章。因为 logistic 回归需要用迭代的方法来获得回归系数的极大似然估计值（McCullagh 和 Nelder，1989），协变量分布所带来的影响便不如针对连续型结局变量的 ANCOVA 模型这么明显。我们通过一个简单的例子来说明这一点。假设我们比较两个处理组（$T = A$，B）的二分类结局变量（$R = 1, 0$），按照一个二分类的协变量（$X = "+", "-"$）分为两层。这个分层分析如表 5.1 所示。

在表 5.1（A）中，患者的分配比例显示 $\mathrm{Pr}\,(T=A) = \mathrm{Pr}\,(T=B) = 1/2$，即两个处理组的人数分配均衡。$\mathrm{Pr}\,(T=A, X="+") = \pi_A$，$\mathrm{Pr}\,(T=B, X="+") = \pi_B$，说明 $\mathrm{Pr}\,(X="+") = \pi_A + \pi_B$，$\mathrm{Pr}\,(X="-") = 1 - \pi_A - \pi_B$。对于分层随机化，当且仅当 $\pi_A = \pi_B$ 时，$\mathrm{Pr}\,(T=A \mid X="+") = \pi_A /(\pi_A + \pi_B) = \mathrm{Pr}\,(T=B \mid X="+") = \pi_B /(\pi_A + \pi_B)$。

表 5.1（B）的反应率提示，

$$\mathrm{Pr}\,(R=1 \mid T=A, X="-") = \alpha, \quad \mathrm{Pr}\,(R=1 \mid T=A, X="+") = \varphi\alpha$$
$$\mathrm{Pr}\,(R=1 \mid T=B, X="-") = \beta, \quad \mathrm{Pr}\,(R=1 \mid T=B, X="+") = \varphi\beta$$

表 5.1 分层分析

		处理组（T）	
		A	B
（A）分配比例			
因素 X	"+"	π_A	π_B
	"–"	$1/2 - \pi_A$	$1/2 - \pi_B$
总和		$1/2$	$1/2$
（B）反应率			
因素 X	"+"	$\varphi\alpha$	$\varphi\beta$
	"–"	α	β
比值		φ	φ

因此，我们有

$$\Pr(R=1\,|\,T=A,\ X="+")\,/\,\Pr(R=1\,|\,T=A,\ X="-")$$
$$=\Pr(R=1\,|\,T=B,\ X="+")\,/\,\Pr(R=1\,|\,T=B,\ X="-")=\varphi$$

协变量 X 取值为 "+" 的反应率是取值为 "–" 时的 φ 倍，且这个效应与患者在哪个处理组无关。这与 ANCOVA 模型中的等斜率相似。

由表 5.1 我们可以计算合并协变量 "+" 和 "–" 的取值后，每个处理组的期望反应率：

$$
\begin{aligned}
P_A = \Pr(R=1\,|\,T=A) &= \frac{\Pr(R=1,\ T=A)}{\Pr(T=A)} \\
&= 2\big[\Pr(R=1,\ T=A,\ X="+")+\Pr(R=1,\ T=A,\ X="-")\big] \\
&= 2\big[\Pr(R=1\,|\,T=A,\ X="+")\Pr(T=A,X="+") \\
&\quad +\Pr(R=1\,|\,T=A,\ X="-")\Pr(T=A,X="-")\big] \\
&= 2\left[(\varphi\alpha)\pi_A+\alpha\left(\frac{1}{2}-\pi_A\right)\right] \\
&= \alpha\big[1+2\pi_A(\varphi-1)\big]
\end{aligned}
\tag{5.7}
$$

类似地，我们有

$$
\begin{aligned}
P_B = \Pr(R=1\,|\,T=B) &= \frac{\Pr(R=1,\ T=B)}{\Pr(T=B)} \\
&= 2\left[(\varphi\beta)\pi_B+\beta\left(\frac{1}{2}-\pi_B\right)\right] \\
&= \beta\big[1+2\pi_B(\varphi-1)\big]
\end{aligned}
\tag{5.8}
$$

现在我们想比较一下协变量 X 分布均衡（即 $\pi_A=\pi_B=\pi$）时的处理效应与协变量 X 分布不均衡时有何区别。我们将 $\pi_A=\pi_B=\pi$ 代入公式 5.7 与公式 5.8 得：

$$P_A^* = \alpha \left[1 + 2\pi(\varphi - 1) \right] = P_A \frac{\left[1 + 2\pi(\varphi - 1) \right]}{1 + 2\pi_A(\varphi - 1)} \tag{5.9}$$

$$P_B^* = \beta \left[1 + 2\pi(\varphi - 1) \right] = P_B \frac{\left[1 + 2\pi(\varphi - 1) \right]}{1 + 2\pi_B(\varphi - 1)} \tag{5.10}$$

因为协变量 X 对结局变量 R 的作用体现在乘积因子 φ 上，我们再来看看 X 的分布对反应率比值的影响：

$$\frac{P_A}{P_B} = \frac{\alpha}{\beta} \frac{\left[1 + 2\pi_A(\varphi - 1) \right]}{\left[1 + 2\pi_B(\varphi - 1) \right]} = \frac{P_A^*}{P_B^*} \frac{\left[1 + 2\pi_A(\varphi - 1) \right]}{\left[1 + 2\pi_B(\varphi - 1) \right]} \tag{5.11}$$

如果协变量 X 的分布不均衡，会造成反应率比值变为原来的 $\dfrac{\left[1 + 2\pi_A(\varphi - 1) \right]}{\left[1 + 2\pi_B(\varphi - 1) \right]}$，此偏倚项既包含协变量在处理组间的分布信息（$\pi_A$ 和 π_B），也包含协变量 X 在结局变量上的效应（φ）。这里的校正与 ANCOVA 模型的公式 5.1 中可加性校正 $\beta(x_{ij} - \bar{x}.)$ 相似。

分层设计的基于秩次的分析方法，例如 Wilcoxon-Mann-Whitney 秩和检验，常被用于有序多分类结局变量的分析（见作业 4.7）。Mehrotra、Lu 和 Li（2010）通过模拟给出了很好的讨论。Shih、Chen 和 Xie（2020）提供了在瑞德西韦治疗重症 COVID-19 患者的临床试验中应用分层 WMW 检验方法的案例。

5.5 logistic 回归分析

在第 4.3 节和第 4.7 节探讨把握度和样本量估计的时候，我们简要介绍过针对二分类和有序多分类结局变量、不校正协变量的处理组间比较。当协变量为分类变量，且结局变量类别较少时，我们可以采用 5.4 节介绍的（协变量）分层分析。分层分析中常用到的方法是 CMH（也叫做 Mantel-Haenszel）检验。在生存分析中，CMH（Cochran-Mantel-Haenszel）检验也被称为分层 log-rank 检验，我们将会在第 6 章详细介绍。第 5.4 节已经介绍过针对一个简单二分类变量的分层分析。对于二分类或有序多分类结局变量和连续型或分类协变量，logistic 回归和累积 logit 回归模型常被用来进行校正协变量的处理效应分析。

5.5.1 二分类结局变量和 logistic 回归

记二分类结局变量为 Y，其中 $Y = 1$ 表示有应答，而 $Y = 0$ 表示无应答。记 X_i 为协变量的列向量，包括了个体 i 的处理组别和其他基线预后因素。与线性回归 ANCOVA 模型的公式 5.1 类似，X_i 的第一行通常用常数 1 作为模型的截距项。给定 X_i 后，Y_i 的条件均值（即 Y 关于 X 的回归）为 $\Pr(Y_i = 1 \mid X_i)$。并且，Y 关于 X 的回归方程不再是线性的，而是服从一个 logistic 分布：

$$E(Y_i \mid X_i) = \pi(X_i) = \frac{e^{X_i'\beta}}{1 + e^{X_i'\beta}} \tag{5.12}$$

这里 X_i' 是 X_i 的转置，$\beta = \{\beta_0, \cdots, \beta_K\}$ 是一个未知回归系数组成的列向量。给定 X_i 后 $Y_i = 1$ 的条件概率 [即 $\pi(X_i)$] 的取值范围在 0 到 1 之间，而 $X_i'\beta$ 的取值范围却不限于 0 到 1，因此需要对两者建立一个非线性转换。公式 5.12 等同于对 $\pi(X_i)$ 进行一个 logit 转换并将其映射到实数线性尺度上：

$$\text{logit}\left[\pi(X_i)\right] \equiv \log\left[\frac{\pi(X_i)}{1-\pi(X_i)}\right] = \beta_0 + \beta_1 X_{i1} + \dots + \beta_K X_{iK}$$

这是一个对数线性回归模型。回归系数 β_j 为校正其他协变量之后，协变量 X_{ij} 每增加一个单位对应的结局变量的对数优势比。对数线性模型是第 5.2 节中提到的广义线性模型（generalized linear model）的一种。

回归系数的估计基于最大对数似然函数的方法（附录 4.3 和附录 4.5 介绍了服从指数分布的生存数据的最大似然参数估计）。对于 n 个观测数据 (y_i, x_i)，参数 β 的似然函数为：

$$L\left(\beta;(y_i, x_i), i=1, \cdots, n\right) = \prod_{i=1}^{n} \pi(x_i)^{y_i}\left[1-\pi(x_i)\right]^{1-y_i}$$

相应的对数似然函数为：

$$l\left(\beta;(y_i, x_i), i=1, \cdots, n\right) = \log L\left(\beta;(y_i, x_i), i=1, \cdots, n\right)$$

$$= \sum_{i=1}^{n}\left\{y_i\log\left(\pi(x_i)\right)+(1-y_i)\log\left[1-\pi(x_i)\right]\right\}$$

$$= \sum_{i=1}^{n}\left\{y_i\log\left(\frac{\pi(x_i)}{1-\pi(x_i)}\right)+\log\left[1-\pi(x_i)\right]\right\}$$

$$= \sum_{i=1}^{n}\left\{y_i\left(X_i'\beta\right)-\log\left(1+e^{X_i'\beta}\right)\right\}$$

计分函数（score function）即为对数似然函数关于 β 向量中每一个元素的一阶偏导。让计分函数等于 0，我们便得到计分方程（score equation）。对于 $j=0, \cdots, K$，即：

$$\sum_{i=1}^{n}\left(y_i - \frac{e^{X_i'\beta}}{1+e^{X_i'\beta}}\right)x_{ij} = 0 \tag{5.13}$$

参数 β 的最大似然估计量（$\hat{\beta}$）通过利用牛顿迭代法求解公式 5.13 中所有计分方程而得到。$\hat{\beta}$ 的标准误则需通过对数似然函数的二阶导数获得。需要注意的是，回归系数的估计量之间是相关的。

5.5.2 有序多分类结局变量和累积 logit 模型

当结局变量有大于 2 个类别（$J > 2$）时，$\pi_j(X) = \text{Pr}(Y=j \mid X)$ 表示给定协变量 X 后，第 j 个类别的条件概率。与第 4.7 节中的做法类似，我们生成累积概率 $F_j(X)$：

$$F_j(X) = \text{Pr}(Y \leqslant j \mid X) = \pi_1(X) + \cdots + \pi_j(X), \quad j=1, \cdots, J-1$$

且 $F_J(X) = 1$。对于 $j=1, \cdots, J-1$，累积 logit 模型定义为：

$$\text{logit}\left[F_j(X)\right] = \log\left[\frac{F_j(X)}{1-F_j(X)}\right] = \log\left[\frac{\pi_1(X) + \cdots + \pi_j(X)}{\pi_{j+1}(X) + \cdots + \pi_J(X)}\right] = \log\left[\frac{\Pr(Y \leq j \mid X)}{\Pr(Y > j \mid X)}\right]$$

即结局变量在第 1 个到第 j 个类别与在第 $j+1$ 个到第 J 个类别的比值的对数。因此，累积 logit 模型将第 1 个到第 j 个类别看作一个整体类别，将第 $j+1$ 个到第 J 个类别看作另一个整体类别。没有其他协变量时，比较治疗效应的比例优势（proportional odds）模型在第 4.7 节中已有介绍。现在我们来看一下当其他协变量存在时的比例优势模型：

$$\text{logit}\left[F_j(X)\right] = \alpha_j + X'\beta, \quad j = 1, \cdots, J \tag{5.14}$$

对于分别带有协变量 X_1 和 X_2 的两个个体，上述模型提示：

$$\text{logit}\left[F_j(X_1)\right] - \text{logit}\left[F_j(X_2)\right] = X_1'\beta - X_2'\beta = (X_1' - X_2')\beta$$

或

$$\log\left\{\left[\frac{\Pr(Y \leq j \mid X_1)}{\Pr(Y > j \mid X_1)}\right] \middle/ \left[\frac{\Pr(Y \leq j \mid X_2)}{\Pr(Y > j \mid X_2)}\right]\right\} = (X_1' - X_2')\beta$$

也就是说，第 1 个到第 j 个类别（相比于第 $j+1$ 个到第 J 个类别）的累积概率对数比值比与协变量之差成比例，且对于任意类别 $j = 1, \cdots, J$ 都是相等的。对于所有 $j = 1, \cdots, J$，协变量为 X_1 的个体，其结局变量在 $\leq j$ 类别中的优势是协变量为 X_2 的个体的 $e^{(X_1 - X_2)\beta}$ 倍。

对于有序多分类结局变量，通常假设存在上述比例优势。当结局变量的类别较少时（例如小于 5 个类别），模型结果的解释和比例优势假设的验证都是容易的。

例 5.1　COVID-19 疫情下瑞德西韦的使用

在首个使用瑞德西韦来治疗重症 COVID-19 患者的临床试验中，世界卫生组织（WHO）关于病毒感染的评分系统如下：1 分 = 出院（live discharge），2 分 = 初级严重（mildly severe），3 分 = 中级严重（moderately severe），4 分 = 较为严重（critically severe），5 分 = 非常严重（very critically severe），6 分 = 死亡（death）（表 5.2）。评分大于或等于 3 分的患者需要入院吸氧。定义"应答"的标准是在上述 6 级评分系统中评分为 1 分或 2 分的临床状态（Wang 等，2020；Shih 等，2020）。因为吸氧设备的紧缺性，临床专家认为，根据是否需要入院吸氧来划分疫情期间病情的严重等级对患者和医护人员来说都是合理且有意义的。因此，我们将原来 1～6 分的评分等级重新划分为"有应答"（1、2 分）和"无应答"（3～6 分）。试验持续了 28 天。我们用二分类变量的 logistic 模型分析试验数据。logistic 模型中的变量包括基线疾病状态、处理组别、观测时间（天）、处理组别和观测时间的交互项，以及处理组别和基线疾病状态的交互项。注意，此模型获得的是校正基线疾病状态和观测时间后的处理效应。我们的主要目的是在控制基线状态后评估第 28 天时的处理效应。同时，我们也将估计第 14 天的处理效应，用来推测在结束 10 天的瑞德西韦静脉注射之后 4 天是否显示出早期的处理效应。这里瑞德西韦的处理效应采用相对于安慰剂的结局变量的优势比 OR（及其 95% 置信区间）表示。相应回归分析的 SAS 程序见附录 5.3。

数据集在基线包含 231 名患者（瑞德西韦组 153 人，安慰剂组 78 人），在第 28 天时包含 225 名患者（瑞德西韦组 149 人，安慰剂组 76 人）。基线的 6 级评分分布（%）在瑞德西韦组为 (0, 0, 81.0, 17.6, 0.7, 0.7)，在安慰剂组为 (0, 3.8, 83.3, 11.5, 1.3, 0)。从这些分布中可以看出，大多数患者（81% ~ 83%）的评分为 3 分，需要入院吸氧。大约 12% ~ 18% 的患者评分为 4 分，需要入院接受无创通气（NIV）和（或）高通量氧气治疗（HFNC）。极少部分患者评分为 5 分，需要接受体外膜肺氧合（ECMO）和（或）有创机械通气治疗（IMV）。在没有控制基线状态时，瑞德西韦组和安慰剂组在不同观测时间的临床应答者（1、2 分）的比例见图 5.2。对两处理组来说，临床应答者比例随时间变化的趋势都是增加的。表 5.3 给出了校正协变量后的 logistic 回归分析的主要结果。在第 28 天，基线状态评分为 3 分的瑞德西韦组患者临床反应率为 85%，而安慰剂组为 70%（OR=2.38，p 值 =0.0012）。对于同样的患者，在第 14 天，瑞德西韦组的临床反应率为 43%，而安慰剂组为 33%（OR=1.53，p 值 =0.0022）。对于基线状态评分为 4 分的患者，这些患者总数较少，尽管安慰剂组的临床反应率数值更高，以上的组间比较均不具有统计学意义。

表 5.2　基线、第 14 天和第 28 天患者临床状态的 6 级评分分布汇总

	评分等级	1 （出院）	2 （初级严重）	3 （中级严重）	4 （较为严重）	5 （非常严重）	6 （死亡）
基线	瑞德西韦组 $n = 153^{*}$（%）	0 (0)	0 (0)	124 (81.0)	27 (17.6)	1 (0.7)	1 (0.7)
	安慰剂组 $n = 78$（%）	0 (0)	3 (3.8)	65 (83.3)	9 (11.5)	1 (1.3)	0 (0)
第 14 天	瑞德西韦组 $n = 151$（%）	45 (29.8)	18 (11.9)	59 (39.1)	12 (7.9)	4 (2.6)	13 (8.6)
	安慰剂组 $n = 78$（%）	18 (23.1)	11 (14.1)	27 (34.6)	8 (10.3)	7 (9.0)	7 (9.0)
第 28 天	瑞德西韦组 $n = 149$（%）	99 (66.4)	11 (7.4)	15 (10.1)	2 (1.3)	2 (1.3)	20 (13.4)
	安慰剂组 $n = 76$（%）	46 (60.5)	3 (3.9)	12 (15.8)	2 (2.6)	3 (3.9)	10 (13.2)

[*] 有一名患者在接受治疗之前死亡，已从分析集中删除。

数据来源：Shih 等（2020），已经许可。

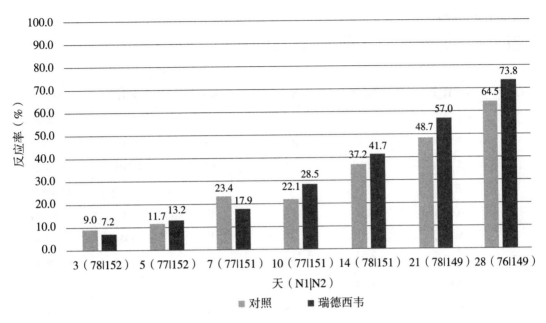

图 5.2 瑞德西韦和安慰剂对照组在不同治疗天数时的反应率

表 5.3 瑞德西韦治疗重症 COVID-19 患者试验数据的回归分析结果

基线状态评分	观测时间（天）	处理组	模型校正的反应率[*]	优势比	95% 置信区间	*p* 值
3	14	安慰剂	0.33		(0.28, 0.38)	
		瑞德西韦	0.43		(0.39, 0.46)	
		瑞德西韦 vs 安慰剂		1.53	(1.17, 2.01)	0.0022
	28	安慰剂	0.70		(0.61, 0.78)	
		瑞德西韦	0.85		(0.80, 0.89)	
		瑞德西韦 vs 安慰剂		2.38	(1.41, 4.01)	0.0012
4	14	安慰剂	0.14		(0.07, 0.25)	
		瑞德西韦	0.07		(0.04, 0.12)	
		瑞德西韦 vs 安慰剂		0.48	(0.19, 1.18)	0.1082
	28	安慰剂	0.44		(0.27, 0.63)	
		瑞德西韦	0.37		(0.25, 0.50)	
		瑞德西韦 vs 安慰剂		0.74	(0.29, 1.89)	0.5296

[*] logistic 回归模型纳入的变量包括：处理组别、基线评分、观测时间、处理组别和观测时间的交互项，以及处理组别与基线评分的交互项。

数据来源：Shih 等（2020），已经许可。

附录 5.1　每周平均疼痛评分（WAPS）数据

Obs	WK_0	WK_7	Age	Sex	SubjID	TRT
1	6.8571	4.5714	62	M	30007	Control
2	4.8571	2.8571	64	M	30009	Control
3	5.8571	7.0000	48	M	40003	Control
4	7.7143	5.5714	58	M	60002	Control
5	6.6000	2.0000	59	F	60007	Control
6	5.7143	6.5714	65	F	70004	Control
7	7.5714	2.2857	58	M	70012	Control
8	2.8333	0.5714	67	F	70023	Control
9	8.8571	8.7143	68	M	70037	Control
10	6.0000	1.4000	40	M	90015	Control
11	6.2857	6.0000	56	M	90025	Control
12	8.7143	7.0000	67	M	90031	Control
13	6.1429	6.1429	50	F	110001	Control
14	8.2857	8.5714	67	F	110004	Control
15	9.8000	7.8571	63	F	140014	Control
16	7.1429	5.1429	62	M	170008	Control
17	7.2857	3.8571	69	M	190004	Control
18	4.8571	2.0000	73	M	190010	Control
19	7.0000	7.0000	71	F	190015	Control
20	6.0000	1.0000	65	F	190025	Control
21	7.5714	4.8571	70	F	190036	Control
22	4.4286	2.2857	73	F	190042	Control
23	9.7143	10.0000	44	F	190046	Control
24	5.0000	3.0000	52	M	190055	Control
25	7.2857	3.8333	36	F	200002	Control
26	5.2857	2.0000	51	F	210002	Control
27	9.7143	9.0000	50	M	210009	Control
28	5.4286	3.2857	55	F	210013	Control
29	9.7143	9.3333	48	F	210014	Control
30	9.7143	10.0000	55	F	230011	Control
31	7.7143	5.0000	58	M	240001	Control

续表

Obs	WK_0	WK_7	Age	Sex	SubjID	TRT
32	5.8571	5.5714	60	F	240004	Control
33	8.5714	7.7143	50	F	240012	Control
34	7.7143	8.0000	75	M	240017	Control
35	7.5714	6.0000	60	F	240023	Control
36	9.5714	9.4286	73	F	280003	Control
37	6.7143	5.1429	77	M	280010	Control
38	8.0000	5.2857	75	F	280012	Control
39	8.8571	7.2857	62	F	280015	Control
40	10.0000	0.0000	55	F	280016	Control
41	6.2500	5.1429	52	M	60011	Active
42	8.0000	4.4286	68	M	70010	Active
43	8.4286	9.0000	67	F	70038	Active
44	7.3333	6.8571	54	M	90004	Active
45	6.2857	4.1667	60	F	90026	Active
46	8.7500	3.2857	53	F	130001	Active
47	10.0000	1.5714	57	M	140011	Active
48	7.2857	6.3333	55	F	190054	Active
49	7.0000	5.7143	65	F	190056	Active
50	4.1429	1.1429	28	F	210008	Active
51	7.83333	4.28571	52	F	220001	Active
52	4.14286	3.42857	55	F	230001	Active
53	6.85714	4.80000	63	M	230009	Active
54	7.85714	2.57143	62	F	240005	Active
55	5.28571	5.00000	64	F	290011	Active
56	8.71429	6.00000	63	F	290046	Active
57	5.85714	3.00000	58	F	310005	Active
58	7.00000	6.57143	51	M	310033	Active
59	7.16667	8.20000	54	M	330003	Active
60	7.28571	7.42857	55	F	340004	Active
61	5.16667	4.00000	72	F	360019	Active
62	7.42857	6.28571	60	F	360023	Active
63	4.20000	6.85714	75	M	360033	Active
64	6.20000	2.42857	37	F	360046	Active
65	4.14286	2.00000	61	M	480003	Active

续表

Obs	WK_0	WK_7	Age	Sex	SubjID	TRT
66	7.42857	6.14286	57	F	480008	Active
67	7.28571	8.14286	61	M	520002	Active
68	6.60000	5.85714	51	M	570009	Active
69	7.00000	7.14286	56	M	580001	Active
70	6.42857	3.00000	48	F	640003	Active
71	9.00000	7.85714	59	M	670002	Active
72	5.85714	5.00000	62	M	760002	Active
73	4.71429	0.00000	73	M	760012	Active
74	6.28571	6.00000	74	M	780004	Active
75	7.00000	6.83333	56	M	780009	Active
76	6.57143	5.66667	65	M	790010	Active
77	6.14286	0.00000	50	M	790021	Active
78	6.80000	2.85714	69	M	800003	Active
79	5.28571	5.42857	68	F	800005	Active
80	8.28571	7.00000	54	M	800014	Active
81	7.00000	1.14286	78	M	820007	Active

附录 5.2　瑞德西韦用于治疗 COVID-19 患者（6 级量表数据）

base	trtan	result	count	day
2	1	1	0	28
2	1	2	0	28
2	1	3	0	28
2	1	4	0	28
2	1	5	0	28
2	1	6	0	28
3	1	1	90	28
3	1	2	10	28
3	1	3	9	28
3	1	4	2	28

base	trtan	result	count	day
3	1	5	2	28
3	1	6	10	28
4	1	1	9	28
4	1	2	1	28
4	1	3	6	28
4	1	4	0	28
4	1	5	0	28
4	1	6	10	28
5	1	1	0	28
5	1	2	0	28
5	1	3	0	28
5	1	4	0	28
5	1	5	0	28
5	1	6	0	28
6	1	1	0	28
6	1	2	0	28
6	1	3	0	28
6	1	4	0	28
6	1	5	0	28
6	1	6	0	28
2	0	1	2	28
2	0	2	0	28
2	0	3	1	28
2	0	4	0	28
2	0	5	0	28
2	0	6	0	28
3	0	1	40	28
3	0	2	3	28
3	0	3	10	28
3	0	4	1	28
3	0	5	2	28
3	0	6	7	28
4	0	1	4	28

续表

base	trtan	result	count	day
4	0	2	0	28
4	0	3	1	28
4	0	4	1	28
4	0	5	0	28
4	0	6	3	28
5	0	1	0	28
5	0	2	0	28
5	0	3	0	28
5	0	4	0	28
5	0	5	1	28
5	0	6	0	28
6	0	1	0	28
6	0	2	0	28
6	0	3	0	28
6	0	4	0	28
6	0	5	0	28
6	0	6	0	28
2	1	1	0	21
2	1	2	0	21
2	1	3	0	21
2	1	4	0	21
2	1	5	0	21
2	1	6	0	21
3	1	1	72	21
3	1	2	7	21
3	1	3	27	21
3	1	4	3	21
3	1	5	3	21
3	1	6	10	21
4	1	1	4	21
4	1	2	2	21
4	1	3	8	21
4	1	4	4	21

base	trtan	result	count	day
4	1	5	1	21
4	1	6	8	21
5	1	1	0	21
5	1	2	0	21
5	1	3	0	21
5	1	4	0	21
5	1	5	0	21
5	1	6	0	21
6	1	1	0	21
6	1	2	0	21
6	1	3	0	21
6	1	4	0	21
6	1	5	0	21
6	1	6	0	21
2	0	1	2	21
2	0	2	0	21
2	0	3	1	21
2	0	4	0	21
2	0	5	0	21
2	0	6	0	21
3	0	1	30	21
3	0	2	4	21
3	0	3	19	21
3	0	4	3	21
3	0	5	3	21
3	0	6	6	21
4	0	1	2	21
4	0	2	0	21
4	0	3	3	21
4	0	4	1	21
4	0	5	0	21
4	0	6	3	21
5	0	1	0	21

续表

base	trtan	result	count	day
5	0	2	0	21
5	0	3	0	21
5	0	4	0	21
5	0	5	1	21
5	0	6	0	21
6	0	1	0	21
6	0	2	0	21
6	0	3	0	21
6	0	4	0	21
6	0	5	0	21
6	0	6	0	21
2	1	1	0	14
2	1	2	0	14
2	1	3	0	14
2	1	4	0	14
2	1	5	0	14
2	1	6	0	14
3	1	1	44	14
3	1	2	18	14
3	1	3	49	14
3	1	4	6	14
3	1	5	3	14
3	1	6	5	14
4	1	1	1	14
4	1	2	0	14
4	1	3	10	14
4	1	4	6	14
4	1	5	1	14
4	1	6	8	14
5	1	1	0	14
5	1	2	0	14
5	1	3	0	14
5	1	4	0	14

base	trtan	result	count	day
5	1	5	0	14
5	1	6	0	14
6	1	1	0	14
6	1	2	0	14
6	1	3	0	14
6	1	4	0	14
6	1	5	0	14
6	1	6	0	14
2	0	1	1	14
2	0	2	1	14
2	0	3	0	14
2	0	4	1	14
2	0	5	0	14
2	0	6	0	14
3	0	1	16	14
3	0	2	10	14
3	0	3	25	14
3	0	4	5	14
3	0	5	5	14
3	0	6	4	14
4	0	1	1	14
4	0	2	0	14
4	0	3	2	14
4	0	4	2	14
4	0	5	1	14
4	0	6	3	14
5	0	1	0	14
5	0	2	0	14
5	0	3	0	14
5	0	4	0	14
5	0	5	1	14
5	0	6	0	14
6	0	1	0	14

续表

base	trtan	result	count	day
6	0	2	0	14
6	0	3	0	14
6	0	4	0	14
6	0	5	0	14
6	0	6	0	14
2	1	1	0	7
2	1	2	0	7
2	1	3	0	7
2	1	4	0	7
2	1	5	0	7
2	1	6	0	7
3	1	1	4	7
3	1	2	22	7
3	1	3	81	7
3	1	4	12	7
3	1	5	4	7
3	1	6	2	7
4	1	1	0	7
4	1	2	1	7
4	1	3	4	7
4	1	4	14	7
4	1	5	1	7
4	1	6	6	7
5	1	1	0	7
5	1	2	0	7
5	1	3	0	7
5	1	4	0	7
5	1	5	0	7
5	1	6	0	7
6	1	1	0	7
6	1	2	0	7
6	1	3	0	7
6	1	4	0	7

base	trtan	result	count	day
6	1	5	0	7
6	1	6	0	7
2	0	1	0	7
2	0	2	2	7
2	0	3	1	7
2	0	4	0	7
2	0	5	0	7
2	0	6	0	7
3	0	1	1	7
3	0	2	14	7
3	0	3	39	7
3	0	4	6	7
3	0	5	2	7
3	0	6	2	7
4	0	1	1	7
4	0	2	0	7
4	0	3	2	7
4	0	4	3	7
4	0	5	1	7
4	0	6	2	7
5	0	1	0	7
5	0	2	0	7
5	0	3	0	7
5	0	4	0	7
5	0	5	1	7
5	0	6	0	7
6	0	1	0	7
6	0	2	0	7
6	0	3	0	7
6	0	4	0	7
6	0	5	0	7
6	0	6	0	7
2	1	1	0	10

续表

base	trtan	result	count	day
2	1	2	0	10
2	1	3	0	10
2	1	4	0	10
2	1	5	0	10
2	1	6	0	10
3	1	1	15	10
3	1	2	27	10
3	1	3	68	10
3	1	4	7	10
3	1	5	3	10
3	1	6	5	10
4	1	1	0	10
4	1	2	1	10
4	1	3	9	10
4	1	4	8	10
4	1	5	2	10
4	1	6	6	10
5	1	1	0	10
5	1	2	0	10
5	1	3	0	10
5	1	4	0	10
5	1	5	0	10
5	1	6	0	10
6	1	1	0	10
6	1	2	0	10
6	1	3	0	10
6	1	4	0	10
6	1	5	0	10
6	1	6	0	10
2	0	1	0	10
2	0	2	2	10
2	0	3	0	10
2	0	4	1	10

base	trtan	result	count	day
2	0	5	0	10
2	0	6	0	10
3	0	1	5	10
3	0	2	9	10
3	0	3	36	10
3	0	4	8	10
3	0	5	3	10
3	0	6	3	10
4	0	1	1	10
4	0	2	0	10
4	0	3	2	10
4	0	4	3	10
4	0	5	1	10
4	0	6	2	10
5	0	1	0	10
5	0	2	0	10
5	0	3	0	10
5	0	4	0	10
5	0	5	1	10
5	0	6	0	10
6	0	1	0	10
6	0	2	0	10
6	0	3	0	10
6	0	4	0	10
6	0	5	0	10
6	0	6	0	10
2	1	1	0	5
2	1	2	0	5
2	1	3	0	5
2	1	4	0	5
2	1	5	0	5
2	1	6	0	5
3	1	1	2	5

续表

base	trtan	result	count	day
3	1	2	18	5
3	1	3	86	5
3	1	4	16	5
3	1	5	3	5
3	1	6	0	5
4	1	1	0	5
4	1	2	0	5
4	1	3	3	5
4	1	4	19	5
4	1	5	2	5
4	1	6	3	5
5	1	1	0	5
5	1	2	0	5
5	1	3	0	5
5	1	4	0	5
5	1	5	0	5
5	1	6	0	5
6	1	1	0	5
6	1	2	0	5
6	1	3	0	5
6	1	4	0	5
6	1	5	0	5
6	1	6	0	5
2	0	1	0	5
2	0	2	2	5
2	0	3	1	5
2	0	4	0	5
2	0	5	0	5
2	0	6	0	5
3	0	1	0	5
3	0	2	6	5
3	0	3	49	5
3	0	4	6	5

base	trtan	result	count	day
3	0	5	2	5
3	0	6	1	5
4	0	1	0	5
4	0	2	1	5
4	0	3	2	5
4	0	4	3	5
4	0	5	3	5
4	0	6	0	5
5	0	1	0	5
5	0	2	0	5
5	0	3	0	5
5	0	4	0	5
5	0	5	1	5
5	0	6	0	5
6	0	1	0	5
6	0	2	0	5
6	0	3	0	5
6	0	4	0	5
6	0	5	0	5
6	0	6	0	5
2	1	1	0	3
2	1	2	0	3
2	1	3	0	3
2	1	4	0	3
2	1	5	0	3
2	1	6	0	3
3	1	1	0	3
3	1	2	11	3
3	1	3	100	3
3	1	4	12	3
3	1	5	2	3
3	1	6	0	3
4	1	1	0	3

base	trtan	result	count	day
4	1	2	0	3
4	1	3	2	3
4	1	4	22	3
4	1	5	2	3
4	1	6	1	3
5	1	1	0	3
5	1	2	0	3
5	1	3	0	3
5	1	4	0	3
5	1	5	0	3
5	1	6	0	3
6	1	1	0	3
6	1	2	0	3
6	1	3	0	3
6	1	4	0	3
6	1	5	0	3
6	1	6	0	3
2	0	1	0	3
2	0	2	2	3
2	0	3	1	3
2	0	4	0	3
2	0	5	0	3
2	0	6	0	3
3	0	1	0	3
3	0	2	5	3
3	0	3	54	3
3	0	4	4	3
3	0	5	1	3
3	0	6	1	3
4	0	1	0	3
4	0	2	0	3
4	0	3	2	3
4	0	4	5	3

base	trtan	result	count	day
4	0	5	2	3
4	0	6	0	3
5	0	1	0	3
5	0	2	0	3
5	0	3	0	3
5	0	4	0	3
5	0	5	1	3
5	0	6	0	3
6	0	1	0	3
6	0	2	0	3
6	0	3	0	3
6	0	4	0	3
6	0	5	0	3
6	0	6	0	3

注：base = 基线评分，trtan = 处理组别（1 = 瑞德西韦，0 = 安慰剂），result = 在特定研究日的评分，count = 患者数，day = 研究日。

附录 5.3　使用 SAS 程序对附录 5.2 的数据进行 logistic 回归分析

```
data df;set lib.df;
if result<=2 then score=1; else score=0;
if base=6 then delete;
if count=0 then delete;
run;

/* Creating Table 5.2

data day28;set df;
if day=28;
proc freq;
tables trtan*result / nopercent nocum nocol;
weight count;
run;
```

```
data day14;set df;
if day=14;
proc freq;
tables trtan*result / nopercent nocum nocol;
weight count;
run;

*/


/**------ Logistic Regression Analysis ------;*/

proc logistic order=data data=df;
freq count;
class base (ref='2') trtan (ref='0')/param=reference;
model score (event='1') =base trtan day trtan*day trtan*base;

contrast 'Day=14 Base=3 Trt=0' intercept 1 Day 14 base 1 0 0 /
estimate=prob;
contrast 'Day=14 Base=3 Trt=1' intercept 1 trtan 1 Day 14 base
1 0 0 trtan*day 14 trtan*base 1 0 0/ estimate=prob;

contrast 'Trt comparison 1 vs 0' trtan 1 trtan*day 14
trtan*base 1 0 0/ estimate=exp;

contrast 'Day=28 Base=3 Trt=0' intercept 1 Day 28 base 1 0 0 /
estimate=prob;
contrast 'Day=28 Base=3 Trt=1' intercept 1 trtan 1 Day 28 base
1 0 0 trtan*day 28 trtan*base 1 0 0/ estimate=prob;

contrast 'Trt comparison 1 vs 0' trtan 1 trtan*day 28
trtan*base 1 0 0/ estimate=exp;

contrast 'Day=14 Base=4 Trt=0' intercept 1 Day 14 base 0 1 0 /
estimate=prob;
contrast 'Day=14 Base=4 Trt=1' intercept 1 trtan 1 Day 14 base
0 1 0 trtan*day 14 trtan*base 0 1 0/ estimate=prob;

contrast 'Trt comparison 1 vs 0' trtan 1 trtan*day 14
trtan*base 0 1 0/ estimate=exp;
```

```
contrast 'Day=28 Base=4 Trt=0' intercept 1 Day 28 base 0 1 0 /
estimate=prob;
contrast 'Day=28 Base=4 Trt=1' intercept 1 trtan 1 Day 28 base
0 1 0 trtan*day 28 trtan*base 0 1 0/ estimate=prob;

contrast 'Trt comparison 1 vs 0' trtan 1 trtan*day 28
trtan*base 0 1 0/ estimate=exp;

run;
```

作业 5.1

附录 5.1 列出了一个以 WAPS 为结局评估处理效应的随机临床试验的数据集。有两个处理组，分别为对照组（control）和主动干预组（active）；针对 WAPS 有两次测量，分别在基线（WK_0）和第七周（WK_7）进行。数据集中也包含了患者的年龄以及性别。

1. 以第七周 WAPS 为结局变量，基线 WAPS 为协变量，进行 ANCOVA 分析。等斜率假设是否满足？检验校正协变量的处理效应。计算每组的校正均值及其 95% 置信区间。以基线 WAPS、年龄和性别作为协变量，重复上述分析。

2. 生成一个新的变量——WAPS 在治疗前后的变化值，并以此作为模型的结局变量，以基线 WAPS、年龄和性别作为协变量，进行 ANCOVA 分析。报告结果并给出结论。

作业 5.2

分层分析（Altman，1985）

1. 如第 5.4 节中所述，假设采用分层随机化设计达到了良好的均衡性，得到表 5.4 中所列结果。

表 5.4 习题 5.2.1：分层分析

		处理组			反应率	
		A	B	总和	A	B
因素（X）	"+"	40/50	32/50	72/100	80%	64%
	"−"	60/150	48/150	108/300	40%	32%
合计		100/200	80/200	180/400	50%	40%

来源：Altman, D. G., The Statistician, 34, 125, 1985. 已经许可。

  a. 根据表 5.1 中的符号注释，φ 的值是多少？

  b. 检验总的处理效应：先根据合计结果（100/200 和 80/200）检验，然后使用 CMH 检验。比较两种方法，给出你的解释。（提示：进行 CMH 检验可以生成 2 个 2×2 表格，也可以利用 SAS 中的 PROC FREQ 程序。）

2. 不明显改变每层中 A、B 疗法的反应率，现在假设因素 X 在每个处理组中的分布不均衡（相比 B 组，A 组有更多的"+"和更少的"−"），见表 5.5。

表 5.5 习题 5.2.2：分层分析

		处理组			临床反应率	
		A	B	总和	A	B
因素（X）	"+"	47/59	26/41	73/100	80%	63%
	"–"	56/141	51/159	107/300	40%	32%
合计		103/200	77/200	180/400	51.5%	38.5%

来源：Altman，D. G.，The Statistician，34，125，1985. 已经许可。

    a. φ 值有何改变？

    b. 运用卡方检验来检验 X 在两处理组中的分布是否不同。给出 p 值，并给出结论。

    c. 检验总的处理效应：先根据合计结果（103/200 和 77/200）检验，然后使用 CMH 检验。比较两种方法，给出你的解释。

  3. 不明显改变每层中 A、B 疗法的反应率，现在假设协变量 X 在每个处理组中的分布不均衡（相比 A 组，B 组有更多的 "+" 和更少的 "–"），见表 5.6。

表 5.6 习题 5.2.3：分层分析

		处理组			临床反应率	
		A	B	总和	A	B
因素（X）	"+"	33/41	38/59	71/100	80%	64%
	"–"	64/159	45/141	109/300	40%	32%
合计		97/200	83/200	180/400	48.5%	41.5%

来源：Altman，D. G.，The Statistician，34，125，1985. 已经许可。

    a. φ 值有何改变？

    b. 运用卡方检验来检验 X 在两处理组中的分布是否不同。给出 p 值，并给出结论。

    c. 检验总的处理效应：先根据合计结果（97/200 和 83/200）检验，然后使用 CMH 检验。比较两种方法，给出你的解释。

作业 5.3

    利用附录 5.2 中的数据和附录 5.3 中的程序，假设数据满足比例优势模型，进行累积 logistic 回归分析（累积 logit 模型）并给出类似表 5.3 的优势比估计量。

（林晓蕾 译）

参考文献

Abeyasekera S. (1984). The desirability of covariance adjustments. *Journal of the Royal Statistical Society. Series C (Applied Statistics)* 33: 33–37.

Altman DG. (1985). Comparability of randomized groups. *The Statistician* 34: 125–136.

Cochran WG. (1954). Some methods for strengthening the common chi-square tests. *Biometrics* 21: 86–98.

Cochran WG. (1957). Analysis of covariance. Its nature and uses. *Biometrics* 13: 261–281.

Mantel N and Haenszel W. (1959). Statistical aspects of the analysis of data from retrospective studies. *Journal of the National Cancer Institute* 2: 719–748.

Mantel N. (1963). Chi-square tests with one-degree of freedom: extensions of the Mantel-Haenszel procedure. *Journal of the American Statistical Association* 58: 690–700.

McCullagh P and Nelder JA. (1989). *Generalized Linear Models*. London: Chapman & Hall.

Mehrotra DV, Lu X and Li X. (2010). Rank-based analyses of stratified experiments: Alternatives to the van Elteren test. *The American Statistician* 64:121–130.

Shih WJ, Shen X, Zhang P, Xie T. (2020). Remdesivir is effective for moderately severe patients: A Re-analysis of the first double-blind, placebo-controlled, randomized trial on remdesivir for treatment of severe COVID-19 patients conducted in Wuhan City. *Open Access Journal of Clinical Trials* 12: 15–21.

Shih WJ, Yao C, and Xie T. (2020). Data monitoring for the Chinese clinical trials of remdesivir in treating patients with COVID-19 during the pandemic crisis. *Therapeutic Innovation & Regulatory Science* 54: 1236–1255.

Wang Y, Zhang D, Du G, et al. (2020). Remdesivir in adults with severe COVID-19: A randomised, double-blind, placebo-controlled, multicentre trial. *Lancet* 395(10236): 1569–1578. doi: 10.1016/S0140-6736(20)31022-9.

Weisberg S. (1985). *Applied Linear Regression*. New York: Wiley.

6

生存数据的回归分析

如第 4.4 节所述，生存数据分析是用于对时间事件终点（time-to-event endpoints）进行分析的方法的通用术语。感兴趣的结局事件可以是有临床意义的疾病事件，譬如死亡、卒中、心肌梗死、严重感染、主要器官衰竭或肿瘤进展；也可以是譬如疾病恢复的良性事件。例如，美国 NIH 发起的测试瑞德西韦治疗重症 COVID-19 的试验使用 8 分制量表，将评分至少改善 2 分作为主要终点（Beigel 等，2020）。时间事件终点与其他连续变量终点的不同之处在于，当受试者在数据分析时没有经历感兴趣的事件时，时间可能会被右删失。我们在第 4.4 节强调了在研究方案中定义感兴趣的结局事件，并将其与删失事件明确区分开来，以及检查删失事件与主要结局事件是否相互独立的重要性。我们首先研究只有一个二分类协变量（通常是临床试验中的处理组或剂量组）的基本数据情况和 log-rank 检验。接下来，我们在本章将继续探讨对于生存终点进行协变量校正后的处理效应分析。

6.1 未校正处理效应的 Kaplan-Meier 估计与 log-rank 检验

由于患者通常有不同的随访时间，寿命表法（具有相等的时间间隔）和 Kaplan-Meier（KM）乘积限法（无时间间隔）是分析生存数据的重要技术。如附录 4.2 所示，生存数据是 n 个三联体 (T_i, δ_i, X_i) 的集合，$i = 1, \cdots, n$，其中 $T_i = \min(Y_i, C_i)$ 是观察到的事件时间，δ_i 是事件 / 删失指示变量（如果 $T_i = Y_i$，$\delta_i = 1$），X_i 是个体 i 的一组协变量（基线预后因素）。我们经常在医学文献中看到，KM 图用于总结生存数据，特别是用于不同患者组间比较的可视化（可有或无 log-rank 检验）。令 $t_1 < t_2 < \cdots < t_D$ 是 D 个不同的、有序的（观察到的）事件时间，d_l 是在时间 t_l 观察到的事件数，而 r_l 是在 t_l 之前处于风险的受试者的数量；$l = 1, \cdots, D$。对于 $t_j \leqslant t < t_{j+1}$，生存函数的 KM 估计是风险集中条件生存概率的乘积：

$$\hat{S}(t) = \left(1 - \frac{d_1}{r_1}\right)\left(1 - \frac{d_2}{r_2}\right)\cdots\left(1 - \frac{d_j}{r_j}\right) \tag{6.1}$$

方差由 Greenwood 公式估计：

$$\hat{V}\left(\hat{S}(t)\right) = \hat{S}(t)^2 \sum_{l=1}^{j} \frac{d_l}{r_l(r_l - d_l)}$$

基于一系列超几何 2×2 表格两样本数据的 log-rank 检验统计量，是通过对所有 D 个事件时间上组别 1 中观察到的失败数与预期的失败数的差异求和来构建的。具体来说，检验统计量是：

$$\chi^2 = \frac{\left[\sum_{l=1}^{D}\left(O_{t_l} - E_{t_l}\right)\right]^2}{\sum_{l=1}^{D} V_{t_l}} \tag{6.2}$$

其中，在时间 t_l，$O_{t_l} = d_{1l}$ 是组别 1 中观察到的事件数，$E_{t_l} = n_{1l}\left(\dfrac{d_l}{n_l}\right)$ 是组别 1 中的预期死亡人数、$V_{t_l} = d_l n_{1l}\left(\dfrac{n_l - n_{1l}}{n_l^2}\right)\left(\dfrac{n_l - d_l}{n_l - 1}\right)$ 是组别 1 中预期死亡人数的方差，d_l 是事件总数，n_l 是处于风险的个体总数。它是具有 1 个自由度的卡方分布的渐近分布。我们通常取平方根并与标准正态分布分位数进行比较以获得显著性水准。

生存函数（6.1）的 KM 乘积限估计量和 log-rank 检验（6.2）是非参数的，不涉及模型假设，例如比例风险模型。在第 4 章中，还给出了两种参数方法，即基于指数模型或 Weibull 模型的方法，来计算生存数据的 log-rank 检验的样本量。这些方法不对处理组以外的协变量进行校正。当在数据分析中考虑其他协变量时，半参数 Cox 回归和分层 Cox 回归分析是常用的方法。我们将在下面对此进行讨论，也会对模型假设、模型诊断和模型假设不成立时的替代方法进行讨论。

软件和例 6.1

附录 6.1 是来自一项 Ⅱ 期试验（Tan，2008）的部分数据集，该试验研究了来曲唑和索拉非尼联合用药作为绝经后激素受体阳性局部进展或转移性乳腺癌患者的一线治疗。我们使用研究中的部分总生存数据作为示例。以剂量组作为唯一的协变量，生存函数的 log-rank 检验和 KM 估计可以使用 SAS 中的 PROC LIFTEST。如附录 6.2 所示，通过 model 语句中的 plot 选项，可以轻松创建 KM 图。在 R 中，可利用 survfit 中的 plot 函数生成生存函数对生存时间的关系图，如附录 6.5（作业 6.1）所示。

6.2　Cox 回归分析和比例风险模型

在第 4 章（附录 4.2）中，介绍了风险率（hazard rate）的数学形式和临床解释，将风险率视为时间 t 的一个函数，即风险函数 $h(t)$。风险函数反映了 t 时刻的"瞬时风险"。对于给定的一组协变量 $X = \{X_1, \cdots, X_K\}$，假设风险集 R_i 中的一个个体恰好在时间 t_i 时"失败"，具有协变量 x_i 的个体 i 在时间 t_i 发生事件（"失败"）的概率由下式给出：

$$\frac{\Pr（个体在 t_i 失败 | 在 t_i 时风险集中发生一例失败）}{}$$
$$= \frac{\Pr（个体在 t_i 失败 | 生存至 t_i）}{\Pr（在 t_i 时风险集中发生一例失败 | 生存至 t_i）} \tag{6.3}$$
$$= \frac{h(t_i | x_i)}{\sum_{j \in R_i} h(t_i | x_j)}$$

生存函数为：

$$S(t\mid X) = \Pr(Y > t \mid X) = e^{-\int_0^t h(s\mid X)\,\mathrm{d}s} \equiv e^{-H(t\mid X)} \tag{6.4}$$

其中 $H(t\mid X) = \int_0^t h(s\mid X)\,\mathrm{d}s$ 是累积风险函数。在时间 t 的风险率被表示为关于处理组和其他协变量的一个函数（所有向量都是列向量，这是我们的符号常规）。类似于多元 logistic 回归中优势比的自然对数尺度，Cox（1972）提出了以下回归模型：

$$\log h(t\mid X) = \log h_0(t) + \beta_1 X_1 + \cdots + \beta_K X_K$$

等同于

$$h(t\mid X) = h_0(t)\,e^{\beta_1 X_1 + \cdots + \beta_K X_K} \equiv h_0(t)\,e^{X'\beta} \tag{6.5}$$

其中 X' 是 X 的转置，$\beta = (\beta_1, \cdots, \beta_K)$ 是未知回归系数的列向量。基线风险率函数 $h_0(t)$ 表示协变量值全为 0 的个体在时间 t 的风险率。它只是个参考点，是否不切实际并不重要，类似于以前在等式 5.1 中使用的线性回归模型中的截距。

对于两个分别具有协变量 x_1 和 x_2 的个体，其风险率之比为：

$$\frac{h(t\mid x_1)}{h(t\mid x_2)} = e^{(x_1' - x_2')\beta}$$

上述等式提示风险的比率（相对风险）与时间无关。因此，Cox 回归模型也称为比例风险模型（proportional hazards model，PH 模型）。假设发生事件的相对风险随着时间的推移保持不变是方便的（通常也是合理的）。也就是说，即使两个人的风险率随时间变化，但两个风险率的比率保持不变，与时间无关。

在进行数据分析时，应检查比例风险的假设。我们可以根据以下情况通过绘制生存曲线图来检查。如果 PH 模型是正确的，那么

$$S(t\mid X) = e^{-\int_0^t h(s\mid X)\,\mathrm{d}s} = e^{-\int_0^t h_0(s)\,e^{X'\beta}\,\mathrm{d}s} = e^{-e^{X'\beta}\int_0^t h_0(s)\,\mathrm{d}s} = (S_0(t))^{e^{X'\beta}} \tag{6.6}$$

其中 $S_0(t) = S(t\mid 0) = e^{-\int_0^t h_0(s)\,\mathrm{d}s} \equiv e^{-H_0(t)}$。对公式 6.6 的两边取自然对数，我们得到 $\log S(t\mid X) = e^{X\beta}\log S_0(t)$。因为 $\log S(t\mid X)$ 是负数，先变换成 $-\log S(t\mid X) = -e^{X\beta}\log S_0(t)$，然后对两边再取一次对数，则有

$$\log(-\log S(t\mid X)) = \log(-\log S_0(t)) + X'\beta \tag{6.7}$$

该方程意味着当 PH 模型成立时，两组生存时间的 log（-log）变换应随时间平行。因此，事件发生时间点上的拟合生存函数对时间或者是生存函数对时间的单调变换 [例如 $\log(t)$] 的 $\log(-\log(S(t)))$ 图（也称为 clog-log 图）是 PH 假设可视化诊断的有用工具。我们之前用 PROC LIFETEST 的 model 语句中的 plot 选项创建的 KM 图（例 6.1）也可以轻松绘制 $\log(-\log(S(t)))$ 与 $\log(\text{time})$ 的关系，如附录 6.3 所示。注意，由于 $S(t\mid X) = e^{-H(t\mid X)}$ 和 $H(t\mid X) = H_0(t)\,e^{X'\beta}$，上面的等式也可以表示为累积风险函数，如下：

$$\log H(t\mid X) = \log H_0(t) + X'\beta \tag{6.8}$$

这种比例性的检查程序也揭示了关于协变量的生存数据分析中的一个重要概念。正如我们在 ANCOVA 和 logistic 回归中提到的那样，协变量都是时间固定的基线人口统计数据（性别、种族和年龄）和特征或测量值，包括先前的治疗、初始疾病阶段和遗传生物标志物状态。它们可能随时间变化的原因是患者所处的风险集随时间变化——每次发生事件时都会缩小。风险率（瞬时风险）是以风险集为条件的（见公式 6.3）。因此，术语"时间依赖的协变量"对于生存数据分析来说是特殊的，这意味着协变量与随时间变化的风险集密切相关。当然，可能还有其他真正随时间变化的协变量，但我们需要确定它们的变化不是因为处理效应；否则，它们应该是终点的一部分，而不是协变量。

图形方法对于连续协变量或众多水平的分类协变量表现不佳，因为图形会变得过于杂乱。除此之外，当时间点较少时，曲线是稀疏的，并且可能难以衡量与平行的接近程度。更多基于残差的模型诊断工具将在第 6.6 节中讨论。

6.3　回归系数的解释

回归模型最重要的方面是回归系数。当在模型中纳入其他协变量进行校正时，如果 β_1 为零（不显著），则相应的协变量与生存无关或不包含生存信息。回归系数大小的解释类似于 logistic 回归中的解释。对于譬如处理组这样的分类协变量，对于第 1 组，令 $x_{11} = 1$，对于第 2 组，令 $x_{21} = 0$；对于其他的协变量，两组具有相同的数值。因此，

$$\frac{h\left(t \mid \boldsymbol{x}_1 = \left(1, x_{12}, \cdots, x_{1k}\right)\right)}{h\left(t \mid \boldsymbol{x}_2 = \left(0, x_{22}, \cdots, x_{2k}\right)\right)} = \mathrm{e}^{\beta_1}$$

所以，β_1 是假设所有其他协变量都相等时，第 1 组与第 2 组的对数风险比（即"校正其他协变量后的处理效应"）。对于连续协变量（例如年龄），我们对协变量值相差一个单位的两个人进行比较（例如一个人的协变量值 $x_{12} = a + 1$，另一个人的协变量值 $x_{22} = a$），其他协变量相等。因此，

$$\frac{h\left(t \mid \boldsymbol{x}_1 = \left(x_{11}, a+1, x_{13}, \cdots, x_{1k}\right)\right)}{h\left(t \mid \boldsymbol{x}_2 = \left(x_{21}, a, x_{23}, \cdots, x_{2k}\right)\right)} = \mathrm{e}^{\beta_2}$$

所以，β_2 是在所有其他协变量相等的情况下，上述协变量增大一个单位的对数风险比。如果一个单位似乎很小而缺乏意义，那么可能倾向于报告 $m \times \beta_2$，这对应于增加 m 个单位的对数风险比。

6.4　基于偏似然的回归系数的推论

6.4.1　偏似然函数

Cox PH 模型的推断基于所谓的偏似然（partial likelihood），如下所示。按照公式 6.3 并在比例风险模型下，可得到：

$$\text{Pr} \left[\text{个体在 } t_i \text{ 失败} \mid \text{在 } t_i \text{ 时风险集中发生一例失败} \right]$$

$$= \frac{h(t_i \mid \boldsymbol{x}_i)}{\sum_{j \in R_i} h(t_i \mid \boldsymbol{x}_j)}$$

$$= \frac{h_0(t_i) e^{x_i' \beta}}{\sum_{j \in R_i} h_0(t_i) e^{x_j' \beta}} \tag{6.9}$$

$$= \frac{e^{x_i' \beta}}{\sum_{j \in R_i} e^{x_j' \beta}}$$

其中 R_i 是 t_i 之前所有处于风险中的个体的集合。让 $t_1 < t_2 < \cdots < t_D$ 表示 D 个不同的、有序的（观察到的）事件时间。令 Ω_i 为在时间 t_i 发生事件的所有个体的集合，$\#\{\Omega_i\} = d_i$ 为在 t_i 时的事件数，令 $\boldsymbol{s}_i = \sum_{j \in \Omega_i} \boldsymbol{x}_j$，代表在 Ω_i 中的所有个体的协变量向量 $\boldsymbol{x}_j$ 之总和。

Breslow（1974）将偏似然表示为：

$$L(\beta) = \prod_{i=1}^{D} \prod_{j \in \Omega_i} \frac{e^{x_j' \beta}}{\sum_{k \in R_i} e^{x_k' \beta}}$$

$$= \prod_{i=1}^{D} \frac{e^{s_j' \beta}}{\left[\sum_{k \in R_i} e^{x_k' \beta} \right]^{d_i}} \tag{6.10}$$

Efron（1977）的版本有一个小的更正：

$$\prod_{i=1}^{D} \prod_{j \in \Omega_i} \frac{e^{x_j' \beta}}{\sum_{k \in R_i} e^{x_k' \beta} - \dfrac{j-1}{d_i} \sum_{j \in \Omega_i} e^{x_j' \beta}}$$

两种版本的偏似然都将给定时间上的 d_i 个事件中的每个事件看作是不同的，根据公式 6.9 构建它们对偏似然函数的贡献，并把 t_i 上所有的事件相乘，且对于所有 D 个事件时间都是这样。简而言之，偏似然就是来自不同事件时间的条件似然的乘积。这不是通常意义上的似然，因为基线风险函数是未知的并且未指定。因此，推断是半参数的。Tsiatis（1981）以及 Andersen 和 Gill（1982）证明了偏似然与完全似然具有渐近性质。系数的点估计及其标准误以常用的方式计算（即取似然函数的一阶导数，设置为零，求解未知回归参数；取二阶导数获得方差估计的 Fisher 信息），检验的方法也是常见的，譬如 Wald 检验、计分检验和似然比检验，可参见 Collett（1994）。当我们进一步讨论加权 Cox 回归（weighted Cox regression，WCR）专题时，我们将在第 6.7.2 节继续研究这个推导过程，以上是一个特例。当处理组是唯一的协变量时，来自偏似然的计分检验与在事件时间点上组合出一系列超几何 2×2 表得出的 log-rank 检验一致。因此，Cox PH 模型的计分检验在实践中也称为 log-rank 检验。

　　请注意，SAS PROC PHREG 使用 Breslow 的似然作为默认值，而 R 包中的 coxph 函数使用 Efron 的似然作为默认值。当事件时间上的同等值很少时，两种似然都非常接近；当没有同等值时，即所有 t_i 的 $d_i = 1$，则两个版本都化简为：

$$L(\beta) = \prod_{i=1}^{D} \frac{e^{x_i'\beta}}{\sum_{k \in R_i} e^{x_k'\beta}} \tag{6.11}$$

6.4.2 log-rank 检验和分层 Cox 回归模型

检验两组生存函数相同的零假设时，（计分）log-rank 检验始终是有效的。也就是说，当零假设为真时，第一类错误率与检验的名义水准一致。然而，对偏离零假设进行检验的有效性取决于差异的形式。在某种意义上，log-rank 检验在 PH 模型为真时是最优的。有时我们需要限制给定数据集的时间范围，以使得该假设能够适用。另一种情况是某些特定离散协变量的风险是不成比例的。这时，我们可以用该离散协变量对异质人群进行分层，并在每层内对其他协变量拟合 PH 模型。在这里，每层的研究对象都有一个任意的基线风险函数。这称为分层 Cox 回归模型（stratified Cox regression model）。通常，这样做应该会改善比例性。具体来说，对于第 j 层，$h_j(t \mid X) = h_{0j}(t) e^{x'\beta}$，$j = 1, \cdots, J$。在此模型中，假设每层的回归系数相同，尽管基线风险函数可能不同且完全未指定。基于如前所述的偏似然的推断，其中偏对数似然函数是 J 个偏对数似然函数的和，每层使用特定层中个体的数据。

软件和例 6.2

附录 6.6 提到了 20 名 III 级胶质瘤 (glioma) 患者和 17 名胶质母细胞瘤 (glioblastoma, GBM) 患者接受放射免疫疗法辅助治疗（n=18）与标准治疗作为对照（n=19）的研究（Grana 等，2002）。该研究的生存数据集可从 R 的 coin 包（Everitt 和 Hothorn，2010）获得。附录 6.6 和附录 6.7 分别显示了 R 中来自 survival 包的 coxph 函数和 SAS 的 PROC PHREG，可以拟合分层 Cox 回归模型，并获得点估计值及其标准误和系数的检验结果（作业 6.2）。

6.5 基线累积风险估计和生存函数估计

我们之前讨论过 $\log(-\log(S(t)))$ 对时间的关系图，用生存率的 KM 估计来检查比例风险假设。该方法仅限于一个分类协变量。为了扩展到具有其他协变量的 PH 模型，我们将在第 6.6 节中使用残差图。为此，我们首先需要估计累积基线风险函数并获得具有协变量的拟合生存时间。（回想一下，第 6.4 节中当所关注的是对回归系数进行推断时，基线风险函数完全可以忽略。）

根据先前所述，我们有 D 个不同的、有序的事件时间 $t_1 < t_2 < \cdots < t_D$ 和在 t_i 时的事件数 d_i。在 t_i 时的估计基线风险函数由下式给出：

$$\frac{d_i}{\sum_{j \in R_i} e^{x'_j \widehat{\beta}}} \tag{6.12}$$

其中 $\widehat{\beta}$ 是 β 的偏似然估计量，它具有 MLE 的良好大样本特性。累积基线风险函数 $H_0(t) = \int_0^t h_0(s)ds$ 的估计量由下式给出：

$$\widehat{H}_0(t) = \sum_{t_i \leqslant t} \left[\frac{d_i}{\sum_{j \in R_i} e^{x'_j \widehat{\beta}}} \right] \tag{6.13}$$

因此，$\widehat{S}_0(t) = e^{-\widehat{H}_0(t)}$。这是对协变量 $X = 0$ 的个体的估计基线生存函数。对于具有协变量 X 的个体，估计或拟合的生存函数由下式给出：

$$\widehat{S}(t;X) = \left(\widehat{S}_0(t) \right)^{e^{X'\widehat{\beta}}} \tag{6.14}$$

在 SAS PROC PHREG 中，$X'\widehat{\beta}$ 在使用残差的模型检查中被称为线性预测量（linear predictor）。

6.6　模型诊断的残差

与通常的回归分析或 logistic 回归分析一样，模型诊断和有影响的观察值或异常值检测（所谓的"按例分析"）是建模的重要部分。Cox 回归模型中使用的某些协变量可能需要做一些转换，或者一些回归系数可能是随时间变化的，以获得更好的拟合或满足比例假设。残差分析是此类模型诊断和模型"按例分析"的组成部分。一些残差可以在 SAS 或 R 包中应用。这里我们讨论两种残差：①鞅残差（martingale residuals），这对于检查某些协变量是否需要转换很有用；②伪残差（pseudo-residuals），这对于检查协变量变换和时间依赖性系数都很有用。后者对于应用受限平均生存时间（restricted mean survival time，RMST）分析作为处理非比例风险的方法之一也是有用的，我们将在第 6.7.3 节中讨论。

6.6.1　鞅残差

使用附录 4.2 中的符号，生存数据观测值是三联体 (T_i, δ_i, X_i)，$i = 1, \cdots, n$。第 i 个观测的鞅残差定义为：

$$r_i = \delta_i - \widehat{H}_0(T_i) e^{x'_i \widehat{\beta}} \tag{6.15}$$

其中 $\widehat{H}_0(T_i)$ 来自公式 6.13，即 T_i 时刻累积基线风险函数的估计量。鞅残差是个体在给定随访时间 T_i 时，结局（事件/删失状态，0 或 1）与模型的预期值之间的差异。对于大样本，如果模型适合数据，则这些残差是不相关的并且均值为 0。因此，它们可用于模型诊断。

我们可以拟合包括所有预定协变量集合 X 的 PH 模型，并获得鞅残差。我们首先将它

们与 $X'\hat{\beta}$ 线性预测量作图。假设存在趋势，并且我们怀疑连续协变量（例如 X_1）可能需要转换。令 $X = (X_1, X^*)$，其中 X_1 是所考虑的协变量，X^* 是假设独立于 X_1 的其余协变量。为了寻找 X_1 的转换形式，将其表示为 $f(X_1)$，我们首先仅用 X^* 拟合数据（与 β^* 对应）。由于

$$H(t; X) = H_0(t) e^{X^{*'}\beta^*} e^{\gamma f(X_1)}$$

我们可以通过拟合包括协变量 X^* 的 Cox 模型获得鞅残差。然后将残差对 X_1 绘图。[可以应用 LOESS 或 LOWESS 平滑来更好地观察趋势，参见 Cleveland（1979）。平滑拟合局部多项式回归，使用 SAS 中的 PROC LOESS 或 R 中的程序 loess。] 如果趋势是线性的，则不需要转换。如果趋势中出现阈值，则建议对 X_1 进行二分类处理。

另一个密切相关的残差称为偏差残差（deviance residual），它是鞅残差的一种变换：

$$d_i = \text{sign}(r_i)\sqrt{2\left[-r_i - \delta_i \log(\delta_i - r_i)\right]} \tag{6.16}$$

对数和平方根函数使偏差残差更加对称。因此，较大的偏差残差提示存在异常值或有影响的观测值。SAS PROC PHREG 和 R 包都提供了鞅残差和偏差残差（以及其他残差）。

软件和例 6.3

附录 6.8 显示了获得鞅残差和偏差残差的 SAS 步骤，并根据拟合模型进行了残差对线性预测量 $X'\hat{\beta}$ 的绘图。可以使用线性回归分析散点图，以验证鞅残差和偏差残差与线性预测量的每一个图的截距和斜率（作业 6.4）。我们还可以通过绘制不含年龄协变量的 PH 模型的鞅残差图来检查年龄协变量，并使用 LOESS 平滑拟合来确定以 55 岁为界对年龄进行二分类划分是否合适（作业 6.5）。

6.6.2　伪观察值和伪残差

令 $I(Y > t)$ 为生存指示指标。$S(t) = \Pr(Y > t) = E[I(Y > t)]$。由于存在右删失，并不总是能观察到 $I(Y > t)$，所以想法是用伪观察（pseudo-observation）替换 $I(Y > t)$。对于样本大小为 n 的三联体 (T_i, δ_i, X_i)，$i = 1, \cdots, n$，生存指示指标 $I(Y_i > t)$ 在时间 $t \geq 0$ 时的伪观察 i 是"去一法（leave-one-out）"（jackknife）观察，定义为：

$$S_i(t) \equiv n\hat{S}(t) - (n-1)\hat{S}_{-i}(t) \tag{6.17}$$

其中 $\hat{S}(t)$ 是基于全部 n 个（观察到的或删失的）事件时间的 KM 估计值，$\hat{S}_{-i}(t)$ 是去掉个体 i 后，基于剩下的 $n-1$ 个对象计算的 KM 估计值。如果 t 大于数据中的最大时间，则设 $\hat{S}(t) = 0$。伪观察是针对未经删失和删失的事件时间定义的。注意 $E[S_i(t)] \approx nS(t) - (n-1)S(t) = S(t)$。这些伪观察可用于对 RMST 执行回归分析，以及对风险回归模型进行模型检查（拟合优度检查）。我们接下来就会讨论模型检查，并且稍后在第 6.7.3 节中讨论 RMST 的回归分析。

令 $\hat{S}(t|\boldsymbol{X}_i)$ 为个体 i 的 Cox PH 模型拟合结果。原始残差定义为 $S_i(t) - \hat{S}(t|\boldsymbol{X}_i)$。标准化伪残差是通过将原始残差除以没有删失时 $S_i(t)$ 的标准误的简单形式而获得的（Perme 和 Andersen，2008；Andersen 和 Perme，2010）：

$$e_i(t) = \frac{S_i(t) - \hat{S}(t|\boldsymbol{X}_i)}{\sqrt{\hat{S}(t|\boldsymbol{X}_i)\left[1 - \hat{S}(t|\boldsymbol{X}_i)\right]}} \tag{6.18}$$

为了检查特定的协变量 X^*，Cox PH 模型假设系数 β^*（即效应 X^*）在时间上是恒定的，并且协变量效应是线性的。我们可以使用带有 LOESS 平滑曲线的散点图绘制 $e_i(t)$ 与 X^* 的关系。如果模型很好地拟合数据，我们预计在任何时间点都没有趋势。如果不满足这两个假设中的任何一个，我们就会看到某种趋势。如果线性效应不符合，趋势的模式可能提示对 X^* 的非线性变换形式 $g(X^*)$。如果我们看到从某个时间点到另一个时间点有变化的趋势，那么效应 β^* 应该是 $\beta^*(t)$，即不是恒定的。在实际应用中，我们将只选择少数几个时间点来做 LOESS 平滑曲线的残差图，例如事件时间的第 20、40、60 和 80 百分位数对应的时间点。

6.7 非比例风险的方法

如前所述，（计分）log-rank 检验在生存函数相同的零假设下总是有效的，并且在 PH 模型下最优，但在 PH 不成立时不一定能有效检验组间差异。近年来，在肿瘤免疫治疗试验中，因为治疗效应有延迟的趋势，非比例风险（non-proportional hazards，NPH）生存数据更加多见了，例子可见 Cohen 等（2018）和 Burtness 等（2019）。在处理 NPH 数据时，有几种选择：(a) 如我们之前所述，将离散协变量进行分层和对连续协变量进行转换，应始终首先考虑此选项。(b) 将 PH 回归限制在一个更合适的时间段中。此选项更适用于探索性分析，因为时间段的选择是事后进行的。(c) 纳入时间依赖效应的参数。此选项增加了模型的复杂性。(d) 更换不同的处理效应度量，而不是采用恒定的风险比。(e) 加权估计或采用不同检验的组合。下面，我们简要讨论三种方法：最大组合检验（max-combo test）、平均风险比的 WCR 以及 RMST 方法。最大组合检验被视为上述（e）选项。RMST 方法是（d）选项的一种。平均风险比的加权回归是（d）和（e）选项兼具的情形。当可能出现 NPH 时，如何通过中期分析进行数据监查是当前的研究课题。对于这个话题，读者可参考 Huang（2021），在那里可以找到详细的讨论。

6.7.1 加权 log-rank 检验 $G(\rho, \gamma)$ 不同组合中的最大值

对于将处理组作为唯一的协变量的情形，Fleming 和 Harrington（1991）定义了一类加权 log-rank 统计量作为公式 6.2 的一个推广：

$$G(\rho, \gamma) = \frac{\left[\sum_{i=1}^{D} w_{t_i}\left(O_{t_i} - E_{t_i}\right)\right]^2}{\sum_{i=1}^{D} w_{t_i}^2 V_{t_i}} \tag{6.19}$$

权重函数一般为 $w(t; \rho, \gamma) = \left[\hat{S}(t-)\right]^{\rho} \left[1 - \hat{S}(t-)\right]^{\gamma}$，$\rho \geqslant 0$，$\gamma \geqslant 0$，其中 $\hat{S}(t-)$ 是在时间 t 处合并生存函数的左连续 KM 估计。这就是所谓的 $G(\rho, \gamma)$ 族的加权 log-rank 检验。$G(0, 0)$ 是 log-rank 检验，它沿时间对所有事件进行平均加权；$G(1, 0)$ 是 Wilcoxon-Mann-Whitney 检验的 Peto-Peto 版本（Peto 和 Peto，1972），它更重视早期事件。事实上，当 $\rho > 0$，$\gamma = 0$ 时，这些检验对风险率之间的早期差异给予最大权重，而当 $\rho = 0$，$\gamma > 0$ 时，这些检验对晚期差异给予最大权重，并且 $G(1, 1)$ 对发生在中间时间的差异给予最大的权重。在没有风险趋势形状先验知识的情况下（这是常有的事情），Lin 等（2020）构造了 max-combo 检验，即 $\{G(0, 0), G(1, 0), G(0, 1), G(1, 1)\}$ 组合的最大值。Karrison（2016）推导出在生存函数相同的零假设下的联合分布，给出了需要多重检验校正的相关性结构，为 max-combo 法的计算铺平了道路。

软件和例 6.4

正如 Knezevic 和 Patil（2020）所表述的，max-combo 检验可以通过 SAS 中 PROC LIFTEST 的几个步骤轻松完成。作为练习，我们可以使用附录 6.1 中的数据集或从 sashelp.bmt 下载的数据集。也可以通过 GitHub 下载 SAS marco：https://github.com/dreaknezevic/combo-wlr（作业 6.6）。

6.7.2　加权 Cox 回归的平均风险比

max-combo 检验所基于的 $G(\rho, \gamma)$ 族加权 log-rank 检验不考虑除处理组以外的协变量。为了纳入其他协变量，可能是时间依赖的协变量，并尝试解释校正协变量的 NPH 生存时间的处理效应，Schemper（1992）、Sasieni（1993）和 Schemper 等（2009）提出了平均风险比（average hazard ratio，AHR）的概念和加权 Cox 回归（weighted Cox regression，WCR）的推断方法。当 NPH 是由于某些预后因子导致的，其对事件风险的影响随时间而变化时，WCR 似乎是一种简洁的方法，无需在分析模型中添加更多参数。我们讨论该方法及其局限性。

我们从前面讨论的偏似然函数 6.11 开始，取它的对数：

$$\log L(\beta) = \sum_{i=1}^{D} \left\{ x_i'\beta - \log \left[\sum_{k \in R_i} e^{x_k'\beta} \right] \right\} \equiv \sum_{i=1}^{D} l_i \tag{6.20}$$

对 β_j 取一阶偏导数，$j = 1, \cdots, k$：

$$\frac{\partial \log L(\beta)}{\partial \beta_j} = \sum_{i=1}^{D} \left\{ x_{ij} - \frac{\sum_{k \in R_i} x_{kj} e^{x_k'\beta}}{\sum_{k \in R_i} e^{x_k'\beta}} \right\} \equiv \sum_{i=1}^{D} \left\{ x_{ij} - \bar{x}_{ij} \right\} = \sum_{i=1}^{D} \frac{\partial l_i}{\partial \beta_j} \tag{6.21}$$

其中 $\bar{x}_{ij}$ 是在时间 t_i 的风险集中所有受试者的第 j 个协变量值的加权平均值，由风险比加权（见公式 6.9）。这是我们之前看到的计分函数。正如我们之前在 logistic 回归方法中看到的那样，将计分函数设置为零，用 Newton-Raphson 或其他迭代算法产生 β 的估计。个体（$x_{ij} - \bar{x}_{ij}$）对形成 SAS 和 R 中提供的计分残差和 Schoenfeld 残差起着重要作用，但这里不予讨论。信息矩阵通过二阶导数的负数 $\dfrac{-\partial^2 \log L(\beta)}{\partial \beta_j \partial \beta_r} = \sum_{i=1}^{D} \dfrac{-\partial^2 l_i}{\partial \beta_j \partial \beta_r}$ 获得（详细展开省略），$j, r = 1, \cdots, k$。

我们现在考虑通过引入加权分数方程来权衡（未经删失的）事件时间对偏似然的贡献。对于 $j = 1, \cdots, k$，

$$\sum_{i=1}^{D} w(t_i) \frac{\partial l_i}{\partial \beta_j} = 0 \tag{6.22}$$

其中 $w(t_i)$ 是在每一个事件时间 t_i 的权重。Lin 和 Wei（1989）提供的协方差矩阵的稳健三明治估计量（robust sandwich estimator）在代数上与使用对数偏似然的加权二阶导数获得的估计量相同。我们在这里省略了细节。显然，$w(t_i) = 1$ 是一种特殊情况，即所有事件时间的权重相等，也就是未加权的 Cox PH 模型。回想一下，当处理组是唯一的协变量时，$G(\rho, \gamma)$ 族的加权 log-rank 检验中的权重是 $w(t; \rho, \gamma) = \left[\hat{S}(t-)\right]^{\rho} \left[1 - \hat{S}(t-)\right]^{\gamma}$，$\rho \geq 0$，$\gamma \geq 0$。当使用上述权重函数时，基于偏似然的加权计分检验简化为 $G(\rho, \gamma)$ log-rank 检验。

然而，对于 WCR，Schemper 等（2009）更偏向于以下权重函数：

$$w(t) = \hat{S}(t) \hat{U}(t)^{-1} \tag{6.23}$$

其中 $\hat{U}(t)$ 表示删失分布的 KM 估计量，或等同地表示潜在的随访分布。$\hat{U}(t)$ 是通过反转用于 $\hat{S}(t)$ 的删失指示指标 δ 的定义而获得的。Schemper 等（2009）解释道，将 $\hat{U}(t)^{-1}$ 放入权重函数是为了补偿由早期删失导致的观测事件减少："在协变量存在时间依赖效应的情况下，对对数偏似然的贡献幅度随 t 不同而变化，并且随着时间 t 的延续，删失的比例逐渐增加，进而导致时依效应对对数偏似然值的影响逐渐减小，因此需要在删失下用 $\hat{U}(t)^{-1}$ 重建未删失情况以估计平均风险比（$e^{\hat{\beta}}$）。"他们还建议将分析的时间范围限制在更紧凑的随访过程中（而不是到最后一个事件发生时），以便对回归系数有更稳定的估计。当样本中相对较少的个体比其他人经历更长的随访（没有事件）时，这些个体的事件时间的权重会很大，因此会降低估计的稳定性。

注意，当没有删失时，$\hat{U}(t) = 1$ 且 $w(t) = \hat{S}(t)$。此外，在除处理组之外没有其他协变量的情况下，用于比较处理组的 WCR 计分检验与 $G(1, 0)$ 相同，即 Wilcoxon-Mann-Whitney 检验的 Peto-Peto 版本，正如前面提到的那样。有其他协变量时，在风险收敛的情况下，这个 WCR 对早期事件赋予更多权重将更有把握检测出处理效应随时间推移而减弱的组间差异。由于风险比不是恒定的，因此所得的 $e^{\hat{\beta}}$ 应解释为加权平均风险比。然而，总体平均风险比的定义尚未确定。

对于两个处理组 $i = 0, 1$，Schemper 等（2009）支持 Kalbfleisch 和 Prentice（1981）的定义：

$$\text{AHR} = \frac{\int \left(\frac{h_1(t)}{h(t)} \right) w(t) f(t) \mathrm{d}t}{\int \left(\frac{h_0(t)}{h(t)} \right) w(t) f(t) \mathrm{d}t} \tag{6.24}$$

其中 $h_i(t) = f_i(t) / S_i(t)$，$h(t) = h_0(t) + h_1(t)$，$f(t) = (f_0(t) + f_1(t)) / 2$，$w(t) = (S_0(t) f_1(t) + S_1(t) f_0(t)) / (f_0(t) + f_1(t))$。公式 6.24 可简化为：

$$\text{AHR} = \frac{\int S_0(t) f_1(t) \mathrm{d}t}{\int S_1(t) f_0(t) \mathrm{d}t}$$

上式可以重写，以给出更直观的解释：

$$\text{AHR} = \frac{\int \Pr(T_0 > t) f_1(t) \mathrm{d}t}{\int \Pr(T_1 > t) f_0(t) \mathrm{d}t} = \frac{\Pr(T_0 > T_1)}{1 - \Pr(T_0 > T_1)} \tag{6.25}$$

最后一个度量是 $\Pr(T_0 > T_1)$ 的比数（odds），Schemper 等（2009）称为一致比（odds of concordance，OC），它不需要满足比例风险也可解释。

尽管上述 AHR 与来自 WCR 的 e^{β} 的渐近表示之间缺乏直接的数学关系，Schemper 等（2009）使用数字模拟，基于 e^{β} 和作为上述 AHR 估计值的 $e^{\hat{\beta}}$ 值，对用于检验处理效应的 WCR 检验的 α 水平、把握度进行了研究。在几种不同的生存函数和风险函数以及删失程度的情景下，以 $\hat{S}(t)\hat{U}(t)^{-1}$ 为权重的 WCR 在检验处理效应和估计 AHR 的各个方面都是非常令人满意的。

软件和例 6.5

SAS marco WCM 和 R 包 coxphw 可在 www.muw.ac.at/msi/biometrie/programs 获得，也可见于 https://cemsiis.meduniwien.ac.at/kb/wf/software/statistische-software/。

示例数据集 "gastric" 显示 1 年后的非比例风险模式。附录 6.9 使用 R 包完成示例（作业 6.7）。附录 6.10 是另一个示例，第二个数据集 "biofeedback" 使用 phcoxw 拟合了带有时间依赖协变量的 NPH 模型（作业 6.8）。

6.7.3 使用伪观察的 GEE 估计限制平均生存时间（RMST）

与上一节讨论的采用 WCR 分析的平均风险比不同，RMST 定义明确，推断方法也已得到很好的建立。我们从生存数据中的一个基本参数开始，即在时间 t 的平均剩余寿命（mean residual life），$\mathrm{mrl}(t)$。它被定义为 $E(Y - t \mid Y > t)$。对于年龄 $= t$ 的人，此参数表示预期的剩余寿命。在数学上，$\mathrm{mrl}(t) = \dfrac{\int_t^{\infty} (y - t) f(y) \mathrm{d}y}{S(t)}$。平均寿命（mean life）为 $\mu = \mathrm{mrl}$

$(0) = E(Y) = \dfrac{\int_0^{\infty} y f(y) \mathrm{d}y}{S(0)} = \int_0^{\infty} y f(y) \mathrm{d}y = \int_0^{\infty} y \mathrm{d}F(y) = \int_0^{\infty} S(y) \mathrm{d}y$，使用分部积分。因此，平

均生存时间（如果存在）是生存曲线下的面积。然而，由于右删失，平均生存时间通常可能不明确。相反，限制平均生存时间 $\mu(\tau)$ 更为合适，它是限制在某个范围（$\tau > 0$）的生存时间的平均值，等于生存曲线 $S(t)$ 从 $t=0$ 到 $t=\tau$ 之下的面积：

$$\mu(\tau) = E(\min(Y, \tau)) = \int_0^\tau S(t)\,dt \tag{6.26}$$

在确证性研究中，应预先确定截止时间。研究设计中应考虑具有临床意义的研究结束时间。可能有人认为，定义参考时间点的需要实际上是一个优势，因为它明确地将试验的时间维度纳入结果，这通常是研究设计的一部分，但在数据分析中被忽略了；中位数和风险比都没有明确考虑到这一点。

RMST 是事件时间分布的稳健且临床可解释的汇总度量，它不依赖于风险比度量中的 PH 假设。不同于仅代表"快照"的中位生存时间，RMST 即使在重度删失下也是可估计的，而且涵盖了直至时间 τ 的生存曲线。由于 RMST 不依赖于 PH 假设，并且其估计值兼容了事件数量和暴露时间，因此对治疗组和对照组 RMST 的差异或比率的检验可能更适合根据事件发生时间终点来确定处理效应（例如参见 Uno 等，2014）。生存分析中除了量化组间差异的风险比外，模拟研究和文献中的真实数据分析表明，RMST 在所有典型的非比例模型中都有出色的表现（Royston 和 Parmar，2011；Andersen、Hansen 和 Klein，2004）。有参数和非参数方法来估计校正协变量的 RMST。Royston 和 Parmar（2011）详细介绍了参数方法。在这里，我们研究了两种处理删失的非参数方法：一种是基于 Andersen、Hansen 和 Klein（2004）的伪观察，另一种是利用 Tian 等（2014）的删失逆概率加权（inverse probability of censoring weighting，IPCW）。这两种非参数方法的优势在于都使用了成熟的广义线性模型（GLMs）进行稳健推断。此外，伪观察给出伪残差，该副产物对于我们之前讨论的模型诊断很有用。IPCW 是 $\widehat{U}(t)^{-1}$，它出现在 WCR 中，是上一节讨论的权重的一个组成部分。

人们感兴趣的衡量处理效应参数是 RMST，$\mu(\tau) = \int_0^\tau S(t)\,dt$。通过引入 $S(t)$ 的 KM 估计，我们得到一个近似的无偏估计量 $\widehat{\mu}(\tau) = \int_0^\tau \widehat{S}(t)\,dt$。然后，将等式 6.17 中生存函数的伪观察 $S_i(t)$ 通过下式转换为 RMST 的伪值：

$$\widehat{\mu}_i(\tau) \equiv \int_0^\tau S_i(t)\,dt = n\int_0^\tau \widehat{S}(t)\,dt - (n-1)\int_0^\tau \widehat{S}_{-i}(t)\,dt \equiv n\widehat{\mu}(\tau) - (n-1)\widehat{\mu}_{-i} \tag{6.27}$$

对于给定的协变量 X_i，回归模型相当于 $\mu(\tau \mid X_i)$ 如何随 X_i 变化。这是通过使用 GLM，以 RMST 的伪值 $\widehat{\mu}_i(\tau)$ 作为反应变量完成的。对于 $\widehat{\mu}_i(\tau)$，它与协变量有一个连接函数，而且其简单工作方差 $=1$。$\mu(\tau \mid X_i)$ 的连接函数 g 满足 $g(\mu(\tau \mid X_i)) = X_i'\beta$。注意，在对 RMST 的 GLM 设置中，这里的回归系数与 Cox PH 回归模型中的回归系数含义不同，我们需要在 X 上添加一个列向量 1，对应于截距 β_0。连接函数的两个典型选择是对数函数和恒等函数。对于对数连接，即为对数线性模型：

$$\log E\left[\min(Y_i, \tau)\right] = \beta_0 + X_i'\beta$$

校正协变量的处理效应是 RMST 的比值，由 $e^{\widehat{\beta}}$ 估计。对于恒等连接，即为线性模型：

$$E\left[\min(Y_i, \tau)\right] = \beta_0 + X_i'\beta$$

校正协变量的处理效应是 RMST 的差值，由 $\hat{\beta}$ 估计。回归系数的半参数估计是通过求解广义估计方程（generalized estimating equation，GEE）获得的，而 GEE 估计的标准误可以从稳健的"三明治（夹层）估计量"（sandwich estimator）获得（Zeger 和 Liang，1986）。

软件和例 6.6

RMST 分析可以在 SAS 或 R 中执行。在 R 中，伪值回归方法可在 KMsurv 包中找到。附录 6.11 说明了在 survRM2 包中使用 biofeedback 数据进行 IPCW 分析的方法（作业 6.9）。在附录 6.12 中，我们展示了 SAS PROC RMSTreg，在 model 语句中使用选项 method=pv（用于伪值）或 =IPCW（删失逆概率加权）（作业 6.10）。

附录 6.1 数据集 sorafos

```
# Arm:A(Sorafenib high dose), B(Sorafenib low dose)
# censor:0(uncensored), 1(censored)
# os:overall survival in months
```

	arm	censor	os
1	A	0	51.8000
2	A	0	45.4000
3	A	1	54.9000
4	A	1	54.8333
5	A	0	25.7667
6	A	0	17.4667
7	A	1	62.3333
8	A	0	39.0333
9	A	0	55.5333
10	A	0	48.4667
11	A	0	53.7333
12	B	0	28.9333
13	B	0	25.7667
14	B	1	46.5000
15	B	0	0.7333
16	B	0	26.2667
17	B	0	3.3000
18	B	0	1.5000
19	B	1	0.9333
20	B	0	20.5000
21	B	0	13.0000
22	B	1	3.9000

23	B	1	36.5333
24	B	0	17.0333
25	B	1	35.3333
26	B	1	3.8333
27	B	0	28.9000
28	B	1	13.7333
29	B	1	4.0333
30	B	0	11.4333
31	B	1	1.0333
32	B	0	18.2667
33	B	0	13.9000
34	B	1	23.2333
35	B	1	21.6000
36	B	1	1.2667
37	B	1	20.6333
38	B	1	20.0667
39	B	1	18.8000
40	B	1	13.5667

附录 6.2　使用 SAS PROC LIFETEST 绘制 Kaplan-Meier 图

```
proc lifetest data = sorafos plots =survival(test atrisk);
time os*censor(1);
strata arm;
run;
```

附录 6.3　使用 SAS PROC LIFETEST 绘制 $\log(-\log S(t))$ 对 $\log(t)$ 的图

```
proc lifetest data = sorafos plots =(s lls);
time os*censor(1);
strata arm;
run;
```

附录 6.4　将 SAS 数据集导出到 R

```
/* In SAS to export the SAS dataset sorafos to mydata.xpt */
```

```
/* Need to have the SAS dataset sorafos ready first. */
   libname out xport 'D:\mydata.xpt';
   data out.mydata; set sorafos; Run;
# In R to import the data mydata.xpt
# Need to install the Hmisc package first.
   library(Hmisc)
   mydata <- sasxport.get("D:/mydata.xpt")
```

附录 6.5 使用 R 程序进行 log-rank 检验以及绘制 Kaplan-Meier 图

```
# Need to install the package survival in R first.
   library("survival")
   survdiff(Surv(os,censor)~arm, data=mydata)
Call:
survdiff(formula = Surv(os,censor)~ arm,data =
mydata)
      N     Observed     Expected     (O-E)^2/E     (O-E)^2/V
arm=A  11        3        10.56          5.41          16.6
arm=B  29       16         8.44          6.76          16.6
Chisq= 16.6 on 1 degrees of freedom, p= 5e-05
plot(survfit(Surv(os,censor)~ arm, data = mydata),
xlab="Time(months)", ylab="Survival Probability")
```

附录 6.6 在 R 包中用 coxph 做 Cox 回归分析，用 cox.zph 做比例风险检查

```
# Need to install the package coin in R first.
# Use R functions to obtain and study the dataset "glioma".
   data("glioma", package="coin")
   ??glioma
   summary(glioma)
   print(glioma)
# Fit a stratified PH model with age, sex, and group as
   covariates.
   fit <- coxph(Surv(time, event)~ age + sex + group +
   strata(histology), data=glioma)
   print(fit)
```

```
# The above only shows tables of coefficients
# Check PH model:coefficient constant or not?
  temp <- cox.zph(fit)
  print(temp)           # Also only see tables, we need to
  plot beta versus time:
  plot(temp, var="age")
  plot(temp, var="sex")
  plot(temp, var="group")
```

注意：绘图给出了时间依赖的协变量系数 beta (t) 的估计值。如果比例风险假设成立，则真实的 beta (t) 函数将是一条水平线。表格提供了斜率为 0 的计分检验结果。对图形进行的线性拟合将与计分检验近似。

附录 6.7　使用 SAS PROC PHREG 进行分层 Cox 回归分析

```
/* SAS automatically converts the event="true"(from R)to
   =1(uncensored)*/
/* Also plot KM survival with confidence interval */
   proc phreg data=one plots(cl)=s;
   class group sex histology;
   model time*event(0)= age sex group;
   stratum histology;
   run;
```

附录 6.8　使用 SAS PROC PHREG 的绘图和检验功能进行残差分析

```
proc phreg data=one noprint;
  class group sex histology;
  model time*event(0)= age sex group;
  stratum histology;
  output out=Outp xbeta=Xb resmart=Mart resdev=dev;
run;
*proc print data=outp;
run;

/*
The following statements plot the residuals against the
```

```
linear predictor scores:
*/
    title "Glioma Study";
    proc sgplot data=Outp;
      yaxis grid;
      refline 0 / axis=y;
      scatter y=Mart x=Xb;
      run;
    proc sgplot data=Outp;
      yaxis grid;
      refline 0 / axis=y;
      scatter y=Dev x=Xb;
      run;
/* Check age factor by leaving out age */
    data two; set surv.glioma;
    proc phreg data=two noprint;
      class group sex histology;
    model time*event(0)= histology sex group;
    *stratum histology;
    output out=Outp xbeta=Xb resmart=Mart resdev=dev;
run;
proc print data=outp;
run;
proc sgplot data=Outp;
    yaxis grid;
    refline 0 / axis=y;
    scatter y=Mart x=age;
run;
/* We can also use proc gplot or better yet, proc loess for
   smoothing fit of the martingale residual versus age */
    proc gplot data=Outp;
    plot Mart*age;
    run;
    proc loess data=Outp;
    model mart=age;
    run;
/* Create a time dependent variable Aget inside PROC PHREG.
   Use the test statement to test the time dependent covariate
   Aget. */
    proc phreg data=one;
```

```
   class group sex histology;
   model time*event(0)= age sex group histology aget;
   aget = age*log(time);
   proportionality_test:test aget;
 run;
```

注意：如上所示，可以通过创建协变量和生存时间函数（例如时间对数）的交互项来生成时间依赖的协变量，并将其纳入至模型中，全部放在一起进行检验。只要新创建的时间依赖协变量是有显著性意义的，则这些协变量就是非比例的。

附录 6.9 使用 R 中的 coxphw 进行非比例风险（NPH）的加权 Cox 回归

```
# Need to install the package coxphw in R first.
# Use R functions to obtain and study the dataset "gastric".
 library("coxphw")
 data("gastric",package="coxphw")
 ?gastric
 summary(gastric)
 print(gastric)
# Do the KM estimate,log-rank test with PH model first.
# Notice the time in the dataset is in Days,not Yrs.
 survdiff(Surv(time,status)~radiation,data=gastric)
 plot(survfit(Surv(time/365,status)~ radiation,data =
 gastric),
     xlab="Time(yrs)",ylab="Survival Probability")
 coxph(Surv(time,status)~radiation,data=gastric)
# Examine the KM plot and notice the NPH phenomenon
# To use a piecewise(unweighted)PH model(template="PH"
below)with cut-off at Day 365.
 fun <- function(t)as.numeric(t > 365)
 coxphw(Surv(time,status)~ radiation + fun(time):radiation,
           data=gastric,template="PH")
# Or change time(in days)to time/365(in yrs)
 fun <- function(t) as.numeric(t > 1)
 coxphw(Surv(time/365,status)~ radiation +
 fun(time/365):radiation,
        data=gastric,template="PH")
```

注意：变量 radiation 是二分类的（无放疗仅化疗 = 0，化疗加放疗 = 1）。上述模型中的第二项是二分类变量 time 和 radiation 的交互作用。变量 radiation 的 HR 估计值（exp（coef）），即有放疗与无放疗相比的效应，在第一周期为 2.405，因为在这一周期，fun(yrs) 等于 0。fun(yrs):radiation 的 HR 必须解释为两个时间周期的 HR 的比值，即第二个周期的 HR 除以第一个周期的 HR。因此，第二周期的 HR 是两个 HR 的乘积，即 $2.405 \times 0.227 = 0.546$，或者是两个回归系数和的指数，即 $\exp(0.8774 - 1.4826) = \exp(-0.6052) = 0.546$，是一样的。

```
# If not to break to 2-pieces and to fit model by unweighted
# estimation(PH template):
  fit1 <- coxphw(Surv(time,status)~ radiation +
  time:radiation,data = gastric,template = "PH")
    print(fit1)
    -0.002643*365
    [1] -0.964695
```

注意：放疗有延长生存时间的效应，可从第一项的系数为正看出。交互作用项显示了风险比（放疗加化疗 vs 单独化疗）随时间变化。该项回归系数的负号表示风险比随时间而降低。非比例风险也可以从 KM 图中看出。

```
# Continue to use coxphw to do weighted Cox regression with
  average hazard ratio(AHR).
  fit2 <- coxphw(Surv(time/365,status)~ radiation,data =
  gastric,template = "AHR")
  summary(fit2)
# To see how the weight function in (6.23),i.e.,
  template="AHR",run:
  plot(fit2)
```

附录 6.10 使用 R 中的 coxphw 进行多于一个处理组协变量（存在非比例风险）的加权 Cox 回归

```
# Continue using the package coxphw with the dataset
  "biofeedback"(Denk and Kaider 1997).
# Obtain the data from the package and study it: bfb=1
  (biofeedback therapy), bfb=0(standard therapy);
  thdur = therapy duration(days)from the start of bfb/
  standard therapy(after surgery)
```

```
      to "successfully swallowing rehabilitation";
      success =1(event observed),=0(censored).
# log2heal=log2 transformed time elapsing from surgery to
  start of therapy,
# which is a healing process(confounding covariate).
# Notice the endpoint event is a "good" event,the shorter
  time the better.
        data("biofeedback",package="coxphw")
        ?biofeedback
        summary(biofeedback)
        print(biofeedback)
# Examine the KM plot and log-rank test with PH model only
  treatment group first.
        survdiff(Surv(thdur,success)~bfb,data=biofeedback)
        plot(survfit(Surv(thdur,success)~ bfb,data =
        biofeedback),xlab="Time(days)",ylab="Survival
        Probability")
        coxph(Surv(thdur,success)~bfb,data=biofeedback)
# Notice the KM plot showing some graphical evidence of NPH
  of bfb:early advantage of bfb therapy diminishing later.
        fit <- coxph(Surv(thdur,success)~ log2heal + bfb,
        data=biofeedback)
        print(fit)
# Table shows covariate-adjusted treated effect
# Check PH model:Are the coefficients constant or not?
    temp <- cox.zph(fit)
    print(temp)            # Also only see tables,we need to
    plot beta versus time:
    plot(temp,var="log2heal")
# Graph shows beta not constant
  plot(temp,var="bfb")            # Graph shows beta not constant
# Addressing Non-constant beta(i.e.,time-dependent
  effects of log2heal and bfb)
# First,still use coxph to do an extended Cox regression
  model adding the covariate log2heal and the interaction
  of log2heal with time.
# tt(x)function is "time transformation of x"
# cluster(id)is to evoke the robust sandwich estimator of
  the covariance matrix provided by Lin and Wei(1989).
        stage1 <- coxph(Surv(thdur,success)~ bfb + log2heal +
```

```
tt(log2heal)+ cluster(id),data = biofeedback,
tt = function(x,t,...)x * log(t),method =
"breslow")
summary(stage1)
# The stage 1 model improved fit. We now do WCR by coxphw
fit<-coxphw(Surv(thdur,success)~ bfb + log2heal +
log(thdur):log2heal,
                data = biofeedback,template = "AHR")
summary(fit)
plot(fit)
```

注意：当校正 log2heal 以及 log2heal 与 time 的交互作用 log (thdur): log2heal 后，bfb 的平均 HR 估计值为 1.86（95% CI 为 0.89 ~ 3.89，$p = 0.101$）。从 plot (fit) 图中，我们可以看到在这个例子中，标化总权重的变异是足够小的。

```
# We output the biofeedback data to Excel to prepare for
  the next exercise.
write.table(biofeedback,file="f:\\biofbk.csv",sep=",",col.
names=NA)
csvbiofbk<-read.table("f:\\biofbk.csv",header=TRUE,
sep=",",row.names=1)
```

附录 6.11　使用 biofeedback 数据集和 R 中的 survRM2 通过 IPCW 方法对非比例风险（NPH）数据进行 RMST 分析

```
# Need to install the package survRM2 in R first.
  library(survRM2)
# Read in the dataset
  csvbiofbk<-read.table("f:\\biofbk.csv",header=TRUE,
  sep=",",row.names=1)
  summary(csvbiofbk)
  head(csvbiofbk)
# Create time,status and group variables
    time = csvbiofbk$thdur
    status = csvbiofbk$success
    group = csvbiofbk$bfb
# Create the covariate matrix from the dataset
    x= csvbiofbk[,c(6)]
    head(x)
```

```
# First do RMST without covariate(to see what tau might
  be set)
# Use the max time as the default tau,which is 100 days
  obj=rmst2(time,status,group)
  plot(obj,xlab="Years",ylab="Probability")
# Now do RMST with covariate(and set Tau=85 days)
  rmst2(time,status,group,tau=85,covariates=x)
```

附录 6.12　使用 SAS PROC RMSTreg 对非比例风险 (NPH) 数据进行 RMST 分析

```
/* Continue using the dataset "biofeedback" (from Appendix
   6.11);
/* Output the pseudo-values for model diagnostics;
   proc rmstreg data=biofbk tau=85 OUTPV=pseudov;
     class bfb;
     model thdur*success(0) = bfb log2heal / link=log
     method=pv;
   run;
/* Fit with the IPCW method;
   proc rmstreg data=biofbk tau=85;
     class bfb;
     model thdur*success(0) = bfb log2heal / link=log
     method=IPCW;
   run;
```

作业 6.1

　　使用附录 6.1 中的数据，并按照附录 6.2 至附录 6.5 中的操作指引，在 SAS 和 R 中获得 KM 图、$\log(-\log(t))$ 对 $\log(t)$ 图，以及 log-rank 检验。本数据集的比例风险假设是否成立？

作业 6.2

　　使用附录 6.6 所示的 glioma 数据集。按照操作指引拟合以 age、sex 和 group 为协变量的分层 PH 模型。根据风险比解释每一个回归系数的结果。比较 R 中 coxph 函数的结果（见附录 6.6）和 SAS 中 PROC PHREG 的结果（见附录 6.7）。

作业 6.3

继续作业 6.2，使用 R 中的 cox.zph 对 glioma 数据中的每一个协变量进行模型检查。讨论图表中是否提示生存时间上可能存在一些时间依赖的协变量效应。哪一个协变量（sex、age 或 group）违反了 PH（常数回归系数）假设？

作业 6.4

继续作业 6.2，并按照附录 6.8 绘制残差对拟合模型的线性预测分数的图形。你发现存在任何趋势吗？通过残差对线性预测分数的线性回归分析验证散点图。报告每幅图的截距和斜率（鞅残差和偏差残差）。

作业 6.5

继续作业 6.4。拟合没有协变量 age 的 PH 模型。获取此模型的鞅残差，并将其对 age 绘图（使用散点图或 gplot 以及 LOESS 图）。是否有任何迹象表明需要转换 age？以 55 岁为界对 age 进行二分类会有帮助吗？

作业 6.6

按照 Knezevic 和 Patil（2020）给出的步骤从 sashelp.bmt 获得 BMT2 数据集并进行 max-combo 检验。

作业 6.7

按照附录 6.9 中的步骤使用 Schemper 等（2009）给出的 R 包 coxphw 中的数据集 "gastric" 来拟合 WCR。检查 KM 图以及 $\log(-\log S(t))$ 对 $\log(t)$ 的图。评论 PH 模型假设。总结并比较以下风险比估计值、95% 置信区间和 p 值：(a) Cox PH 模型（未加权）的 HR；(b) 截断时间为 1 年（365 天）的逐段 HR；(c) 使用公式 6.23 中的 AHR 作为权重的平均 HR。

作业 6.8

按照附录 6.10 使用 phcoxw 包为具有时间依赖协变量的 biofeedback 数据集拟合 WCR。

作业 6.9

按照附录 6.11，通过添加 log2heal*log（t）的交互项，使用 R 包中的 survRM2 进行 RMST 分析。与作业 6.8 比较并解释结果。

作业 6.10

继续作业 6.9，使用 SAS PROC RMSTreg 的伪值方法以及 IPCW 方法进行分析。与作业 6.9 的结果进行比较。

（许根宁 译）

参考文献

Andersen PK and Gill RD. (1982). Cox's regression model for counting process: A large sample study. *The Annals of Statistics* 10: 1100–1120.

Andersen PK and Perme MP. (2010). Pseudo-observations in survival analysis. *Statistical Methods in Medical Research* 19: 71–99.

Andersen PK, Hansen MG, Klein JP. (2004). Regression analysis of restricted mean survival time based on pseudo-observations. *Lifetime Data Analysis* 10: 335–350.

Beigel JH, Tomashek KM, Dodd LE, et al. (2020). Remdesivir for the Treatment of Covid-19 — Final Report. *The New England Journal of Medicine* 383: 1813–1826.

Breslow NE (1974). Covariance analysis of censored survival data. *Biometrics* 30:89–99.

Burtness B, Harrington KL, Greil R, et al. (2019). Pembrolizumab alone or with chemotherapy versus cetuximab with chemotherapy for recurrent or metastatic squamous cell carcinoma of the head and neck (KEYNOTE-048): a randomised, open-label, phase 3 study. *Lancet* 394: 1915–1928

Cleveland WS. (1979). Robust locally weighted regression and smoothing scatterplots. *J. of American Statistical Assoc.* 74: 829–836.

Cohen EEW, Soulières D, Le Tourneau C, et al. (2018). Pembrolizumab versus methotrexate, docetaxel, or cetuximab for recurrent or metastatic head-and-neck squamous cell carcinoma (KEYNOTE-040): a randomised, open-label, phase 3 study. *Lancet* 2018; published online Nov 30. http://dx.doi.org/10.1016/S0140-6736(18)31999-8 (with Supplement).

Cox DR. (1972). Regression models and life-tables (with Discussion). Journal of the Royal Statistical Society Series B 34: 187–220.

Denk DM, Kaider A (1997). "Videoendoscopic Biofeedback: A Simple Method to Improve the Efficacy of Swallowing Rehabilitation of Patients After Head and Neck Surgery." *Journal for Oto-Rhino-Laryngology, Head and Neck Surgery.* 59: 100–105.

Efron B. (1977). The Efficiency of Cox's Likelihood Function for Censored Data. *J. of American Statistical Assoc.* 72: 557–565.

Everitt BS and Hothorn T. (2010). *A Handbook of Statistical Analysis Using R.* Second edition. CRC Press. New York.

Fleming TR & Harrington DP. (1991). *Counting Processes and Survival Analysis.* New York, NY: John Wiley & Sons.

Grambsch P and Therneau T. (1994). Proportional hazards tests and diagnostics based on weighted residuals. *Biometrika* 81: 515–526.

Grana C, Chinol M, Robertson C, Mazzetta C, Bartolomei M, et al. (2002). Pretargeted adjuvant radioimmunotherapy with Yttrium-90-biotin in malignant glioma patients: A pilot study. *The British Journal of Cancer* 86: 207–212.

Harrington DP and Fleming TR. (1982). A class of rank test procedures for censored survival data. *Biometrika* 69: 553–566.

Huang J. (2021). Current topics on treatment comparison for survival endpoints with non-proportional hazards. Ph.D. Dissertation, Department of Biostatistics, Rutgers School of Public Health, Rutgers University, The State University of New Jersey.

Karrison T. (2016). Versatile tests for comparing survival curves based on weighted log-rank statistics. *The Stata Journal* 16: 678–690.

Klein JP, Gerster M, Anderse PK, Tarima S, Perme MP. (2008). SAS and R functions to compute pseudo-values for censored data regression. *Computer methods and programs in biomedicine* 89: 289–300.

Knezevic A and Patil S. (2020). Combination weighted log-rank tests for survival analysis with non-proportional hazards. SAS Global Forum 2020. Paper #5062-2020. https://www.sas.com/content/dam/SAS/support/en/sas-global-forum-proceedings/2020/5062-2020.pdf (last accessed on 1/3/2021).

Liang K-Y and Zeger S. (1986). Longitudinal data analysis using generalized linear models. *Biometrika* 73: 13–22.

Lin RS, Lin J, Roychoudhury S, et al. (2020). Alternative analysis methods for time to event endpoints under non-proportional hazards: A Comparative analysis. *Statistics in Biopharmaceutical Research* 12: 187–198.

Parner ET, Andersen PK. (2010). Regression analysis of censored data using pseudo-observations. *The Stata Journal*. 10: 408–422.

Perme PM and Andersen PK. (2008). Checking hazard regression models using pseudo-observations. *Statistics in Medicine* 27: 5309–5328.

Peto R and Peto J. (1972). Asymptotically efficient rank invariant test procedures. *Journal of the Royal Statistical Society Series A* 135: 185–207.

Royston P and Parmar MKB. (2011). The use of restricted mean survival time to estimate the treatment effect in randomized clinical trials when the proportional hazards assumption is in doubt. *Statistics in Medicine* 30: 2409–2421.

Royston P and Parmar MKB. (2013). Restricted mean survival time: an alternative to the hazard ratio for the design and analysis of randomized trials with a time-to-event outcome. *BMC Medical Research Methodology* 13: 152.

Sasieni P (1993). Maximum weighted partial likelihood estimators for the Cox model. *Journal of the American Statistical Association* 88: 144–152.

Schemper M, Wakounig S, and Heinze G. (2009). The estimation of average hazard ratios by weighted Cox regression. *Statistics in Medicine* 28: 2473–2489.

Schemper M. (1992). Cox analysis of survival data with non-proportional hazard functions. *The Statistician* 41: 455–465.

Tan A. et al. (2008). Phase I/II Trial of Letrozole (Femara®) and Sorafenib (Nexavar®) as first-line therapy in postmenopausal women with hormone receptor-positive locally advanced or metastatic breast cancer. The Cancer Institute of New Jersey Oncology Group # NJ 1107 Local Protocol # 040706. ClinicalTrials.gov NCT00634634.

Therneau TM, Grambsch PM, Fleming TR. (1990). Martingale-based residuals for survival models. *Biometrika* 77: 147–160.

Tian L, Zhao L, Wei L-J. (2014). Predicting the restricted mean event time with the subject's baseline covariates in survival analysis. *Biostatistics* 15: 222–233.

Tsiatis AA. (1981). A large sample study of Cox's regression model. *The Annals of Statistics* 9: 93–108.

Uno H, Claggett B, Tian L, et al. (2014). Moving beyond the hazard ratio in quantifying the between-group difference in survival analysis. *Journal of clinical oncology* 32: 2380–2385.

Zhao L, Tian L, Uno H, Solomon SD, Pfeffer MA, Schindler JS, et al. (2012). Utilizing the integrated difference of two survival functions to quantify the treatment contrast for designing, monitoring, and analyzing a comparative clinical study. *Clinical Trials* 9: 570–577.

Zucker DM. (1998). Restricted mean life with covariates: Modification and extension of a useful survival analysis method. *Journal of the American Statistical Association* 93: 702–709.

7

序贯设计和方法——第一部分：预期样本量和二阶段 II 期肿瘤临床试验

第 4 章中介绍了固定样本量的试验设计，此类设计通常不考虑期中分析。然而正如我们在第 1 章中提到的，临床试验通常需要在试验过程中（包括受试者持续招募的过程）周期性地对数据进行监查（monitoring）和分析，特别是涉及威胁生命的疾病（life-threatening diseases）、有潜在毒性的临床治疗、长时间随访或大样本的临床试验。在本章以及第 8 章和第 9 章中，将以肿瘤临床试验为重点介绍序贯设计（sequential designs）和期中分析的方法。

同固定样本量的试验设计一样，序贯设计试验（下文简称序贯试验）中也需要考虑与研究设计的真实性和效率相关的各类设计要点。在序贯试验中，需要特别关注对总第一类错误（α）的控制以及期中分析（interim analyses）对目标把握度（$1 - \beta$）的影响。由于可以在试验执行过程中根据研究的期中结果对试验流程进行调整，因此要特别注意保护试验的完整性（integrity），试验过程中的各类潜在问题越多，引入偏倚的风险也越高（例如在试验过程中需要禁止根据期中分析结果关闭效果较差的中心）。此外，还需要在试验方案和（或）数据分析计划（data analysis plan）中明确提前终止试验或对试验方案进行调整的判定准则（decision rules）和指导原则（guidelines）。

7.1 最大样本量和预期样本量

由于序贯试验可能提前终止，因此在序贯试验的设计中，总样本量 N 是指：如果试验一直持续至结束（而没有提前终止），其最终纳入的样本量。假如在试验招募过程中即达到了终止标准而提前结束试验，则实际样本量不会达到 N。因此，有别于非序贯试验（固定样本量试验），序贯试验的实际样本量不是一个固定的数字。在试验设计阶段计算得到的样本量 N 是序贯试验可能达到的最大样本量（maximum sample size）。序贯试验设计还将引入预期样本量（expected sample size）的概念。

为了达到与固定样本量的非序贯设计同样的统计把握度，序贯设计需要更大的最大样本量。因此在进行序贯试验的设计时，需要先根据第 4 章中介绍的样本量公式求得固定样本量设计下的样本量，再根据序贯试验的具体设计对样本量进行放大。这种对最大样本量的放大也反映了进行额外的期中监查所付出的潜在成本。但另一方面，由于序贯试验允许提前结束试验，因此其预期样本量小于同样假设下的固定样本量设计。

下一节将通过 II 期肿瘤临床试验来阐明上述关于最大样本量和预期样本量的不同特性。

7.2　Ⅱ期肿瘤临床试验中的单阶段设计和二阶段设计

7.2.1　概述

　　Ⅱ期肿瘤临床试验的主要目的是评价一项新的治疗方案（通常为药物或治疗方案与其他临床干预的组合）对于特定类型的肿瘤是否有足够的疗效，值得继续进行更进一步的（Ⅲ期）研究。Ⅱ期肿瘤临床试验与其他疾病试验的主要区别是Ⅱ期肿瘤临床试验通常不设置同期对照，而采用单臂（single-arm）设计，与历史数据进行比较（对于采用历史对照的Ⅱ期肿瘤试验来说，其研究结果需要联合大范围的流行病学数据、文献综述和meta分析来进行解读）。为了对此类单臂试验与随机对照的Ⅱ期试验加以区分，也将单臂的Ⅱ期试验称为ⅡA期临床试验，而将随机对照的Ⅱ期试验称为ⅡB期临床试验。Ⅱ期肿瘤临床试验通常将肿瘤的缓解率作为主要评价终点。肿瘤缓解率通常定义为一个复合终点，包括肿瘤体积减小和（或）标志物的变化，以及在特定时间点仍存活且未发生终点事件（例如无进展生存，progression-free survival，PFS）。例如2000年发布的《实体瘤疗效评价标准》（*Response Evaluation Criteria in Solid Tumors*，*RECIST*）采用X线、CT和MRI作为实体瘤的评价指标。RECIST给出了标准化的评价方法，且易于使用。目前美国NCI资助的多数研究中采用了RECIST标准。通过RECIST标准可以定义临床干预的（总的）缓解率（response rate），也就是将完全缓解（complete responses，CR）和部分缓解（partial responses，PR）合并为缓解（CR+PR），将疾病进展（progressive disease，PD）和疾病稳定（stable disease，SD）合并为未缓解（PD+SD）。除了实体瘤研究中基于RECIST标准定义的缓解率以外，在针对多发性骨髓瘤（multiple myeloma，骨髓中的恶性浆细胞）的研究中也有标准的缓解率定义，详见下一章中引用的干细胞移植治疗多发性骨髓瘤的Montefiore-Einstein Ⅱ期研究方案。近年来，免疫相关疗效评价标准（immune-related response criteria evaluation，ir-RCE）也常被应用。有时研究者还会采用"地标"时间点（"landmark" time point）将生存时间转化为二分类变量，例如1年总生存（overall survival，OS）率或3个月无进展生存（PFS）率。然而这种将生存数据转化为二分类变量的方法常常会由于样本量较小而导致置信区间过宽。

　　针对Ⅱ期临床试验的假设检验通常对缓解率进行检验，其原因是缓解率便于对是否进入Ⅲ期试验做出决策。如果某一疗法的真实缓解率（π）低于某一特定水平（π_0），则可以认为该疗法不值得继续进行深入研究。另一方面，如果真实缓解率高于目标水平（π_1），则该疗法可以在更大的人群中进行深入研究（即Ⅲ期临床试验）。无意义的缓解率水平（π_0）通常根据标准治疗方案的文献回顾获得。目标缓解率水平（π_1，即备择假设）的选择通常基于对新疗法效果的预期以及是否值得深入研究综合判断，同时需要具有可行性且有前期临床数据或临床前数据作为参考。一般而言，从伦理和实际操作的角度考虑，Ⅱ期临床试验通常采用二阶段或三阶段设计，以便于在第一阶段结束后即可放弃无效的治疗方案。在20世纪60年代初期，由于当时抗肿瘤药物的效果通常较小，因此大多数研究采用Gehan（1961）二阶段设计，其中π_0设置为0。其后Simon（1989）扩展了π_0的取值，并提出了最优化设计（optimal design）和极大极小设计（minimax design）。最优化设计可以使零假设成立的条件下预期样本量最小，而极大极小设计可以使研究的最大样本量达到最小。

7.2.2　复习二项分布并使用 R 程序进行单样本情形下的样本量估计

第 3 章中作业 3.2 采用统计学教材中的二项分布表对交叉设计中配对数据进行符号检验（sign test）。下面将采用 R 软件包中的函数来实现。首先，二项分布密度函数为：

$$b\left(x;n,\pi\right)=\binom{n}{x}\pi^{x}(1-\pi)^{n-x}$$

当缓解率为 π 时，n 例患者（size）中发生 x 例缓解的概率（prob）可以采用以下 R 程序计算：

```
dbinom (x, size, prob)
```

其次，二项分布累积概率为：

$$B\left(r;n,\pi\right)=\sum_{x=0}^{r}b\left(x;n,\pi\right)$$

当缓解率为 π 时，n 例患者中最多发生 r 例缓解的概率可以采用以下 R 程序计算：

```
pbinom (r, size, prob)
```

单臂试验（single-arm trial）的检验假设为 H_0：$\pi=\pi_0$ 和 H_A：$\pi=\pi_1$，给定第一类错误（α）和第二类错误（β）条件下的样本量为：

$$n=\frac{\left[z_{\alpha}\sqrt{\pi_0(1-\pi_0)}+z_{\beta}\sqrt{\pi_1(1-\pi_1)}\right]^2}{(\pi_1-\pi_0)^2} \tag{7.1}$$

下面通过一个例子来展示上述过程。治疗难治性霍奇金病的标准治疗方案的缓解率为 50%（π_0）。对于一种有待检验的新的治疗方案，研究者预期缓解率为 80%（π_1）。假设固定样本量设计中共纳入 $n=10$ 例患者。设 X 为 10 例患者中的缓解人数。假设试验采用以下决策准则：如果 $X\leqslant 7$，即放弃该药物（即接受 H_0）；如果 $X\geqslant 8$，则认为该药物值得进行更深入的研究。我们需要理解这种决策准则的操作特征（operating characteristics）。

以上决策的第一类错误率为 $\alpha=\Pr\left(X\geqslant 8\mid n=10,\ \pi=\pi_0=0.5\right)=1-\Pr\left(X\leqslant 7\mid n=10,\ \pi=\pi_0=0.5\right)$。相应的 R 程序和返回结果为：

```
1-pbinom(7,10,π = 0.5)
[1] 0.0546875
```

第二类错误率为 $\beta=\Pr\left(X\leqslant 7\mid n=10,\ \pi=\pi_0=0.8\right)$。检验把握度为 $1-\beta=1-\Pr\left(X\leqslant 7\mid n=10,\ \pi=\pi_0=0.8\right)$。相应的 R 程序和返回结果为：

```
1-pbinom(7,10,π = 0.8)
[1] 0.6777995
```

在肿瘤临床试验中，研究者通常会在试验过程中进行监查。例如上述试验中，前 5 例患者完成随访后发现其中 3 例缓解，那么是否应该继续进行试验呢？在下一节讨论该问题之前，我们应该记住，不应该对固定样本量的试验进行非计划性的连续监查（unplanned sequential monitoring），否则将无法保证（第一类和第二类）错误率控制在名义水准以内。当研究需要进行期中分析时，应采用二阶段设计并事先在方案中明确说明。

7.2.3 二阶段设计的例子

首先对上一节的例子进行一个调整，如下：

- 第一阶段：入组 $n_1 = 5$ 例患者。如果发生 $X_1 \leq 3$ 例缓解，则停止试验，放弃该药。否则，继续进行下一阶段的试验。
- 第二阶段：入组 $n_2 = 5$ 例患者，则此时患者总数 $n = n_1 + n_2 = 10$。如果观察到总共 10 例患者中有 $X = X_1 + X_2 \geq 8$ 例终点事件，则拒绝零假设并认为试验药物具有更深入研究的价值。

可见上述改动增加了一个期中分析来监测研究的结果。其中第一阶段仅在研究干预无效（即疗效较差）的情况下终止试验。以上方法不仅可以节约研究资源，还可以避免继续对患者给予无效的治疗。由于上述研究是一个小样本的 II 期试验，因此试验在期中分析时不会因为有效而终止。如果研究干预在第一阶段中显示出一定的疗效（期中分析结果达到了预设的标准），即可继续完成第二阶段的试验，直至完成整个试验。试验完成后即可根据最终分析的结果来评估是否有价值进入后续（III 期试验）研究（即拒绝零假设），或者由于未达到预期疗效（即接受零假设）而放弃该药物的后续研究。

基于以上研究设定（$n_1 = 5$, $r_1 = 3$, $n = 10$, $r = 7$）的二阶段序贯设计的统计学性能（操作特征）如何？具体而言，可以通过第一类错误率和第二类错误率、提前终止试验的概率（probability of early termination，PET）以及预期样本量几个方面来进行评价。

以下概率变换的基本公式将在序贯设计中反复用到，故在此处给出：

$$\Pr(A \text{ and } B) = \Pr(B \mid A) P(A)$$
$$= \sum_a \Pr(B \mid A = a) \Pr(A = a) \tag{7.2}$$

- 首先考虑第一类错误。第一类错误率为 $\alpha = \Pr(拒绝 H_0 \mid H_0) = \Pr$（通过第一阶段试验且在 $n = 10$ 例患者中观察到 $r = 8$ 例缓解 $\mid \pi = 0.5$），而通过第一阶段试验需要在 $n_1 = 5$ 例患者中观察到 $X_1 \geq 4$ 例缓解。因此，$\alpha = \Pr$（在 $n = 10$ 例患者中观察到 $X \geq 8$ 例缓解 $\mid \pi = 0.5$，并在 $n_1 = 5$ 例患者中观察到 4 例缓解）$\times \Pr$（$\pi = 0.5$，并在 $n_1 = 5$ 例患者中观察到 4 例缓解）+ $\Pr$（在 $n = 10$ 例患者中观察到 $X \geq 8$ 例缓解 $\mid \pi = 0.5$，并在 $n_1 = 5$ 例患者中观察到 5 例缓解）$\times \Pr$（$\pi = 0.5$，并在 $n_1 = 5$ 例患者中观察到 5 例缓解）= $\Pr$（$\pi = 0.5$，且在 $n_2 = 10 - n_1 = 5$ 中有 $X_2 \geq 4$）$\times 0.15625 + \Pr$（$\pi = 0.5$，且在 $n_2 = 5$ 中有 $X_2 \geq 3$）$\times 0.03125 = 0.1875 \times 0.15625 + 0.5 \times 0.03125 = 0.0449$。

以上计算过程可以通过 R 程序实现：

```
(1-pbinom(3,5,0.5))*dbinom(4,5,0.5)+(1-
pbinom(2,5,0.5))*dbinom(5,5,0.5)
[1] 0.04492188
```

- 然后可以采用相似的计算过程得到检验把握度 $1 - \beta = \Pr(拒绝 H_0 \mid H_A) = \Pr(通过第一阶段试验且在 n = 10 例患者中观察到至少 r = 8 例缓解 \mid \pi = 0.8)$。可以通过 R 程序实现：

```
(1-pbinom(3,5,0.8))*dbinom(4,5,0.8)+(1-
pbinom(2,5,0.8))*dbinom(5,5,0.8)
[1] 0.6106907
```

- 第三步计算 PET。当第一阶段中 $n_1 = 5$ 例患者中发生 $X_1 \leqslant 3$ 例缓解时，提前终止试验。需要分别考虑零假设和备择假设成立时的 PET。

零假设 H_0 成立时的 PET 为 $\Pr(X_1 \leqslant 3; n_1 = 5, \pi = 0.5)$：

```
pbinom(3,5,0.5)
[1] 0.8125
```

备择假设 H_A 成立时的 PET 为 $\Pr(X_1 \leqslant 3; n_1 = 5, \pi = 0.8)$：

```
pbinom(3,5,0.8)
[1] 0.26272
```

可见零假设 H_0 成立时的 PET 远大于备择假设 H_A 成立时的 PET。这是一个比较直观的结果，因为当研究干预未达预期（即 π 仅达到 0.5）时，研究各方都希望能提前结束试验。

- 计算预期样本量（expected sample size）。预期样本量是各试验阶段样本量的加权平均。根据零假设和备择假设分别计算两种假设下提前终止试验的概率（PET）后，即可根据 PET 计算相应的研究假设成立时的预期样本量。预期样本量公式为：

$$E(N) = \sum_k k \times \Pr(N = k) \tag{7.3}$$

继续上文中的例子，如果第一阶段终止试验，则总样本量为 $N = n_1 = 5$；如果第一阶段未终止试验，则总样本量为 $N = 10$。根据上文已经计算得到的 H_0 成立时的 PET = 0.8125 和 H_A 成立时的 PET = 0.2627，有

$$E(N \mid H_0) = 5 \times 0.8125 + 10 \times (1 - 0.8125) = 5.94$$
$$E(N \mid H_A) = 5 \times 0.2627 + 10 \times (1 - 0.2627) = 8.69$$

可见当研究干预的疗效不佳时（$\pi = 0.5$），提前终止研究更为可取，此时预期纳入研究的患者人数较疗效较好时少（疗效不佳时 6 例，疗效较好时 9 例）。两种情况下的样本量均小于最大样本量 $N = 10$。

表 7.1 展示了二阶段设计（4 个设计参数 $n_1 = 5$，$r_1 = 3$，$n = 10$ 和 $r = 7$）和单阶段固定样本量设计（2 个设计参数 $n = 10$ 和 $r = 7$）的统计学性能。由表可见，在最大样本量相同的情况下，单阶段设计的检验把握度（0.678）和第一类错误率（0.055）均高于二阶段设计（检验把握度和第一类错误率分别为 0.611 和 0.045）。其原因是二阶段设计允许在期中分析后因无效而终止试验，因而增加了接受零假设的概率（即增加了第二类错误率，从而降低了检验把握度）。上述二阶段设计中，第一类错误率降低的原因是仅在期中分析时通过第一阶段试验后，方能进入最终分析阶段拒绝零假设。在后续探讨序贯设计的广义形式，即允许在期中分析阶段因拒绝零假设而提前终止试验时，还可以看到第一类错误率升高的情况。此外注意，相对于固定样本量设计，序贯设计的主要优势是其预期样本量相对较小。

表 7.1　二阶段设计与单阶段设计的比较

	二阶段设计	单阶段设计
α	0.045	0.055
$1 - \beta$	0.611	0.678
$E(N)$	5.94（H_0 成立时）	10
	8.69（H_A 成立时）	

注：H_0：$\pi = \pi_0 = 0.5$ 和 H_A：$\pi = \pi_1 = 0.8$。

上例还展示了在给定设计参数 (n_1, r_1, n, r) 的情况下如何评价二阶段研究设计的统计学性能（操作特征）。统计学性能参数包括 α、$1 - \beta$ 和 $E(N)$（作业 7.1）。根据以上统计学性能参数之间的关系，当给定一个研究假设 H_0（π_0）vs. H_A（π_1）的 (α, β) 时，应如何确定包括最大样本量、期中分析样本量以及决策界值在内的设计参数 (n_1, r_1, n, r) 和 $E(N)$ 呢？这一问题将在第 7.3 节中进行讨论。同时还需要注意，在有些研究中确定放弃无效药物的概率也是需要关注的问题之一（作业 7.2）。

7.3　Simon 二阶段设计

Simon（1989）提出了两种试验设计：最优化设计（optimal design）和极大极小设计（minimax design）。最优化设计是零假设成立时，所有可行的设计中预期样本量最小的设计。极大极小设计是全部可行的设计中最大样本量最小的设计。如果一个试验设计可以满足在第一类错误率和第二类错误率上的限定，即可视为可行的设计方案。搜寻和构建这两种 Simon 二阶段设计的算法将在第 7.3.1 节和第 7.3.2 节中介绍。

7.3.1　最优化设计

对于给定参数 $(\pi_0, \pi_1, \alpha, \beta)$，设置一个较大的总样本量 N（例如 $N = 55$），列出所有 $n \leqslant N$ 的参数设置。对于 $(1, n - 1)$ 范围内的所有 n_1 取值，寻找 (r_1, r) 组合的整数取值，其中 r_1 的取值范围为 $(0, n_1)$，r 的取值范围为 (r_1, n)，将能够把第一类错误率控制在 α 和把第二类错误率控制在 β 水平的设计作为可行的备选设计（α 和 β 的计算过程见第 7.2 节）。在所有可行的设计中，选择 $E(N|\pi = \pi_0)$ 取最小值的设计 [$E(N|\pi = \pi_0)$ 的

计算过程见第 7.2 节]。注意 $E(N\,|\,\pi=\pi_0)$ 的选择体现了当药物无效时提前结束试验（即因无效而终止）的目标。

7.3.2 极大极小设计

首先通过公式 7.1 计算固定样本量设计的样本量 n。由于序贯设计的最大样本量大于固定样本量的设计，因此将 n 作为样本量下界。极大极小设计中研究参数的计算过程与最优化设计相似：对 $(1,\,n-1)$ 范围内的所有 n_1 取值，寻找 $(r_1,\,r)$ 组合的整数取值，其中 r_1 的取值范围为 $(0,\,n_1)$，r 的取值范围为 $(r_1,\,n)$，将能够把第一类错误率和第二类错误率控制在 $(\alpha,\,\beta)$ 水平的设计作为可行的备选设计。重复上述过程直至迭代到 n 所对应的 n_2。如果样本量 n 符合要求，则完成运算并获得相应的研究设计参数 $(n_1,\,r_1,\,n,\,r)$；否则将样本量增加至 $n+1$，并重复上述过程。由于极大极小设计中由样本量下界 n 逐个增加样本量，直至找到符合要求的样本量时终止运算，因此该过程得到的样本量（即最大样本量）为符合要求的最小的 n。

7.4 讨论

7.4.1 软件

Simon（1989）的文章中包含了常用的研究设计参数表格。对于 Simon 二阶段设计，目前已经有可用的统计软件。例如，美国国家癌症研究所（National Cancer Institute）[1]和 NCSS/PASS 的网站[2]可以进行 Simon 二阶段试验的设计。此外，很多由美国 NCI 指定的肿瘤中心在其网站上提供了计算程序，例如 Vanderbilt-Ingram 肿瘤中心[3]。另外，Duke 肿瘤研究所的临床试验设计系统（Clinical Trial Design Systems，CTDSystems）[4]也是重要的研究资源。CTDSystems 提供了最优化设计和极大极小设计的图形展示（作业 7.3），因此在试验设计时非常有用。关于 CTDSystems 的更多信息详见 Jung 等（2001，2004，2006）以及 Jung 和 Kim（2004）的文章。

7.4.2 p 值

此处沿用第 7.2.3 节中的符号，给出 Simon 二阶段设计的 p 值计算方法。（注意：p 值为零假设成立时，在备择假设方向上得到当前研究结果以及更为极端的结果的概率。）

对于第一阶段由于无效而终止试验的情况，即 $x_1 \leqslant r_1$ 时，p 值为：

$$\begin{aligned}\Pr(X_1 \geqslant x_1\,|\,n_1,\,\pi=\pi_0) &= 1 - \Pr(X_1 \leqslant x_1-1\,|\,n_1,\,\pi=\pi_0)\\ &= 1 - B(x_1-1;\,n_1,\,\pi=\pi_0)\end{aligned} \tag{7.4}$$

---

[1] NCI website：http://linus.nci.nih.gov/brb/samplesize/otsd.html.

[2] NCSS/PASS website：http://www.ncss.com/.

[3] Vanderbilt-Ingram Cancer Center（2007）. Available at http://www.vicc.org/biostatistics/ts/twostage.php.

[4] Duke Cancer Institute. "Clinical Trial Design Systems," available at http://www.dukecancerinstitute.org/biostatistics/.

上述 p 值用 R 程序容易获得：$1 - \text{pbinom}\,(x_1 - 1,\ n_1,\ \pi = \pi_0)$。

对于 $x_1 > r_1$ 的情况，将继续进行第二阶段试验，继续招募 n_2 例患者并且有 x_2 例缓解。由于 X_1 和 X_2 为独立的患者队列，此时 p 值为：

$$
\begin{aligned}
&\Pr\,(X_1 > r_1,\ X_1 + X_2 \geqslant x_1 + x_2 \mid n_1, n_2, \pi = \pi_0) \\
&= \sum_{x=r_1+1}^{\min(n_1,\,x_1+x_2-1)} \Pr\,(X_1 = x \mid n_1,\ \pi = \pi_0)\,\Pr\,(X_1 + X_2 \geqslant x_1 + x_2 \mid X_1 = x,\ n_2,\ \pi = \pi_0) \\
&= \sum_{x=r_1+1}^{\min(n_1,\,x_1+x_2-1)} \Pr\,(X_1 = x \mid n_1,\ \pi = \pi_0)\,\Pr\,(X_2 \geqslant x_1 + x_2 - x \mid n_2,\ \pi = \pi_0) \\
&= \sum_{x=r_1+1}^{\min(n_1,\,x_1+x_2-1)} b\,(x;\ n_1,\ \pi_0)\big[1 - B\,(x_1 + x_2 - x - 1;\ n_2,\ \pi_0)\big]
\end{aligned}
\tag{7.5}
$$

显然 $X_1 = x < n_1$，且 $x_1 + x_2 - x - 1 \geqslant 0$，因此 $x \leqslant x_1 + x_2 - 1$。因此，$x$ 的上限为 $\min\,(n_1,\ x_1 + x_2 - 1)$（作业 7.4）。

7.4.3 其他问题

关于 Simon 二阶段设计的一个最主要的问题是其标准过于严苛。在实践中，试验常常会因为对研究状态的额外审核而中断，或者最终偏离原始设计，包括招募不足而使入选的患者较少，或者招募过快而使入选的患者较多。Koyama 和 Chen（2008）讨论了此类偏离发生在第二阶段时的处理方法，包括 p 值调整以及缓解率的点估计和置信区间的计算。相应的软件可以通过网络获得（作业 7.5）[1]。Wu 和 Shih（2008）提出了发生试验中断或偏离时重新设计的方法。

Simon 二阶段设计的另一个问题是备择假设中缓解率 π_1 的不确定性。研究者较激进时可能倾向于采用较高的缓解率估计值，而较保守的研究者则可能倾向于选择较低的缓解率估计值。Lin 和 Shih（2004）针对二阶段设计提出了一种适应性调整策略，即利用第一阶段试验提供的信息来决定备择假设的目标缓解率。

作业 7.1

在一项总样本量为 $n = n_1 + n_2$，第一阶段样本量为 n_1 的二阶段设计中，预期样本量 $E\,(N)$ 与 PET（提前终止试验的概率）有什么联系？生物统计学专业的学生请给出精确的数学表达式。

作业 7.2

考虑一项单臂、二阶段设计的 II 期肿瘤临床试验。研究的检验假设为 H_0：$\pi = 0.5$ vs. H_A：$\pi = 0.8$，其中 π 为研究药物的缓解率。以下为该二阶段设计的详细内容。

第一阶段：纳入 $n_1 = 5$ 例患者。如果观察到 $X_1 \leqslant 3$ 例缓解，则终止试验并放弃研究药物。否则，进入下一阶段试验。

---

[1] Koyama, T., Chen, H., and Gray, W. (2009). "Proper Inference from Simon's Two-Stage Designs." Available at http://biostat.mc.vanderbilt.edu/wiki/Main/TwoStageInference.

第二阶段：再纳入 $n_2 = 5$ 例患者。在全部纳入的 $n = n_1 + n_2 = 10$ 例患者中，如果观察到 $X \geq 8$ 例缓解则拒绝零假设，并认为研究药物有进一步深入研究的价值。

1. 假设研究药物的真实缓解率为 0.5，计算放弃对研究药物进行深入研究的概率。
2. 假设研究药物的真实缓解率为 0.8，计算放弃对研究药物进行深入研究的概率。

（注意：当放弃备选化合物对某一个适应证的深入研究后，可对该化合物调整治疗方案或与其他药物联合使用进行针对其他适应证的研究。）

作业 7.3

阅读文献 "A Phase II Study of Sorafenib in Patients with Platinum-Pretreated, Advanced (Stage IIIb or IV) Non-Small Cell Lung Cancer with a KRAS Mutation"（Dingemans, A. M., et al., *Clinical Cancer Research*, 2013, 19 (3)：743-751）。

1. 该研究的主要终点是什么？
2. 该研究采用了 Simon 二阶段最优化设计，找出该设计所假设的研究设计参数。
3. 采用本章中推荐的软件验证文章中采用的决策标准。
4. 如果采用 Simon 二阶段极大极小设计，则应如何选择判定准则？结合该文章的背景，讨论最优化设计和极大极小设计的优缺点。
5. 结合研究的试验设计，点评文章报告的主要终点的研究结果。
6. 在研究假设、第一类错误率和检验把握度不变的情况下，如果采用固定样本量设计，则样本量是多少？将固定样本量设计的样本量与二阶段最优化设计的最大样本量和预期样本量进行比较。

作业 7.4

1. 编写 R 程序计算公式 7.5 的 p 值。
2. 假设一项单臂二阶段试验，其设计参数为 $(n_1 = 7, r_1 = 4, n = 20, r = 13)$，检验假设为 $H_0: \pi = \pi_0 = 0.5$ vs. $H_A: \pi = \pi_A = 0.8$，如果 $x_1 = 6$ 且 $x_2 = 4$，计算其 p 值。

作业 7.5

有一项评价紫杉醇（paclitaxel）、异维 A 酸（13-cis-retinoic acid）和干扰素（interferon alfa-2b）联合治疗女性 IVB 期或复发性宫颈癌的 II 期临床试验。评价指标为总缓解率（CR+PR）。根据既往研究，单独使用紫杉醇时总缓解率约为 18%。预计联合治疗的疗效应优于紫杉醇单独治疗。如果联合治疗的总缓解率达到 30% 以上，则可认为其具有临床价值。研究采用 Simon 二阶段最优化设计，第一类错误率 =0.10，把握度 =0.80。

1. 验证试验设计参数 $(n_1, r_1, n, r) = (27, 5, 66, 15)$，并对其进行解读。
2. 假设第一阶段观察到 $x_1 = 9$ 例缓解（CR+PR），研究进入第二阶段试验。然而由于患者招募进度较慢，第二阶段试验仅招募了 6 例患者。第二阶段招募的 6 例患者中有 1 例患者发生部分缓解。采用 Koyama 和 Chen（2008）的方法和相应软

件计算 p 值以及缓解率（CR + PR）的中位数和 90% 置信区间。评价 p 值与置信区间的结论是否一致。

（于永沛 译）

参考文献

Dingemans AM, Mellema WW, Groen HJ, van Wijk A, Burgers SA, Kunst PW, and Thunnissen E. (2013). A Phase II study of Sorafenib in patients with platinum-pretreated, advanced (Stage IIIb or IV) non-small cell lung cancer with a KRAS mutation. *Clinical Cancer Research* 19: 743–751.

Gehan, EA. (1961). The determination of the number of patients required in a preliminary and a follow-up of a new chemotherapeutic agent. *Journal of Chronic Disease* 13: 346–353.

Jung SH, Carey M, and Kim KM. (2001). Graphical search for two-stage phase II clinical trials. *Controlled Clinical Trials* 22: 367–372.

Jung SH and Kim KM. (2004). On the estimation of the binomial probability in multistage clinical trials. *Statistics in Medicine* 23: 881–896.

Jung SH, Lee TY, Kim KM, and George S. (2004). Admissible two-stage designs for phase II cancer clinical trials. *Statistics in Medicine* 23: 561–569.

Jung SH, Owzar K, George SL, and Lee TY. (2006). P-value calculation for multistage phase II cancer clinical trials (with discussion), *J Biopharmaceutical Statistics* 16: 765–783.

Koyama T and Chen H. (2008). Proper inference from Simon's two-stage designs. *Statistics in Medicine* 27: 3145–3154.

Lin Y and Shih WJ. (2004). Adaptive two-stage designs for single-arm phase IIA cancer clinical trials. *Biometrics* 60: 482–490.

Simon, RM. (1989). Optimal two-stage designs for Phase II clinical trials. *Controlled Clinical Trials* 10: 1–10.

Wu Y and Shih WJ. (2008). Approaches to handling data when a Phase II trial deviates from the pre-specified Simon's two-stage design. *Statistics in Medicine* 27: 6190–6208.

8

序贯设计和方法——第二部分：对安全性和治疗无效的监测

8.1 安全性监测

本书从第 1 章对临床试验的定义开始，即强调了对人体实验的关注。其后，又强调了有关试验参与者隐私权、风险和获益信息以及安全性保护的伦理与法规。为了遵循这些原则，必须在整个研究过程中定期监测和保护受试者的安全。如果继续研究所带来的风险大于潜在的受益，则需要对试验进行调整甚至停止试验以保护已经进入试验的受试者的安全，并使尚未入组者免遭试验风险。另一方面，如果能够提前明确优效性（有效），应该考虑修改或提前终止试验，因为使疗效差的那一组受试者继续试验是有违伦理的。关于因有效而调整或提前终止试验见第 9 章。

8.1.1 不良事件

不良事件（adverse event，AE）是指参加试验的受试者在接受研究药物后（试验药或对照药）出现的任何不良的医学事件。不良事件并不一定与研究干预存在因果关系。因此，任何负面的或者非预期的体征（包括实验室检查异常）、症状、事件，或由研究干预导致的一过性的疾病，均属于不良事件的范畴，无论其是否与研究药物或器械有关（EMA，1995；NCI，2009）。在临床试验中，通常基于研究者的判断对 AE 进行分类：

- 按照与研究用药的关系（relationship），可以划分为肯定有关（definitely）、很可能有关（probably）、可能有关（possibly）或可能无关（not likely）。另一种划分方法按照与研究干预的关系简单地分为"有关"或"无关"二类，近年来有些国家已采纳这种划分方法。
- 按照严重程度（severity），可以划分为轻度（mild）、中度（moderate）或重度（severe）。另外还可以对严重程度进行分级，即 1 级至 5 级，其中 5 级为死亡。
- 按照严重性质（seriousness），可以划分为"是"或"否"。严重不良事件（serious adverse event，SAE）指以下情况的不良事件：①导致死亡；②威胁生命；③导致住院或延长住院期；④导致持续、永久或严重的残疾／失能；⑤导致畸形或出生缺陷；⑥怀疑通过医药产品传播的感染性疾病；⑦有临床意义的紧急报告和（或）临床干预，以避免发生以上严重不良事件（例如自杀倾向）（EMA，1995）。

所有 AE 均应该记录在病例报告表（case report form，CRF）中。相关的信息通常包括 AE 的发生日期和时间（用来判断不良事件是否为"治疗后出现"）、持续时间、采取的措施以及结局，即是否已经缓解 / 治愈、恶化、进展或至报告时仍然持续。AE 一般通过临床病史、体格检查以及实验室检查等发现。美国 FDA 以及其他监管机构要求对所有的 AE，无论其是否与研究有关，均应进行收集和报告。例如对受试者在接受治疗后发生（严重）交通事故进行报告，尽管认为其与研究干预毫不相干，但如果频频看到，则可能确实和研究干预存在关联。有些 AE 可能在进入试验前已经存在，而在接受研究干预后发生恶化。为了避免与试验中原有疾病的自然进展发生混淆，在数据分析时通常采用"治疗后出现的不良事件"（treatment emergent adverse event，TEAE）这一名词，以便把原有疾病的自然进展从 AE 中排除。

临床方面的 AE 通常可以根据累及的身体系统和器官分类（心脏、眼、肝胆、感染和寄生虫、胃肠、骨骼肌肉和结缔组织、神经系统、精神疾病、肾和泌尿系统、呼吸系统、胸腔、皮肤等）。

实验室方面的 AE 通常采用血液和尿液的实验室检测来评价。除此之外，还包括心电图（ECG）、生命体征（血压、脉搏、体重、身高，在某些肺部疾病研究中还采用体温和呼吸频率），以及体格检查。对于实验室数据和生命体征的分析，根据正常值范围（normal ranges）观察其较基线的前后变化情况比计算其测量值的均值或中位数的前后变化更有意义。对于多中心临床试验，宜采用中心实验室以统一检测指标和正常值范围，特别是对于新出现的检测指标或实验室认证机构 [例如美国病理学会（American College of Pathology）] 监测范围以外的检测指标。在数据分析时，实验室测量值通常按照正常值范围划分为低于正常值范围、正常值范围内或高于正常值范围，有些情况下还考虑正常值上限（ULN）或下限（LLN）的两倍或者三倍。例如，对于可能造成肝损伤的药物，根据海氏法则（Hy's law），如果受试者出现 AT [谷草转氨酶（AST）或谷丙转氨酶（ALT）] > $3 \times$ ULN 且碱性磷酸酶（ALP）< $2 \times$ ULN，并伴有胆红素（bilirubin）$\geq 2 \times$ ULN，则应予以检验并特别关注（FDA，2007）。因此，从统计学角度看，该问题变化为干预前和干预后等级变量构成的 3×3 配对列联表的数据分析问题，即对各组列联表的对称性进行检验（对称 vs. 不对称）。针对此问题，Shih（1987）提出了一个正方表（square tables）数据的分析方法。

由于临床试验中会进行大量的常规实验室和临床检查，因此在数据分析时会面临多重检验问题。有些研究者对于安全性偏于保守，并不对安全性分析的多重比较 p 值进行任何校正。有些研究者主张建立分级体系，对同类其他药物中已经发现的不良事件进行预设，并优先进行检验和检查。例如非甾体抗炎药（NSAID）治疗中出现的消化道出血，环氧合酶 -2 抑制剂（COX-Ⅱ inhibitors）治疗中出现的心血管事件，磺胺类抗生素（sulfa-containing antibiotics）和抗惊厥药物治疗中出现的血小板减少症，部分肿瘤药物治疗中出现的呕吐和脱发，以及抗糖尿病药物治疗中出现的低血糖等。对于这些预先定义的特别关注不良事件（AEs of special interest）和"可疑的非预期严重不良事件"（suspected unexpected serious AEs，SUSA 或 SUSAR）应保持特别的关注。在确证性试验中，这些不良事件通常需要在研究者手册（investigator's brochure，IB）和数据分析计划中明确说明。常规的实验室检验和检查一般用于探索性分析。

8.1.2 监测严重不良事件的贝叶斯方法

如前讨论，由于涉及多重检验问题，除预先规定的与干预相关的不良事件（treatment-class-related AEs）以外，对安全性指标的监测采用显著性检验通常是不合适的。对于回答临床问题，也许采用其他的方法更恰当。本章将介绍基本的贝叶斯（Bayesian）方法，该方法已用于多发性骨髓瘤（multiple myeloma）的化疗、免疫治疗以及外周血干细胞移植临床试验中。

采用大剂量化疗和自体干细胞移植治疗多发性骨髓瘤的主要并发症包括严重的骨髓抑制（severe myelotoxicity）、黏膜炎（mucositis）、危及生命的严重感染以及早期死亡。此外，对于化学免疫治疗后接受异体移植的患者，还需要考虑早期异体移植失败和急性重度移植物抗宿主病（graft-versus-host disease，GVHD）的风险（Eastern Cooperative Oncology Group，2001）。对于以上情况，有必要对每一例受试者设置一个安全性监测计划。上述安全性监测又称为持续性监测（continuous monitoring，有别于下一章中成组序贯设计的安全性监测），仅适用于"即时反应"类型的安全性终点。如果事先定义的严重事件数量达到了临界值，则需要终止试验，否则继续试验。问题是，如何确定这些事件数量的临界值？

8.1.3 Beta 二项分布模型

监测过程可以表述如下。设与研究干预相关的安全性事件发生率为 θ，安全性界值为 θ^*（例如 0.15），(x, n) 表示在 n 例受试者中有 x 例发生安全性事件。由此可以计算安全性事件发生率超过界值的后验概率：$p = \Pr(\theta > \theta^* \mid n$ 例受试者中发生 x 例事件$)$。如果后验概率 p 较高，例如 80%，则终止试验；否则将继续试验。在贝叶斯统计中，发生率 θ 是一个服从一定概率分布的随机变量，而不是一个固定参数。对于任何给定的 θ，"n 例受试者中发生 X 例事件"服从二项分布，即 $X \sim \text{binom}(n；\theta)$。在第 7 章曾介绍过 R 语言中二项分布的 pdf 和 cdf 为：

```
dbinom(x,size,prob)
pbinom(x,size,prob,lower.tail = TRUE)
```

贝叶斯（Bayes）定理可以写为：

$$\Pr(A \mid B) = \frac{\Pr(B \mid A)\Pr(A)}{\Pr(B)} \tag{8.1}$$

在已知给定 A 条件下发生 B 事件的条件概率时，可以通过贝叶斯定理得到给定 B 条件下发生 A 事件的条件概率（或称后验概率）。应用贝叶斯定理需要已知 A 事件的边际概率，在贝叶斯分析框架下称为先验概率。上述公式中的分母 $\Pr(B)$ 是给定条件的一个标准化常数。

同时，贝叶斯定理还可以用于诊断试验。此时贝叶斯定理可以表示为：

$$\Pr(\text{真实疾病状态} \mid \text{观察到症状}) = \frac{\Pr(\text{症状} \mid \text{疾病})\Pr(\text{疾病})}{\Pr(\text{症状})}$$

其中 Pr（真实疾病状态 | 观察到症状）常被称为阳性预测值（positive predictive value，PPV），Pr（症状 | 疾病）即诊断方法的灵敏度，Pr（疾病）为患病率（prevalence）。在公共卫生领域也有类似的应用。

当有 n 例受试者进入试验后，计算后验概率密度函数（pdf）：

$$\Pr(\theta > \theta^* | n \text{ 例受试者中发生 } x \text{ 例事件}) = \int_{\theta^*}^{1} f(\theta | x, n) \, \mathrm{d}\theta \qquad (8.2)$$

将贝叶斯定理应用于后验 pdf：

$$f(\theta | x, n) = \frac{f(x | \theta, n) f(\theta)}{f(x | n)} \qquad (8.3)$$

后验 pdf 可以视为给定数据 (x, n) 时关于 θ 的函数。分母中的边际 pdf 为后验 pdf 的标准化常数，与 θ 无关。采用共轭先验分布（conjugate prior）的方法计算后验分布时，可以简写为：

$$f(\theta | x, n) \propto f(x | \theta, n) f(\theta) \qquad (8.4)$$

换句话说，后验分布与数据的似然函数和先验分布的乘积成比例。

由于 Beta 分布可以作为二项分布的共轭先验，因此采用 Beta 二项分布比较适合对二分类数据建模。下面介绍 Beta 二项分布模型的分析过程。给定参数 (θ, n)，设 $f(x | \theta, n)$ 是二项分布的概率密度函数（pdf）binom $(x, n, \theta) \propto \theta^x (1 - \theta)^{n-x}$，相应的共轭分布 Beta 分布是一个关于 θ 的函数，该分布的形状参数为 (a, b)，其概率密度函数为 Beta $(a, b) \propto \theta^{a-1} (1 - \theta)^{b-1}$。根据公式 8.4，后验分布 $f(\theta | x, n) \propto \theta^{a+x-1} (1 - \theta)^{b+n-x-1}$ 可以写作 Beta 分布的形式，相应的形状参数为 $(a + x, b + n - x)$。当数据为 (x, n) 时，Beta 分布的（超）参数 (a, b) 可以理解为在获得观察数据之前，有 "$a + b$" 例假想的受试者，其中发生了 "a" 例终点事件。当获得试验观察数据后，Beta 二项分布模型的后验分布是参数为 $(a + x, b + n - x)$ 的 Beta 分布，可以理解为 $a + b + n$ 例受试者中发生 $a + x$ 例终点事件。先验分布参数的选择决定了与观察数据合并后得到的最终（后验）结果中 "先验知识（信息）" 能够产生多大影响。区间 $(0, 1)$ 上的均匀分布可以视为 Beta 分布参数为 $a = b = 1$ 时的一个特例。此时（假定的）先验样本量为 $a + b = 2$，后验分布将主要由试验数据 (x, n) 决定，在贝叶斯统计中，这种先验也称为无信息先验（flat, vague, or noninformative prior）。第 8.1.4 节将介绍 Beta 分布的性质，以及如何得到 (a, b) 超参数。

对于给定形状参数 (a, b) 的情况，公式 8.2 中的概率 Pr（$\theta > \theta^*$ | n 例受试者中发生 x 例事件）可以通过 R 程序 pbeta $(q, \text{shape1}, \text{shape2})$ 获得。在 R 语言界面中输入以下命令可以显示具体的使用方法和实例：

```
> help(pbeta)
```

例 8.1

本例继续第 8.1.2 节中干细胞移植试验的例子，设 $\theta^* = 0.15$ 为预先设定的界值。假设期中分析时已获得观察数据 (x, n)，则可以通过计算（后验）概率 $p = \Pr(\theta > 0.15 | (x, n))$，并与预设的临界值（例如 80%）进行比较来评估研究干预导致早期

死亡的风险。当没有关于干细胞移植治疗死亡率的先验信息时，即可以采用无信息先验 beta (1，1)。若在 $n = 5$ 例接受研究干预的受试者中出现 $x = 1$ 例早期死亡，则后验分布 $f(\theta \mid x, n) \sim \text{beta}(a + x, b + n - x) = \text{beta}(2, 5)$。采用 R 语言计算 $p = \text{Pr}(\theta > 0.15 \mid x = 1, n = 5)$：

```
1-pbeta(0.15,2,5)
[1] 0.7764843
```

由于上述结果低于界值 80%，因此在期中阶段不终止试验。（如果将界值设为 0.75，即可终止试验。在安全性分析中，通常没有公认的界值。）需要注意，如果直观地看，5 例受试者中发生 1 例死亡，其死亡率大于 0.15，但是上文中的后验概率考虑了随机变异和研究者的先验观点。如果试验继续进行，当前的后验分布 beta (2，5) 将作为下一次分析时的先验信息 ($a = 2$，$b = 5$) 来分析新积累的数据 (x，n)。除了 ($a = 2$，$b = 5$) 以外，在分析新积累的数据 (x，n) 时也可以采用无信息先验。

图 8.1 展示了无信息先验 beta (1，1) $= U(0, 1)$ 结合观察数据（概率集中在 1/5 处）后得到后验分布 beta (2，5)。

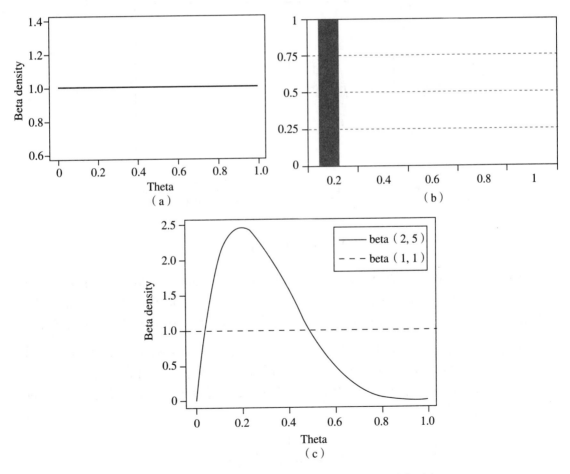

图 8.1 先验分布（a）与数据（b）结合得到后验分布（c）

8.1.4　Beta 分布形状参数（a，b）的推导

在研究开始时，如果研究者对事件发生率已经有一定的先验信息，则无信息先验就不再适用了。Wu、Shih 和 Moore（2008）提出了一类寻找适当的超参数（a, b）的方法。在与研究者讨论先验信息以及参数（a, b）可能的取值时，需要针对每个可能的参数（a, b）绘制分布 beta（a, b）的概率密度函数 $f(\theta; a, b)$ 曲线，其中 $0 \leqslant \theta \leqslant 1$，$a > 0$，$b > 0$。以 $a = 5$、$b = 11$ 的 Beta 分布的概率密度函数 $f(\theta; a, b)$ 为例，可以采用 R 语言绘制其函数曲线：

```
t = seq(0, 1, by = 0.01)
pdf = dbeta(t, 5, 11)
plot(t, pdf, type="l", xlab="Theta", ylab="Beta density", lwd=2)
```

注意，分布 beta（a, b）的均值为 $a / (a + b)$，众数为 $m = (a - 1) / (a + b - 2)$。当 $1 < a < b$ 时，概率密度函数呈左偏态，因此其众数小于均值，同时二者均小于 0.5（见图 8.2）。

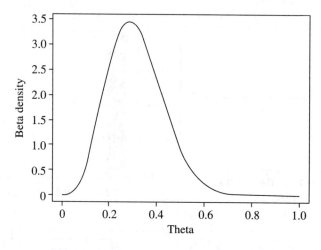

图 8.2　Beta 分布的概率密度函数

Wu、Shih 和 Moore（2008）推荐了两种方法来寻找适当的超参数（a, b）：方法 A 是一种"位置和区间"法，而方法 B 是一种"分位数"法。在与研究人员讨论先验信息（或可用的前期数据）时，上述两种方法均需要事先绘制 Beta 分布的概率密度函数曲线草图。

- **方法 A**：根据研究者对终点事件发生率的既往经验得到众数 m（位置）；选择分布函数中密度最大的区间（r_1, r_2），并询问研究者概率密度函数曲线下区间（r_1, r_2）的覆盖率 u（面积）。获得上述信息后，则可通过求解以下两个方程得到 Beta 先验分布的参数（a, b）：

$$\frac{a-1}{a+b-2} = m$$

和

$$\int_{r_1}^{r_2} f(r; a, b) \, dr = u \tag{8.5}$$

其中 $f(r; a, b) = \dfrac{\Gamma(a+b)}{\Gamma(a)\,\Gamma(b)} r^{a-1}(1-r)^{b-1}$ 为分布 beta (a, b) 的概率密度函数。方法 A（众数和区间）中要求 $a > 1$，$b > 1$，$r_1 < m < r_2$。参数 (a, b) 可以采用 R 程序的函数 MI $(m, r1, r2, u)$ 获得，详见附录 8.1。

- **方法 B**：给出一个较低的百分位数 K_1（$100\,\mu_1\%$）和一个较高的百分位数 K_2（$100\,\mu_2\%$），并由研究者给出 μ_1 和 μ_2 的值。将上述两个百分位数 K_1 和 K_2 的信息，结合相应的概率 μ_1 和 μ_2，即可以通过以下方程组求得 Beta 参数的数值解：

$$\int_0^{K_1} f(r; a, b) \, dr = \mu_1 \quad 和 \quad \int_0^{K_2} f(r; a, b) \, dr = \mu_2 \tag{8.6}$$

方法 B（仅百分位数）中要求 $a \geq 1$。参数 (a, b) 可以采用 R 程序的函数 PO $(K1, u1, K2, u2)$ 计算，详见附录 8.2。

Wu、Shih 和 Moore（2008）的研究发现，研究者对众数的估计误差较小时，方法 A 优于方法 B；而对众数的估计误差较大时，则方法 B 优于方法 A。

8.1.5 讨论

通过贝叶斯方法中的后验概率，可以将专家意见（或先验数据）引入统计推断或决策。除了监测 SAE 以外，上述方法还可以监测包括有效性事件在内的其他类型的事件（见作业 8.1）。

有些试验结合了先验信息，但是采用了不同的方式。例如，一项多发性骨髓瘤临床试验（Montefiore-Einstein Cancer Center，2011）在其试验方案中描述了以下监测方式（试验方案 p.49）：

> 根据既往研究，与研究干预相关的死亡率预期不超过 5%……在本研究中，我们认为 30 天死亡率超过 5% 是不可接受的。在完成前 20 例受试者招募后，对 30 天死亡率进行分析。如果 30 天内死亡受试者不超过 1 例……将继续进行受试者招募……如果在 30 天的治疗期内发生 2 例及以上死亡……将暂停受试者招募……

显然，以上研究根据既往文献将停止标准设置为 1/20 = 0.05，通过与该临界值比较来进行安全性监测，而不是用文献信息来构造先验分布。以上监测设计未考虑观察数据的变异。此外，针对 SAE（例如 30 天死亡率）设计连续性的监测方案（例如每 5 例受试者）比等到 $n = 20$ 时进行决策更可取。在课后作业中，我们要求采用贝叶斯方法来设计一个连续性的安全性监测计划（作业 8.2）。

8.1.6 采用 Gamma-Poisson 分布监测罕见的严重事件

针对上文讨论的多发性骨髓瘤临床试验（Montefiore-Einstein Cancer Center，2011）中与研究干预相关的 30 天死亡率的监测还可以采用另外一种方法：将 30 天死亡视为一种罕见的严重事件，采用人时（例如人月，或其他连续性的时间尺度）来衡量事件发生率（event rate）。如果采用人时来衡量罕见事件的发生，或计数受试者在不同随访时间可以重复发生的事件，其事件数的抽样分布服从 Poisson 分布而非二项分布。Poisson 分布的参数为平均率（例如 λ）。设受试者 i 在 t_i 随访时间内发生 x_i 例终点事件，其 Poisson 分布的概率密度函数为：

$$f(x_i;\ \lambda) = \frac{e^{-(\lambda t_i)}(\lambda t_i)^{x_i}}{x_i!}$$

其中 λ 为 Poisson 分布的平均率（在单位时间内）。纳入试验的 n 例受试者的似然函数是：

$$L(\lambda;\ x_i,\ i=1,\ \cdots,\ n) = \prod_{i=1}^{n}\frac{e^{-(\lambda t_i)}(\lambda t_i)^{x_i}}{x_i!} = \left[e^{-\lambda\left(\sum_{i=1}^{n}t_i\right)}\right]\left(\lambda^{\sum_{i=1}^{n}x_i}\right)\prod_{i=1}^{n}\frac{t_i^{x_i}}{x_i!} \propto \lambda^{k}e^{-\lambda T}$$

其中 $\lambda > 0$，$T > 0$，$k = 0, 1, 2, \cdots$，$k = \sum_{i=1}^{n}x_i$ 为总事件数，$T = \sum_{i=1}^{n}t_i$ 为 n 例受试者的总人时数。贝叶斯分析中关于参数 λ 的共轭先验分布为 Gamma 分布，即 Gamma $(a,\ b)$。Gamma 分布是一个有两个参数的连续概率分布族，有形状参数 "a" 和事件发生率参数 "b"（二者均 > 0）。其概率密度函数为：

$$f(\lambda;\ a,\ b) = \frac{b^a}{\Gamma(a)}\lambda^{a-1}e^{-\lambda b},\ \lambda > 0$$

其中 $\Gamma(a)$ 为 Gamma 函数。可以采用 R 程序 dgamma 绘制 Gamma 分布的密度曲线，例如（图 8.3）：

```
t = seq(0, 1, by = 0.01)
pdf = dgamma(t, shape = 5, rate = 100)
plot(t, pdf, type="l", xlab="Lambda", ylab="Gamma density", lwd = 2)
```

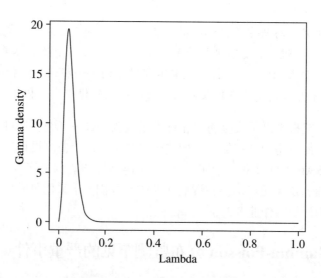

图 8.3　Gamma 分布的密度函数

可以通过先验分布的均值和方差得到先验分布参数：

$$E(\lambda) = a/b$$
$$\text{Var}(\lambda) = a/b^2$$

此外，还可以采用上文介绍的方法 A（"位置和区间"法）或方法 B（"百分位数"法）来导出 Gamma 分布的参数，其中"a"为事件数，"b"为总人时数。

后验分布为 Gamma$(k+a, T+b)$，其概率密度函数与下式成比例：

$$\lambda^{k+a-1} e^{-\lambda(T+b)}$$

可以对发生率设定临界值 λ^*，当 SAE 发生率大于临界值 λ^* 的后验概率超过一个预设水平（例如 80%）时，则由于安全性考虑而终止试验：

$$\Pr(\lambda \geq \lambda^* \mid k, T, a, b) \geq 80\%$$

例 8.2

患有重度抑郁症的患者中自杀事件的发生率约为 2%。在一项以重度抑郁患者为目标人群开展的试验中，研究者设定如果发现干预组的（真实）自杀率高于 2%，则终止试验。先验信息来自于一项既往研究的数据，该研究中自杀发生率为 2%（200人月中发生 4 例自杀事件）。在当前研究的 50 人月中发生 2 例自杀事件，则该研究是否需要终止？

采用 Gamma-Poisson 模型，先验分布参数的估计值为 $a=4$，$b=200$；当前观察数据为 $k=2$，$T=50$。后验分布为 Gamma$(\lambda; 6, 250)$。由此计算后验概率 $\Pr(\lambda \geq 0.02 \mid k+a=6, T+b=250)$，以下为 R 程序：

```
1-pgamma(0.02, shape = 6, rate = 250)
[1] 0.6159607
```

根据预设的安全性界值，研究可能终止（如果预设界值为 60%），也可能不终止（如果预设界值为 80%）。

8.2 采用条件概率进行无效性监测

贝叶斯后验概率是一种以观察数据为条件的条件概率。采用贝叶斯方法，可以借助先验分布的信息，对安全性进行监测，而无需进行假设检验。本节将讨论采用条件概率对试验进行无效性监测，而无需先验分布或 p 值信息。

在第 7 章介绍 Simon 二阶段设计中，如果一项 II 期肿瘤临床试验的疗效未达到预期水平，则可以在第一阶段终止试验，接受零假设并放弃对该药物进行进一步的研究，从而节约研究资源，同时也可以避免更多的受试者接受无效的治疗。上述过程也被称为"临床试验的无效终止"（stopping the trial for futility）。Simon 二阶段设计的主要考虑是在控制第一类错误率和第二类错误率的前提下尽可能地节省样本量。而下面将要介绍的条件概率法则是一个监测工具，因而无需控制第一类错误率和第二类错误率。

8.2.1 二阶段监测的流程

对治疗无效进行监测可以采用（经典的）非贝叶斯方式下的条件概率（conditional probability，CP）方法。假设总样本量为 N（采用 1∶1 设计，每组样本量为 $n = N/2$），采用 Z 检验进行最终的有效性分析，设统计量为 Z_N。设定研究结束时最终分析的假设检验的显著性界值为 1.96，即单侧 Z 检验水准为 0.025 的临界值。假设期中分析阶段的样本量为 $N_1 = 2n_1$，检验统计量为 Z_{N_1}，我们（自然）会问：基于当前期中分析的结果，最终分析时 $Z_N > 1.96$ 的概率多大？为此，可以计算条件概率 $\Pr(Z_N > 1.96 \mid Z_{N_1})$。如果条件概率较低，则需要考虑由于无效而提前终止试验。

例如，假设一个总样本量为 $N = 100$ 的临床试验，当得到 50 例受试者的数据后，可以基于这 50 例受试者的数据进行 Z 检验，得到检验统计量 $Z_{50} = 1.0$，则概率 $\Pr(Z_{100} > 1.96 \mid Z_{50} = 1.0)$ 是多少？该问题的答案取决于以下因素。

设信息时间（比例）为 $t = N_1/N$。对于两独立样本的情况，此处沿用第 4 章（第 4.2 节）中的设定，$H_0: \delta = \mu_1 - \mu_2 = 0$，并假设两组组内方差已知且相等，不难证明（见附录 8.3.1）：

$$Z_N = \sqrt{t}\, Z_{N_1} + \sqrt{1-t}\, Z_{N-N_1} \tag{8.7}$$

上述公式将最终统计量分成两个部分，一部分基于第一阶段样本的统计量，另一部分基于其余样本的统计量（两个正态随机变量的线性组合仍服从正态分布）。其中权重为每个 Z 统计量的样本比例（t）的平方根。具体来说，

$$Z_{N_1} = \sqrt{\frac{N_1}{4\sigma^2}}\, \hat{\delta} = \frac{\sqrt{N_1}\, \hat{\delta}}{2\sigma} \sim N\left(\frac{\sqrt{N_1}\, \delta}{2\sigma},\ 1\right) \tag{8.8}$$

$$Z_{N-N_1} \sim N\left(\frac{\sqrt{N-N_1}\, \delta}{2\sigma},\ 1\right)$$

且

$$Z_N \sim N\left(\frac{\sqrt{N}\, \delta}{2\sigma},\ 1\right) \tag{8.9}$$

将公式 8.7 代入 CP 计算公式中：

$$\Pr(Z_N > 1.96 \mid Z_{N_1})$$

$$= \Pr(\sqrt{t}\, Z_{N_1} + \sqrt{1-t}\, Z_{N-N_1} > 1.96)$$

$$= \Pr\left(Z_{N-N_1} > \frac{1.96 - \sqrt{t}\, Z_{N_1}}{\sqrt{1-t}}\right)$$

$$= \Pr\left(Z_{N-N_1} - \frac{\sqrt{N-N_1}\, \delta}{2\sigma} > \frac{1.96 - \sqrt{t}\, Z_{N_1}}{\sqrt{1-t}} - \frac{\sqrt{N-N_1}\, \delta}{2\sigma}\right)$$

$$= 1 - \Phi\left(\frac{1.96 - \sqrt{t}Z_{N_1}}{\sqrt{1-t}} - \frac{\sqrt{N-N_1}\delta}{2\sigma} \right) \qquad (8.10)$$

从公式 8.10 可以看出，在试验结束后的最终分析中，在单侧 0.025 水准下能发现统计学意义的 CP 不仅取决于期中分析的 Z_{N_1}，还取决于进行期中分析的时间 t（信息时间）和真实的处理效应（treatment effect）δ/σ。参数 δ 的取值有多种可能性。其中，比较谨慎的方式是采用零假设 $\delta = 0$ 来估计 CP；而比较乐观的方式是采用备择假设 δ^*，同时 δ^* 也是试验把握度估计所用的参数。而在零假设和备择假设之间的某个值则通常是根据期中分析数据得到的 Δ 的估计值，并假设期中分析的趋势将持续至研究结束。另外，还可以采用置信区间的上界或下界来估计 CP。除此之外，还可以对上述不同 δ 估计值的选择进行加权平均。假设对 Δ 设置一个（先验）分布，以点估计值为中心，同时设定一定程度的变异。按照此（先验）分布对公式 8.10 进行加权平均，则可以得到试验最终分析时单侧检验有统计学意义的预测概率（predictive probability）。

由公式 8.8 的变换可以得到期中分析时 δ 的点估计值：

$$\hat{\delta} = \frac{2\sigma}{\sqrt{N_1}}Z_{N_1} \qquad (8.11)$$

因此，假设 $\delta = \hat{\delta}$，代入公式 8.10，同时假设期中分析的趋势保持不变，由于 $\frac{N - N_1}{N_1} = \frac{1-t}{t}$，可以得到：

$$\mathrm{CP}\left(Z_{N_1}, t, \delta = \hat{\delta}\right) = 1 - \Phi\left(\frac{1.96 - \sqrt{t}Z_{N_1}}{\sqrt{1-t}} - \frac{\sqrt{1-t}}{\sqrt{t}}Z_{N_1} \right)$$

$$= \Phi\left(\frac{Z_{N_1}}{\sqrt{t(1-t)}} - \frac{1.96}{\sqrt{1-t}} \right) \qquad (8.12)$$

公式 8.12 还可以通过二元正态分布的回归公式推导得到，见附录 8.3.3。继续上文的例子，假设期中分析时 $t = 50/100 = 1/2$，$Z_{N_1} = 1.0$，则按照当前的趋势，$\mathrm{CP} = \Phi(2 - 1.96 \times \sqrt{2})$ 可以通过以下 R 程序来计算：

```
pnorm(2-1.96*sqrt(2))
[1] 0.2200991
```

如果在监测计划中将 CP 的界值设为 0.25，则此时研究将因无效而终止。对于类似上例期中分析 CP 相对较低的情况，还有另外一种处理方式，即增加样本量来避免试验失败。在第 10 章中将对此问题进行深入探讨。

课堂练习

1. 如果在更早或更晚的信息时间（例如 $t = 1/3$ 或 2/3）进行期中分析，期中分析的 Z 值相同（$Z_{N_1} = 1.0$），则 CP 将会是多少？

2. 假设期中分析趋势持续不变，要使得 CP 不低于 50%，则期中分析的 Z 值应该多大？答案应该是一个关于 t 的函数。

8.2.2 讨论

对于提前终止试验，有些问题需要特别关注。首先，试验因无效而停止意味着在当前研究中放弃对该药物（或处方）进行更多研究。这未必意味着申办方或者研究者完全放弃该药物。仍有可能对该药物的给药方案（dose regimen）或给药途径进行调整，与其他药物联合使用，或者针对其他人群的其他适应证进行研究。

其次，进行期中分析会影响试验的第一类错误率。如前文介绍的 Simon 二阶段设计，如果设置期中分析时只是因为无效而终止，则会导致第一类错误缩减。这也可以通过以下代数形式表示：设 P_0 为"零假设成立的概率"，

$$
\begin{aligned}
\alpha &= P_0\left(\text{拒绝 } H_0\right) \\
&= P_0\left(\text{没有在 } t < 1 \text{ 时停止，在 } t = 1 \text{ 时拒绝 } H_0\right) \\
&< P_0\left(\text{在 } t = 1 \text{ 时拒绝 } H_0\right) \\
&= P_0\left(Z_N > 1.96\right) = 0.025
\end{aligned}
$$

通常情况下，这意味着可以将最终分析的显著性界值设为一个小于 1.96 的值，仍有可能在双侧 5% 或单侧 2.5% 的检验水准下具有统计学意义，这是一个相当大的收益。然而在实践中，美国 FDA 并未允许在新药上市申请（NDA）或生物制品许可申请（BLA）的确证性Ⅲ期试验中减小显著性界值。从监管机构角度看，无法对试验强制设置无效终止标准，因而对申办方并无约束力。如果不存在安全性问题，申办方可以选择不遵循无效标准而在 CP 很低的情况下继续进行试验，尽管如此操作并不一定是明智的选择，但仍不失为一种可能的商业决策。

最后，无效（对应于有效）和安全性常常是联合在一起考虑以进行决策的，因为它们是整个风险 / 收益的组成部分。对于数据和安全性监查委员会（data and safety monitoring committee，DSMC；详见第 9 章）而言，通常会首先从安全性考虑出发，由此进一步考虑药物的有效性，进而在期中分析中进行药物的无效性监测。例如评价 pembrolizumab 与 ipilimumab 联合使用治疗转移性非小细胞肺癌的 KEYNOTE-598 研究（Boyer 等，2021）。该研究经期中分析后选择终止。期中分析发现，相较于 pembrolizumab 单药治疗，试验组的总生存期（OS）和无进展生存期（PFS）未见明显优势，且达到了无效终止的标准。数据和安全性监查委员会认为，在 pembrolizumab 的基础上联合使用 ipilimumab 并不能改善疗效，反而会带来更大的毒性，因此建议因无效性而终止试验，同时受试者停用 ipilimumab 和安慰剂。

附录 8.1 采用 A 方法求解先验分布 beta（a，b）参数的 R 程序

给定众数（m）以及区间（r_1，r_2）所覆盖的概率（u）。

R 程序的函数 MI（Mode and Interval Method，众数和区间法）

```
# programmed by Yujun Wu; see Wu, Shih and Moore (2008)
# r1 < m < r2
###############################################################
```

```
# Method A: Location (mode) and Interval
# Elicitation information: (1) mode m
#                          (2) Pr(rl<r<r2) = u
###########################################################
MI <- function(m, r1, r2, u) {
   S <- function(x){
      (pbeta (r2, x [1] ,x[2] ) -pbeta (r1, x [1] ,x[2] ) -u)
^2 + ( (x[1] -1) /
         (x [1] +x [2] -2) -m) ^2
   }
   obj = constrOptim(c(2,2), S, NULL, ui ≈
rbind(c(1,0),c(0,1)),
         ci = 0(1,1), mu = 1e-100, outer.eps = 1e-100)
   obj $par
}
# Example:
MI(0.05,0.01,0.10,0.8)
```

附录 8.2　采用 B 方法求解先验分布 beta（a，b）参数的 R 程序

给定一个较小的百分位数 $K_1(100\mu_1\%)$ 和一个较大的百分位数 $K_2(100\mu_2\%)$。

R 程序的函数 PO（Percentiles Only Method，百分位数法）

```
# programmed by Yujun Wu; see Wu, Shih and Moore (2008)
# K1 < K2
###########################################################
# Method B: percentiles only
# Elicitation information: (1) K1 : Pr(r<Kl) = u1
#                          (2) K2 : Pr(r<K2) = u2
###########################################################
PO <- function(K1,u1,K2,u2) {
   S <- function(x){
         (pbeta(K1, x [1],x[2])-ul)^2 +(pbeta(K2,x[1],x[2])-u2)^2
   }
   obj = constrOptim(c(2,2), S, NULL, ui =
rbind(c(1,0),c(0,1)),
         ci = 0(1,1), mu = 1e-100, outer.eps = 1e-100)
   obj $par
}
```

```
# Example:
PO(0.05, 0.90, 0.15, 0.99)
```

附录8.3　关于二阶段监测过程的注释

附录 8.3.1

监测过程 S_m 可以表示为 m 个独立同分布的随机变量 W_i $(i = 1, \cdots, m)$ 之和的形式，即 $S_m = \sum_1^m W_i$，也可以写成两个独立部分之和 $S_m = S_{m_1} + S_{m-m_1}$，其中 $m_1 < m$。此外，在 W_i 具有有限方差的假设下，根据中心极限定理，$\sqrt{m}(S_m / m)$ 近似服从正态分布，以上结论对于 S_{m_1} 和 S_{m-m_1} 也同样适用，二者样本量分别为 m_1 和 $m - m_1$。因此，不失一般性，假设采用 Z 检验进行组间比较，同时假设两组样本量相等、组内方差相同且两组招募速度一致，以下推导过程对于任何相互独立的统计量合并都适用。设 $n = N/2$ 且 $n_1 = N_1/2$。

具体而言，对于两样本均值差值的检验，设 $\bar{X}_n \sim N(\mu_X, \sigma^2 / n)$，$\bar{Y}_n \sim N(\mu_Y, \sigma^2 / n)$，$Z_N = \frac{1}{\sigma\sqrt{2}}\sqrt{n}(\bar{X}_n - \bar{Y}_n)$ 以及 $Z_{N_1} = \frac{1}{\sigma\sqrt{2}}\sqrt{n_1}(\bar{X}_{n_1} - \bar{Y}_{n_1})$，则有

$$Z_N = \frac{1}{\sigma\sqrt{2}}\frac{1}{\sqrt{n}}\left(\sum_{i=1}^n X_i - \sum_{i=1}^n Y_i\right)$$

$$= \frac{1}{\sigma\sqrt{2}}\frac{1}{\sqrt{n}}\left[\sqrt{n_1}\left(\frac{\sum_{i=1}^{n_1} X_i - \sum_{i=1}^{n_1} Y_i}{\sqrt{n_1}}\right) + \sqrt{n-n_1}\left(\frac{\sum_{n_1+1}^n X_i - \sum_{n_1+1}^n Y_i}{\sqrt{n-n_1}}\right)\right]$$

$$= \sqrt{N_1 / N} Z_{N_1} + \sqrt{(N-N_1)/N} Z_{N-N_1}$$

$$= \sqrt{t} Z_{N_1} + \sqrt{1-t} Z_{N-N_1}$$

其中 $t = N_1/N = n_1/n$（即为公式 8.7）。

对于 Z_N 和 Z_{N_1} 联合分布 (Z_N, Z_{N_1})，有以下性质：$E(Z_N) = \sqrt{n/2}\delta/\sigma$，$E(Z_{N_1}) = \sqrt{n_1/2}\delta/\sigma$，$\mathrm{Var}(Z_N) = \mathrm{Var}(Z_{N_1}) = 1$ 以及 $\mathrm{Cov}(Z_N, Z_{N_1}) = \mathrm{Cov}(\sqrt{t} Z_{N_1} + \sqrt{1-t} Z_{N-N_1}, Z_{N_1}) = \sqrt{t}$。这些特性将在附录 8.3.3 中应用。

附录 8.3.2

上述公式 $Z_N = \sqrt{t} Z_{N_1} + \sqrt{1-t} Z_{N-N_1}$ $(t = N_1/N = n_1/n)$ 可以外推至更一般的形式 $Z_w = w_1 Z_{N_1} + w_2 Z_{N-N_1}$，其中权重 $(w_1, w_2) > (0, 0)$，且满足 $w_1^2 + w_2^2 = 1$。统计量 Z 也可以采用 p 值的形式来表示：$Z_w = \Phi^{-1}(1-p) = w_1\Phi^{-1}(1-p_1) + w_2\Phi^{-1}(1-p_2)$。由此可以将最终的检验进一步扩展为两个阶段 p 值 (p_1, p_2) 合并的形式：$1 - p = \Phi[w_1\Phi^{-1}(1-p_1) + w_2\Phi^{-1}(1-p_2)]$。以上扩展形式的优势在于必要（且合理）时，两阶段的 p 值可以来自于不同的检验或终点指标。例如，期中分析的终点可以是替代终点，而最终检验可以基于临床终点。当存在多重比较的情况时，两阶段的 p 值也可以采用校正后的 p 值。以上扩展对于多

阶段的情况显然也成立。然而如果权重的选择过于随意或不同阶段权重差异过大，则有可能导致加权后的统计量 Z_w 效率过低甚至无法解释。关于多重比较和适应性设计的更多内容，将在后续章节中讨论。

附录 8.3.3

本处讨论二元正态分布的基本公式和简单线性回归，并将其应用于 CP（公式 8.10）的推导。设二元正态分布 (X, Y)，其中 $E(Y) = \mu_Y$，$E(X) = \mu_X$，$\mathrm{Var}(Y) = \sigma_Y^2$，$\mathrm{Var}(X) = \sigma_X^2$ 以及 $\mathrm{Corr}(Y, X) = \rho$，$0 < |\rho| < 1$。简单线性回归中 $E(Y|X) = \mu_Y - \rho \dfrac{\sigma_Y}{\sigma_X}(X - \mu_X)$，$\mathrm{Var}(Y|X) = \sigma_Y^2(1 - \rho^2)$。因此，

$$E(Z_N | Z_{N_1}) = E(Z_N) - \sqrt{t}(Z_{N_1} - E(Z_{N_1}))$$

$$= \sqrt{n/2}\,\delta/\sigma - \sqrt{t}\left(Z_{N_1} - \sqrt{\frac{n_1}{2}}\,\delta/\sigma\right)$$

且

$$\mathrm{Var}(Z_N | Z_{N_1}) = 1 - t$$

用样本估计值 $\hat{\delta} = \dfrac{2\sigma}{\sqrt{N_1}} Z_{N_1} = \dfrac{\sqrt{2}\,\sigma}{\sqrt{n_1}} Z_{N_1}$（公式 8.11）代替 δ，可以得到

$$E(Z_N | Z_{N_1}) = \sqrt{n/n_1}\, Z_{N_1} - \sqrt{t}(Z_{N_1} - Z_{N_1}) = \sqrt{1/t}\, Z_{N_1}$$

因此，

$$\Pr(Z_N > 1.96 | Z_{N_1},\ \delta = \hat{\delta}) = 1 - \Phi\left(\frac{1.96 - \sqrt{1/t}\, Z_{N_1}}{\sqrt{1-t}}\right) = \Phi\left(\frac{Z_{N_1}}{\sqrt{t(1-t)}} - \frac{1.96}{\sqrt{1-t}}\right)$$

作业 8.1

这是一项评估绿茶提取物在未接受细胞毒治疗的慢性淋巴细胞白血病（chronic lymphocytic leukemia，CLL）或低度恶性非霍奇金淋巴瘤（non-Hodgkin's lymphoma，NHL）患者中疗效的探索性研究（Strair 等，2005）。主要疗效指标为毒性和对疾病的影响。其方案中对监测计划描述如下：受试者服用绿茶提取物后每 4 个月进行一次监测，各次随访对受试者的疗效评价分为疾病稳定（stable disease，SD）、临床缓解（clinically improved，CR+PR）或疾病进展（progressive disease，PD）。研究计划最终招募 24 例受试者。如果研究团队至少有 80% 的把握认为患者临床缓解的比例低于 15%（无效），或者团队至少有 90% 的把握认为患者 1 年内进展的比例不低于 30%（毒性和无效），则研究团队将终止试验。在研究过程中患者是序贯观察的，现需要你制定统计学策略来构建终止标准。

制作两个后验概率表用以展示终止标准。表格可以以电子表的形式呈现，其行数为受试者例数（每次期中分析时的样本量），列数为发生终点事件的受试者例数。表格内展示后验概率。后验概率的计算采用无信息先验。（推荐采用 SAS 或 R 程序实现。）

表格制作完成后，撰写清晰的使用说明，并在表格中标记出（例如用阴影或用不同颜色标记）终止标准，从而为研究团队提供指导。

作业 8.2

针对多发性骨髓瘤临床试验（Montefiore-Einstein Cancer Center，2011），采用贝叶斯方法制定一个持续性的监测计划。为了计算治疗相关的 30 天死亡率的 Beta 先验分布，设众数为 0.05，死亡率在 0.01 至 0.15 之间的概率为 80%。采用附录 8.1 中的 R 程序来计算 Beta 分布参数。制作一张包含 $n = 40$ 例受试者的后验概率表用以展示终止标准。设死亡率在 0.01 至 0.10 之间的概率为 80%，重复上述练习。

（于永沛 译）

参考文献

Boyer M, Şendur MAN, Rodríguez-Abreu D, Park K, Lee DH, Çiçin I. (2021). Pembrolizumab Plus Ipilimumab or Placebo for Metastatic Non–Small-Cell Lung Cancer With PD-L1 Tumor Proportion Score≥50%: Randomized, Double-Blind Phase III KEYNOTE-598 Study. doi:10.1200/JCO.20.03579 Journal of Clinical Oncology. Published online January 29, 2021. PMID: 33513313.

Eastern Cooperative Oncology Group. (2001). Chemotherapy and Peripheral Stem Cell Transplantation in Treating Patients with Multiple Myeloma. ClinicalTrials. gov Identifier: NCT00014508.

EMA (European Medicines Agency). (1995). ICH Topic E 2 A: Clinical Safety Data Management: Definitions and Standards for Expedited Reporting. http://www. ema.europa.eu/docs/en_GB/document_library/Scientific_guideline/2009/09/ WC500002749.pdf

FDA (US Department of Health and Human Services Food and Drug Administration). (2007). *Guidance for Industry*, Drug-Induced Liver Injury: Premarketing Clinical Evaluation Oct 2007.

Montefiore-Einstein Cancer Center. (2011). A Phase II Study Assessing the Efficacy and Toxicity of PK-Directed Intravenous Busulfan in Combination with High-Dose Melphalan and Bortezomib as Conditioning Regimen for First-Line Autologous Hematopoietic Stem Cell Transplantation in Patients with Multiple Myeloma, Albert Einstein Cancer Center, NY. https://clinicaltrials. gov/identifier: NCT01605032.

NCI (National Cancer Institute). (2009). Common Terminology Criteria for Adverse Events. http://evs.nci.nih.gov/ftpl/CTCAE/CTCAE_4.03_2010–06–14_Quick Reference_5x7.pdf (accessed March 18, 2014).

Shih WJ. (1987). Maximum likelihood estimation and likelihood ratio test for square tables with missing data. *Statistics in Medicine* 6: 91–97. www.ncbi.nlm.nih.gov/pubmed/3554443.

Strair R, Rubin A, Bertino J, Schaar D, Gharibo M, Goodin S, Krimmel T, et al. (2005). *Green Tea for Patients with Indolent Non-Hodgkin's Lymphoma or Chronic Lymphocytic Leukemia not Receiving Cytotoxic Therapy.* The Cancer Institute of New Jersey, New Brunswick, NJ.

Wu Y, Shih WJ, and Moore DF. (2008). Elicitation of a beta prior for Bayesian inference in clinical trials. *Biometrical Journal* 50: 212–223.

9

序贯设计和方法——第三部分：经典成组序贯试验

在第 7 章和第 8 章中，我们已经讨论了二阶段设计。成组序贯设计（group sequential design）则是一种广义上的多阶段设计。经典的成组序贯方法（包括设计、监查和分析）是临床试验中为了更好地辅助期中分析最常用到的，尤其是以死亡率、严重或者不可逆损害并发症发生率为主要终点的试验。在此类终点的临床试验中，基本的伦理责任是尽早修改或终止研究，以避免更多的患者接受不太有利的（高毒性或者低有效性）治疗。因为对临床终点的观测通常需要花费较长的时间，所以按照一定进度预先确定好人数并分阶段实施临床试验比完全序贯的设计方法更具可行性，而且还可以降低平均样本量。成组序贯设计包括很多方法，这些方法具有不同的终止边界、第一类错误消耗 / 使用函数、条件或者预测把握度，也包括贝叶斯方法。这些方法有一个共性：它们都基于一个固定的最大样本量。因此，我们称它们为经典成组序贯方法，以区别于新近发展的适应性成组序贯方法。在适应性成组序贯方法中，我们可以在试验过程中调整最大样本量或者修改其他试验设计的参数（例如研究人群或者临床终点）。由于成组序贯设计具有较高的灵活性，并且期中分析可能带来潜在的偏倚，监管机构也针对性地提出了严格的指南。成组序贯试验的保障流程较为复杂，需要谨慎计划和实施。

9.1 关于试验监查的监管要求和管理考量

ICH 指南（ICH，1998）讨论了针对期中分析（E3，Section 11.4.2.3）和成组序贯设计中数据监管及提前终止（E9，Sections 3.4，4.1-4.6）的监管要求。以下为概要（Shih，2000）：

- 所有的期中分析都应是事先认真计划并在方案中完整说明的。应尽一切可能避免计划外的期中分析。进行计划外的期中分析时，需要在试验数据揭盲之前完成关于期中分析的方案修改，解释此期中分析的必要性以及对试验盲态的破坏程度，并评估可能会带来的偏倚大小以及对试验结果解释的影响。
- 期中分析的时间表或者至少是对将要进行期中分析的一些考虑，应该于第一次期中分析之前，在方案或其修正案中说明；终止试验的指南以及特性也应该明确说明。
- 当试验设有数据监查委员会（DMC）时，期中分析的流程和方案需要获得其同意。
- 试验的任何改变或随之而来的统计方法上的任何改变，应第一时间在修订方案中具体写明。

- 所选择的期中分析方法必须确保试验总第一类错误率始终得以控制。
- 当期中分析涉及揭盲数据和结果时，必须确保其过程是完全保密的。所有参与试验实施的工作人员不能知晓期中分析的结果。研究者只能被告知试验继续、结束或者需要做出调整的决定。
- 任何因为行政管理原因而进行的期中分析也应该在方案中和后续报告中写明。这方面的例子包括考虑利益相关方的加速招募和更新进程。应明确说明期中分析的具体目的，并应明确排除任何提前终止试验的可能性。在此种情况下，盲态不能被破坏。

试验实施和数据监查的组织是研究设计的重要部分。图 9.1 展示了试验组织中的四个组成部分，包括：①试验的申办方（产业界 / 公司、国家卫生研究院 / 机构、学术界 / 高校）；②研究者；③合同研究组织（contract research organization，CRO），负责数据库管理，并按照商定计划向 DMC 发布报告；④外部的独立委员会，例如数据监查委员会（DMC 或 IDMC），以及终点裁决委员会（endpoint adjudication committee，EAC）。这四个组成部分的分开设置是专门为试验检查和制衡设计的，为的是防止潜在的运行偏倚。

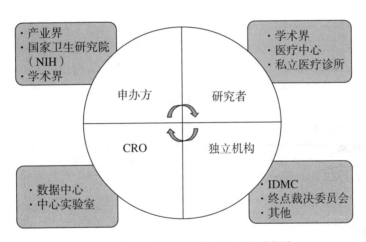

图 9.1　临床试验组织架构的四个组成部分

阅读作业 9.1 中的论文，在设计部分有一个详细的组织架构和研究进度的例子。

DMC 的主要职责是保证试验中受试者的安全。在许多试验中，DMC 也负责监管试验中治疗方案的有效性。同时，因为安全性的监管最终离不开风险 - 收益比，所以 DMC 的工作也不能忽视了有效性。另外，DMC 经常还会关注试验受试者的招募以及试验和数据的完整性，以使受试者能按计划完成试验并回答研究问题。由于 DMC 的成员通常来自申办方和研究者以外的机构，他们应该通过执行委员会或申办方委员会向申办方提供独立建议，因此也被称为独立 DMC 或者 IDMC。DMC 中也包含一名独立的统计师，有时候会包含病人倡议者。DMC 的工作流程图见图 9.2。关于 IDMC 的讨论可详见 Ellenberg（2001）和 Herson（2017）的文章。

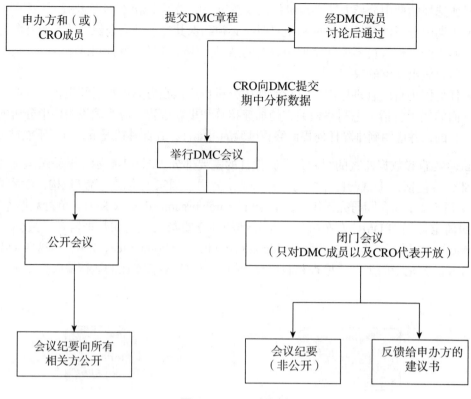

图 9.2 IDMC 流程图

9.2 统计方法

9.2.1 基本原理

假设我们要设计一个试验，并且计划在日历时间 ct_1, ct_2, $\cdots$, ct_K $(K > 1)$ 进行数据监查。例如，试验的数据监查委员会可能计划在试验开始的前两年中每年的 4 月 1 日和 10 月 1 日，以及之后的每年 6 月 15 日开会讨论。在以上日期数据所提供的信息量可以认为是广义的样本量。数学意义上，它指的是（观察）Fisher 信息，常被用于获取计分检验的统计量（见第 4 章附录 4.2 至附录 4.5）。在参数估计中，估计量的方差是 Fisher 信息的倒数。对于连续型和二分类的终点，信息与受试者数（以前称为样本量）成正比。

我们可以看到，用 $\bar{X}_n - \bar{Y}_n$ 来估计治疗组的平均差异 δ。当方差 $\text{Var}(\bar{X}_n - \bar{Y}_n) = \dfrac{2\sigma^2}{n}$ 时，Fisher 信息等于 $\dfrac{n}{2\sigma^2}$。第 4 章的附录 4.2 至附录 4.5 也证明了，对于时间事件（生存）终点，信息和事件数成正比。类似的我们也可以证明，对于纵向数据，信息与随访的数量（例如用受试者参与研究的月份来计算暴露）成正比，这也是相关性（集聚性）数据的一种特定情况。在第 4 章的第 4.5 节中我们看到，对于集聚性数据，信息与下级研究单位和整体研究单位的个数成正比。当研究的过程涉及时间时，我们记日历时间 ct_i 上的信息为

I_i，ct_K 上的固定总（最大）信息为 $I_{\max}$。对应于 ct_i 上的 $t_i = I_i/I_{\max}$ $(i = 1, \cdots, K)$，我们称之为信息时间（或者信息比率）。注意 $t_K = 1$。当信息与样本量成正比时，$t_i = \dfrac{I_i}{I_{\max}} = \dfrac{N_i}{N_{\max}}$。

这与我们在第 8 章中提到的一样，但第 8 章中我们仅考虑了两阶段设计。因为此时信息时间仅仅是一个缩放的日历时间，为了方便，我们通常记为 $I(t_i) = I_i$。

在信息时间 t_i $(i = 1, \cdots, K)$，根据累积数据以及基于处理效应参数 θ 的假设检验，可以计算标准化 Z 统计量（$Z_{t_1}, Z_{t_2}, \cdots, Z_{t_K}$）。成组序贯设计的一个重要统计学问题便是找出满足某些理想操作特性的临界值。这些临界值也被称为成组序贯设计边界值。例如，对于一个单侧假设，其可选的决定是"在期中分析阶段拒绝 H_0：$\theta = 0$ 或者继续到下一个阶段"，以及"在最后阶段拒绝 H_0 或者接受 H_0"，关键问题就是找到 $b_1, b_2, \cdots, b_K$，使得总第一类错误率控制在预先设定的水平 α：

$$P_{H_0}（拒绝 H_0）= P_{H_0}（Z_{t_1} \geq b_1 \text{ 或 } Z_{t_2} \geq b_2 \text{ 或 } \cdots Z_{t_K} \geq b_K）= \alpha \qquad (9.1)$$

找到临界值 $b_1, b_2, \cdots, b_K$ 是必要的。Armitage、McPherson 和 Rowe（1969）证明了当 $K > 1$ 时，如果期中分析的临界值设为 1.96，那么

$$P_{H_0}（Z_{t_1} \geq 1.96 \text{ 或 } Z_{t_2} \geq 1.96 \text{ 或} \cdots Z_{t_K} \geq 1.96）> 0.025$$

当名义的第一类错误率没有进行适当校正，而是用同一个临界值（例如 1.96）重复检验零假设时，第一类错误率便会膨胀。表 9.1 给出了第一类错误率膨胀的例子。

表 9.1　没有适当校正而使用相同临界值进行重复假设检验时第一类错误率的膨胀情况

K	名义水准 0.05	名义水准 0.02	名义水准 0.01
1	0.05	0.02	0.01
2	0.0831	0.0345	0.0177
3	0.1072	0.0456	0.0237
4	0.1262	0.0545	0.0286
5	0.1417	0.0620	0.0327
10	0.1933	0.0877	0.0474
20	0.2479	0.1163	0.0640

为了更简单地展示，公式 9.1 使用了单侧检验。相应地在双侧假设检验中，如果边界对称，则我们需要使用 2α 来替代 α，并且使用下界来替代单侧检验边界。双侧边界不对称的情况在文献中也有报道（例如 DeMets 和 Ware，1982），然而这种情况在监管 NDA/BLA 或者 MAA 的情景中很少用到。接下来，我们讨论几个常见的成组序贯设计边界值。

9.2.2　间隔相同的成组序贯设计边界值

假设信息时间是均匀分布的：$t_1 = 1/K$，$t_2 = 2/K$，$\cdots$，$t_K = K/K = 1$。在 20 世纪 70 年代，Haybittle（1971）、Peto 等（1976）、Pocock（1977）以及 O'Brien 和 Fleming（1979）提出了不同的边界值。

- Haybittle-Peto 边界值：找到 $b_i = c$ $(i = 1, \cdots, K - 1)$ 和 $b_K = z_\alpha$，使得

$$P_{H_0}(Z_{t_1} \geq c \text{ 或 } Z_{t_2} \geq c \text{ 或} \cdots Z_{t_K} \geq z_\alpha) \approx \alpha \tag{9.2}$$

例如，如果我们设定 $\alpha = 0.025$，$K = 5$，$c = 3.291$，那么边界值分别为（3.291，3.291，3.291，3.291，1.960）。注意到我们在式 9.2 中用了约等号，因为当最后一个边界值等于 z_α 时，数学上无法使概率精确等于 α。

Haybittle-Peto 边界值的原理是让最后一次检验的边界值等于 z_α，就像只做了一个固定样本量的试验，以减轻临床同事对 "α 惩罚" 的感觉。然而，当最后一次检验与固定样本量设计处在相同水平时，总第一类错误率势必会因为期中分析而膨胀。所以，以上例子不能被认为是准确的。我们只能说最后一次检验类似固定样本量设计的检验。Pocock（1977）提出了一个修正方法。

- Pocock 边界值：找到 $b_i = c$ $(i = 1, \cdots, K)$，使得

$$P_{H_0}(Z_{t_1} \geq c \text{ 或 } Z_{t_2} \geq c \text{ 或} \cdots Z_{t_K} \geq c) = \alpha \tag{9.3}$$

例如，如果我们设定 $\alpha = 0.025$，$K = 5$，$c = 2.413$，那么边界值分别为（2.413，2.413，2.413，2.413，2.413）。

Pocock 边界值的原理是每次检验使用一个常量边界值，从而使整个监查过程变得简单。然而，它忽视了较早的检验用到的信息量少，而较晚的检验用到的信息量多这个事实。一般情况下，我们不建议提前太多时间终止试验，除非数据证据过于强大或者我们在监查安全性终点。这就引出了下面的 O'Brien-Fleming（OBF）边界值。

- OBF 边界值：找到 c，使得

$$P_{H_0}(Z_{t_1}\sqrt{t_1} \geq c \text{ 或 } Z_{t_2}\sqrt{t_2} \geq c \text{ 或} \cdots Z_{t_K}\sqrt{t_K} \geq c) = \alpha \tag{9.4}$$

例如，如果我们设定 $\alpha = 0.025$，$K = 5$，$c = 2.04$，那么 $b_i = 2.04/\sqrt{t_i} = 2.04/\sqrt{i/5}$，边界值分别为（4.562，3.226，2.634，2.281，2.040）。

大家注意到在式 9.4 中，我们用 $Z_{t_i}\sqrt{t_i}$ 而不是 Z 统计量本身作为边界值来进行比较，这样做可以考虑到试验进行过程中信息量不断累积这一事实。$Z_{t_i}\sqrt{t_i}$ 也被 Lan 和 Wittes（1988）称为 B 值（B 取自布朗运动）。

图 9.3 展示了针对双侧假设 Z 检验的成组序贯设计边界值。对于单侧检验 $H_A: \theta > 0$，不存在下界，只用到对应于 $\alpha = 0.025$ 的上界。对于对称边界的无效性检验，图 9.3 仍然适用，只是下界之下的面积需要被解释为接受 $H_0: \theta \leq 0$ 的概率。边界的形状说明了 OBF 边界值的一个特性：在试验开始阶段，边界值较高，而随着试验进行，边界值会逐渐变小。因此在上述三种边界值中，OBF 边界对于早期的期中分析是最为严格的。然而，边界的选择应该取决于使用具有提前终止准则的设计目的或意图。边界值的计算需要用到迭代的数值算法。

在试验设计阶段，选取等间隔的特定数量的期中分析有时候是有意义的。然而，随着试验的进行和监查，试验管理流程变化可能时有发生。期中分析可能不会严格按照事先规定的计划进行，而且期中分析的频率（K）也可能会发生变化。这些情况需要更为灵活的边界值计算方法。Slud 和 Wei（1982）以及 Lan 和 DeMets（1983）提出了满足此种需要

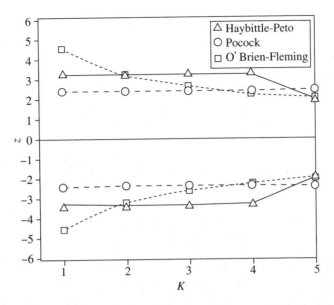

图 9.3 三种经典成组序贯设计边界值，其中 5 次期中分析间隔相等，双侧检验 $\alpha = 0.05$

的第一类错误消耗／使用函数（也称为 α 消耗函数）方法。

9.2.3 第一类错误消耗／使用函数方法

第一类错误消耗／使用函数方法的基本思想如下。首先将式 9.1 的 K 个表达式分解为互不连接的拒绝域 R：

$$R = \{Z_{t_1} \geqslant b_1 \text{ 或 } Z_{t_2} \geqslant b_2 \text{ 或 } Z_{t_3} \geqslant b_3 \cdots\}$$

记 $R_1 = \{Z_{t_1} \geqslant b_1\}$，因此我们有 $\{Z_{t_1} \geqslant b_1 \text{ 或 } Z_{t_2} \geqslant b_2\} = \{Z_{t_1} \geqslant b_1\} \cup \{Z_{t_1} < b_1, Z_{t_2} \geqslant b_2\} \equiv R_1 \cup R_2$，并且 $\{Z_{t_1} \geqslant b_1 \text{ 或 } Z_{t_2} \geqslant b_2 \text{ 或 } Z_{t_3} \geqslant b_3\} = R_1 \cup R_2 \cup \{Z_{t_1} < b_1, Z_{t_2} < b_2, Z_{t_3} \geqslant b_3\} \equiv (R_1 \cup R_2) \cup R_3$，依此类推。因此

$$P_{H_0}(R) = P_{H_0}(R_1 \cup R_2 \cup R_3 \cdots) = P_{H_0}(R_1) + P_{H_0}(R_2) + P_{H_0}(R_3) + \cdots = \alpha$$

在 t_1，我们设定 $\alpha(t_1) = P_{H_0}(R_1)$，并解出 b_1。在 t_2，

$$\alpha(t_2) = P_{H_0}(R_1 \cup R_2) = P_{H_0}(R_1) + P_{H_0}(R_2) = \alpha(t_1) + P_{H_0}(R_2)$$

我们有 $P_{H_0}(R_2) = \alpha(t_2) - \alpha(t_1)$，因此可以解出 b_2。同样，在 t_3，

$$\alpha(t_3) = P_{H_0}(R_1 \cup R_2 \cup R_3) = P_{H_0}(R_1) + P_{H_0}(R_2) + P_{H_0}(R_3) = \alpha(t_2) + P_{H_0}(R_3)$$

因此 $P_{H_0}(R_3) = \alpha(t_3) - \alpha(t_2)$，解出 b_3。这个过程一直持续下去。

注意，在求解 b_2 的时候，我们只需要 (Z_{t_1}, Z_{t_2}) 的联合分布。在第 8 章的附录 8.3，我们介绍了将一个加和过程分解成两个互相独立的偏加和（partial sums）的思想并且推导了计算条件概率的公式。这里，我们用统计信息量，即广义样本量来拓展这个思想。广义来说，对于一个带有独立递增量（independent increments）的偏加和过程（partial sum process），我们可以把计分检验统计量写作 $Z_{t_i} = \dfrac{S(t_i)}{\sqrt{I(t_i)}}$，分子为观察统计量的累加（均值

为 θ 的 iid），分母为在 t_i 时估计 θ 的累积统计信息量的平方根。相关性为：

$$\rho(t_1, t_2) = \text{Corr} = \text{Cov}(Z_{t_1}, Z_{t_2}) = \text{Cov}\left(\frac{S(t_1)}{\sqrt{I(t_1)}}, \frac{S(t_2)}{\sqrt{I(t_2)}}\right)$$

$$= \text{Cov}\left(\frac{S(t_1)}{\sqrt{I(t_1)}}, \frac{S(t_1) + (S(t_2) - S(t_1))}{\sqrt{I(t_2)}}\right)$$

$$= \frac{1}{\sqrt{I(t_1)\,I(t_2)}}\text{Var}(S(t_1)) = \sqrt{\frac{I(t_1)}{I(t_2)}} = \sqrt{\frac{I(t_1)/I(t_K)}{I(t_2)/I(t_K)}} = \sqrt{\frac{t_1}{t_2}}$$

其中，如前面第 9.2.1 节所示，$t_i = I(t_i)/I(t_K) = I_i/I_{\max}$。

其他时间点上的边界值也可以类似获得。如果信息和样本量成正比，那么我们有 $\rho(t_1, t_2) = (N_1/N_2)^{1/2} = (t_1/t_2)^{1/2}$。因此，联合分布仅涉及现阶段和之前阶段的信息比值，而不涉及之后的阶段。这个方法使试验监查过程具有更多的灵活性，因为我们不用事先设定期中分析的总次数 K，也不要求每一次期中分析是等间隔的。所要求的仅仅是 $\alpha(t_1) < \alpha(t_2) < \cdots < \alpha(1) = \alpha$，即一个严格递增的函数 $\alpha(t)$，称为第一类错误（α）消耗/使用函数。这必须在试验的方案中事先设定。

例 9.1 对称边界的两阶段设计（一次期中分析和一次终点分析）

设定总第一类错误率 $\alpha = 0.05$（双侧检验）和一个线性 α 消耗函数 $\alpha(t) = \alpha t$。假设我们在 $t_1 = 1/2$ 进行期中分析，即 $\alpha(t_1 = 1/2) = 0.025$。相应的在 t_1 时间点的边界值 $b_1 = 2.2414$。那么在终点 $t_2 = 1$ 时间点可以消耗的第一类类错误便剩余 $\alpha - \alpha(t_1 = 1/2) = 0.025$。又因二元正态分布的相关性为 $\sqrt{t_1/t_2} = \sqrt{1/2}$，通过求解 $\Pr(|Z_{t_1}| < 2.2414, |Z_{t_2}| \geq b_2) = 0.025$，我们可以得到 $b_2 = 2.1251$。（附录 9.1 给出了可以进行此步计算的 R 程序。）注意，在最终阶段 $\alpha_2 \equiv \Pr(|Z| \geq 2.1251) = 0.0336$，也就是说，在线性 α 消耗函数下，如果在试验的中点进行一次期中分析，那么在试验最终阶段，统计检验的 p 值需要小于 0.034 而不是 0.05，才能得到有显著统计学意义的结果。临床专业背景的研究者们常觉得这种现象是一种"惩罚"。从另一方面讲，因为试验的期中分析已经消耗了 0.025 的 α，那么只有 $0.05 - 0.025 = 0.025$ 的 α 可以被终点分析所消耗。但由于两次分析的检验统计量 Z_{t_1} 和 Z_{t_2} 具有一定的相关性，在终点分析时的拒绝域对应的显著水平 0.0336 > 0.025。

看完例 9.1，大家自然会想到一个问题：第 9.2.2 节中 Pocock 边界值和 OBF 边界值对应的分别是哪种 α 消耗函数呢？为了寻找答案，我们来看接下来的这个例子。

例 9.2

当 $K = 5$，$\alpha = 0.025$ 时，Pocock 边界值分别为 $(2.413, 2.413, 2.413, 2.413, 2.413)$。

1. 对应第一个边界值，我们可以找到第一个阶段消耗的 α：$P_{H_0}(Z_{t_1}) \geq 2.413 = 0.0079$。因此，我们有 $\alpha(t_1 = 1/5) = 0.0079$，接下来我们再来进行第二阶段的计算。

2. 第二阶段的累积消耗 α：$P_{H_0}(Z_{t_1} \geqslant 2.413$ 或 $Z_{t_2} \geqslant 2.413)$

   $= P_{H_0}(Z_{t_1} \geqslant 2.413) + P_{H_0}(Z_{t_1} < 2.413, Z_{t_2} \geqslant 2.413)$

   $= 0.0079 + 0.0059$

   $= 0.0138$

   因此，$\alpha(t_2 = 2/5) = 0.0138$。

3. 第三阶段的累积消耗 α：$P_{H_0}(Z_{t_1} \geqslant 2.413$ 或 $Z_{t_2} \geqslant 2.413$ 或 $Z_{t_3} \geqslant 2.413)$

   $= P_{H_0}(Z_{t_1} \geqslant 2.413$ 或 $Z_{t_2} \geqslant 2.413) + P_{H_0}(Z_{t_1} < 2.413, Z_{t_2} < 2.413, Z_{t_3} \geqslant 2.413)$

   $= 0.0138 + 0.0045$

   $= 0.0183$

   因此，$\alpha(t_3 = 3/5) = 0.0183$。注意，至此我们在第二阶段的 α 基础上加了 0.0045 的增量。

4. 类似的，我们计算第四阶段的累积消耗 α：$P_{H_0}(Z_{t_1} \geqslant 2.413$ 或 $Z_{t_2} \geqslant 2.413$ 或 $Z_{t_3} \geqslant 2.413$ 或 $Z_{t_4} \geqslant 2.413)$

   $= 0.0183 + 0.0036$

   $= 0.0219$

   因此，$\alpha(t_4 = 4/5) = 0.0219$。

5. 最后一个阶段，全部 $\alpha = 0.025$ 都将被消耗完：

   $P_{H_0}(Z_{t_1} \geqslant 2.413$ 或 $Z_{t_2} \geqslant 2.413$ 或 $Z_{t_3} \geqslant 2.413$ 或 $Z_{t_4} \geqslant 2.413$ 或 $Z_{t_5} \geqslant 2.413)$

   $= 0.0219 + 0.0031$

   $= 0.0250$

   因此，$\alpha(t_5 = 1) = 0.0250$。

我们可以将 α 消耗（0，0.0079，0.0138，0.0219，0.0250）与时间（0，0.2，0.4，0.6，0.8，1）画到图上，以便更好地了解这个离散性的累积 α 消耗函数。连续性 α 消耗函数将在本章下一节介绍。

例 9.3

当 $K = 5$，$\alpha = 0.025$ 时，OBF 边界为（4.562，3.223，2.634，2.281，2.040）。

类似例 9.2 的步骤，我们可以找到离散性的 α 消耗函数：$\alpha(t_1 = 1/5) = 0.0000$，$\alpha(t_2 = 2/5) = 0.0006$，$\alpha(t_3 = 3/5) = 0.0045$，$\alpha(t_4 = 4/5) = 0.0128$，$\alpha(t_5 = 1) = 0.025$（作业 9.2）。

9.2.4 类 Pocock、类 OBF 和其他类型的连续性边界值

Lan 和 DeMets（1983）将期中分析的总次数 K 以及期中分析等间隔的约束去掉，给出了一个连续性的 α 消耗函数以及广义的类 Pocock 边界值：

$$\alpha_{\text{Pocock}}(t) = \alpha \ln[1 + (e - 1)t] \tag{9.5}$$

和广义的类 OBF 边界值：

$$\alpha_{OBF}(t) = 2\left[1 - \Phi\left(\frac{Z_{\alpha/2}}{\sqrt{t}}\right)\right] \tag{9.6}$$

其中 $\Phi(\cdot)$ 表示标准正态分布的累积密度函数。

连续性的 α 消耗函数对应的边界值与原始的、离散且等间隔情况下的边界值近似。这种连续性的 x 型边界值（x-type boundary）与原始的边界值有所不同，但具有类似的特征：类 Pocock 边界值与原始的 Pocock 边界值在试验过程中相对保持常数不变；而类 OBF 边界值与 OBF 边界值都随着试验的进行，在试验前期非常严格，之后逐渐减小。

其他连续性的 α 消耗函数也被一些文献报道过。Kim 和 DeMets（1987）研究了指数族（power family）中的几种情况：

$$\alpha(t) = \alpha t^c, \ c > 0$$

指数 $c = 1$ 对应线性或均匀消耗，而 $c = 3$ 则与类 OBF 相似。

第 2 章提到过 4S 研究（Scandinavian Simvastatin Survival Study，是心血管领域的标志性试验，1993）、免疫治疗领域的突破性疗法 KEYTRUDA® 治疗头颈肿瘤患者的 KN-040 试验（Cohen 等，2019）以及在非小细胞肺癌患者中开展的 KN-042 试验（Mok 等，2019），均用到了 Hwang、Shih 和 DeCani（1990）提出的截断指数分布族（truncated exponential distribution family）的 α 消耗函数：

$$\alpha(\gamma, t) = \alpha \left[\frac{1 - e^{-\gamma t}}{1 - e^{\gamma}} \right], \ 0 \leqslant t \leqslant 1 \ \text{时} \ \gamma \neq 0$$

$$\alpha(\gamma, t) = \alpha t, \quad 0 \leqslant t \leqslant 1 \ \text{时} \ \gamma = 0 \tag{9.7}$$

由此可以看到第一类错误率的消耗，$\gamma = 0$ 对应线性消耗，$\gamma > 0$ 对应凸性消耗，而 $\gamma < 0$ 则对应凹性消耗。凸性的 α 消耗适用于急性终点的短期试验，例如仅有一个剂量的镇静剂试验，研究者们希望提前终止发生在研发的早期阶段，通常 $1 \leqslant \gamma \leqslant 4$。凹性的 α 消耗则适用于大型的慢性病试验，患者的招募往往较慢且随访时间较长，由于试验早期样本量和信息量均较少，因此不鼓励提前终止试验，通常 $-5 \leqslant \gamma \leqslant -1$。上面提到过的 4S 研究和 KN-040 试验中均用到 $\gamma = -4$，KN-042 中 $\gamma = -0.9023$。

连续性的类 Pocock 边界值对应式 9.7 中的 $\gamma = 0$；连续性的类 OBF 边界值则对应式 9.7 中的 γ 介于 -5 到 -4 之间；指数族中 $\alpha(t) = \alpha t^{3/2}$ 类似于式 9.7 中 $\gamma = -1$，而 $\alpha(t) = \alpha t^2$ 则类似于式 9.7 中 $\gamma = -2$。关于这类广义指数族的 α 消耗函数中 α 消耗率以及边界值，详见 Hwang、Shih 和 DeCani（1990）发表的文章。

软件实现以及课堂练习：

边界值的计算需要用到数值迭代算法。R 软件中的"gsDesign"包，SAS 软件中的 SEQDESIGN 和 SEQTEST 过程，以及其他的一些商业软件，都能用来计算边界值。这里推荐使用威斯康星大学提供的 Lan-DeMets 软件。关于这个软件的文献阐述详见 Reboussin 等（2000）发表的文章。

进入威斯康星大学页面（网址 https：//biostat.wiscweb.wisc.edu/resources/software/），找到"Programs for Computing Group Sequential Boundaries Using the Lan-DeMets Method"，根据你电脑的操作系统，点击 download，下载对应的文件。解压缩文件，并安装。WinLD.chm 文件是用户手册，里面包括一些比较实用的案例。

练习 9.1：运行 Lan-DeMets 软件。在 Compute 条目下，选择 Bounds。

1. 设计边界值（制定试验方案）

对应 Hwang、Shih 和 DeCani（HSD）提出的截断指数族，设置合理的参数并计算类 Pocock、类 OBF 边界值以及指数族边界值，并与第 9.2.2 节中的离散等间隔的 Pocock 和 OBF 边界值比较（$K = 5$）。

例如，当 $K = 5$ 时，双侧 $\alpha = 0.05$、两侧对称的离散等间隔 Pocock 边界值的上侧界值为（2.413，2.413，2.413，2.413，2.413），相比之下，基于公式 9.5 的类 Pocock 边界值则没有那么恒定，具体为（2.4380，2.4268，2.4101，2.3966，2.3859）。

2. 在试验监查的过程中进行边界值更新

假设试验原本计划在 $K = 5$ 个（连续性）等间隔时间点进行期中分析，并采用类 OBF 边界值，考虑以下两种情况。

情况 1：在第一次期中分析时，信息时间为 $t_1 = 0.3$（原计划的信息时间为 $t_1 = 0.2$），下一次期中分析被调整时 $t_2 = 0.75$，终点分析时 $t_3 = 1$。计算调整后的类 OBF 边界值。

对于 $K = 5$ 的等间隔期中分析设计，对称边界双侧检验 $\alpha = 0.05$ 时的类 OBF 边界值分别为（4.8769，3.3569，2.6803，2.2898，2.0310）。重新调整计划后，不同时间（0.3，0.75，1.0）对应的类 OBF 边界值分别为（3.9286，2.3403，2.0118）。

情况 2：在第一次期中分析（$t_1 = 0.2$）后试验继续，但下一次的期中分析被调整为 $t_2 = 3/5$，接下来是 $t_3 = 1$ 的终点分析。调整计划后的时间（0.2，0.6，1）对应新的边界值为（4.8769，2.6686，1.9809）。很显然，第一个边界值 4.8769 没有变化，因此我们在 $t_1 = 0.2$ 进行第一次期中分析的时候已经消耗了对应的 α。

在上述两种情况下，不管是期中分析的频次发生变化还是时间发生变化，我们需要确保的是这些变化都是基于试验管理层面的原因，例如受试者招募比预期的快或者慢，而不应该基于第一次期中分析的结果。因此，DMC 需要独立于试验的申办方，并且申办方不能知晓期中分析的揭盲数据和结果。

9.3 把握度、信息量和漂移参数

成组序贯方法在控制总第一类错误率的前提下，通过拒绝零假设，允许提前终止试验。然而，其代价就是在把握度上有一些损失，因为试验早期的样本量较小，而在后期的拒绝域更严，两者均导致把握度降低。如果要达到与固定样本量设计同样的把握度，成组序贯设计需要更大的最大信息 / 样本量，但其平均信息 / 样本量却比固定样本量设计要小（备择假设下）。成组序贯设计所需的最大信息 / 样本量取决于第一类 / 第二类错误率、期中分析的总次数以及 α 消耗的策略（即期中分析和终点分析的边界值）。

- 给定 b_1，b_2，$\cdots$，b_K（根据 α 消耗策略计算），把握度 $= 1 - \beta = P_{H_A}$（拒绝 H_0）$= P_{H_A}$（$Z_{t_1} \geq b_1$ 或 $Z_{t_2} \geq b_2$ 或 $\cdots$ $Z_{t_K} \geq b_K$），为关于处理效应（由漂移参数表示，见下式 9.8）的函数。

- 相反，给定固定样本量设计的把握度，我们可以通过计算漂移参数（drift parameter）得出成组序贯设计的 N_{max}（或者 I_{max}），下面会给出解释。

我们首先按照固定样本量设计来计算样本量，然后对其进行调整来计算序贯设计的最大样本量。根据第 4 章固定样本量设计的样本量计算公式 4.6，我们可知，当两治疗组样本量平均分配，每组样本量为 n 时，基本的关系式为 $E(Z|H_A) = z_{\alpha/2} + z_\beta$，其中

$Z = \sqrt{\dfrac{n}{2}} \dfrac{\bar{X}_n - \bar{Y}_n}{\sigma}$。记 $\varphi_f \equiv E(Z) = \sqrt{\dfrac{n}{2}} \dfrac{\delta}{\sigma}$ 为固定样本量设计备择假设下 Z 检验的非中心参数

（见公式 4.6）。这里要注意 $\varphi_f^2 \propto n$ [φ 的下标 f 表示固定（fixed）样本量设计]。

对于成组序贯设计，在期中分析时间点 $t = n/n_{max}$，相应的样本量为 $n = n_{max}t$，终点时刻 $N_{max} = 2n_{max}$，也就是 $t = 1$ 时的最大样本量。期中分析的检验统计量 $Z(t)$ 取决于期中分析的样本量 n（每个治疗组的样本量）。固定样本量设计（不进行期中分析）的样本量对应于序贯设计的最大样本量（终点分析时）。因此，

$$EZ(t) = \sqrt{\frac{n}{2}} \frac{\delta}{\sigma} = \sqrt{t} \sqrt{\frac{n_{max}}{2}} \frac{\delta}{\sigma} = \sqrt{t}\varphi \tag{9.8}$$

其中 $\varphi \equiv EZ(t=1) = \sqrt{\dfrac{n_{max}}{2}} \dfrac{\delta}{\sigma}$，在序贯设计的 Lan-DeMets 程序中被称为漂移参数。它与固定样本量设计中的非中心参数 φ_f 类似。

我们之前讲过，当用 $\bar{X}_n - \bar{Y}_n$ 估计处理组间的均值差异 $\delta = \mu_X - \mu_Y$ 时，$\mathrm{Var}(\bar{X}_n - \bar{Y}_n) = \dfrac{2\sigma^2}{n}$，$I_n = \dfrac{n}{2\sigma^2}$。因此，在序贯试验中，公式 9.8 可以写成：

$$EZ(t) = \sqrt{\frac{n}{2}} \frac{\delta}{\sigma} = \sqrt{I_n}\delta = \sqrt{tI_{max}}\delta \tag{9.9}$$

因此

$$\varphi = EZ(t=1) = \sqrt{I_{max}}\delta \tag{9.10}$$

接下来，我们根据固定样本量设计来设定序贯设计的最大信息。从公式 9.10 中我们可以看到 $\varphi^2 \propto I_{max}$。如果没有期中分析，$Z \sim N(E(Z), 1)$，固定样本量设计中的漂移参数为 $\varphi_f = E(Z) = z_{\alpha/2} + z_\beta$。例如，当 $\alpha/2 = 0.025$，$1 - \beta = 0.90$ 时，漂移参数 $\varphi_f = 1.96 + 1.28 = 3.24$。对于 5 次且等间隔分布的期中分析，Lan-DeMets 程序给出类 OBF 边界值的 $\varphi = 3.2788$。很显然，$(\varphi/\varphi_f)^2 = (3.2788/3.24)^2 = 1.024$，序贯设计需要的最大信息是固定样本量设计的 1.024 倍。对于一个小型的研究，这 2.4% 的信息增加可能没有什么影响，但对于大型的试验却意味着很多。一般来说，对类似于类 OBF 这样的边界值，在终点分析时边界值接近 $z_{\alpha/2}$，样本量不会有大幅度的增加。然而对于类 Pocock 边界值来说，样本量可能会增加得较为明显。但是，在所有情况下，因为序贯试验具有提前终止的可能，其平均样本量会低于固定样本量设计。

表 9.2 给出了利用（渐进性）计分 Z 检验比较两个正态分布均值、二项分布概率和生存分布（log-rank 检验）的漂移参数。

表 9.2　计分检验的漂移参数

比较	漂移参数	备注
正态分布均值	$\sqrt{n_{\max}}\sqrt{1/2\sigma^2}(\mu_X-\mu_Y)$	n 为每组样本量
二项分布概率	$\sqrt{n_{\max}}\sqrt{1/2\bar{\pi}(1-\bar{\pi})}(\pi_X-\pi_Y)$	n 为每组样本量 $\bar{\pi}=(\pi_X+\pi_Y)/2$
生存分布（log-rank 检验）	$\sqrt{D_{\max}}\sqrt{1/4}\log(\mathrm{HR})$	D 为总死亡人数，HR 为风险比

课堂练习

练习 9.2：对于 5 次等间隔分布、双侧 $\alpha=0.05$、$1-\beta=0.90$ 的期中分析，使用类 OBF 边界值，利用 Lan-DeMets 程序（通过 Compute Drift）计算漂移参数 $\varphi=3.2788$，并计算样本量膨胀因子（相比固定样本量设计的比值）。

9.4　试验终止时的 p 值

在每一个事先确定的时间点 t，我们可以计算检验统计量 $z(t)$ 以及预设的边界值。当检验统计量超越边界值时，试验终止，记该时间点为 τ，此时我们需要给出对应 $(\tau, z(\tau))$ 的 p 值。根据定义，p 值为零假设下观察到比 $(\tau, z(\tau))$ 更极端的数据的可能性。因此，我们需要考虑到二维汇总统计量 $(\tau, z(\tau))$ 的次序。对二维空间进行排序有很多种方法，最常用的方法是如下的分阶段排序法：

$$(\tau, z(\tau_2)) < (\tau, z(\tau_1)) \text{ 当且仅当 } \tau_2 < \tau_1; \text{ 或者当 } \tau_2 = \tau_1 \text{ 时，} z(\tau_2) \geqslant z(\tau_1) \quad (9.11)$$

也就是说，我们首先比较的是试验终止时的时间。试验在较早的时间被终止相对于在较晚的时间被终止更为极端。当试验终止时间相同时，较大的检验统计量对应较为极端的情况。因此，对于分阶段排序法，比 $(\tau=t_j, z(t_j)=z_j)$ 更为极端的情况包括：在更早的时间点 $(t=1,\cdots,j-1)$ 观测到超越相应边界值的检验统计量，或者在同一时间点 $t=j$ 观测到比 z_j 更大的检验统计量。所以，p 值可通过下列在零假设下的概率公式计算获得：

$$p = \mathrm{Pr}\left(\bigcup_{i=1}^{j-1}(Z(t_i)\geqslant b_i)\bigcup(Z(t_j)\geqslant z_j)\right) \quad (9.12)$$

我们可以看到，期中分析调整的 p 值仅取决于试验终止时间之前的边界值和终止时刻的 z 值。（当采用 Lan-DeMets 程序时，因为累积终止概率仅到时间点 j，所以 j 之后的边界值可以随意选择。）因为越大的边界值意味着试验越难被提前终止，因此当 b_i $(i<j)$ 较大时，式 9.12 中的 $\mathrm{Pr}\left(\bigcup_{i=1}^{j-1}(Z(t_i)\geqslant b_i)\right)$ 可被忽略，调整 p 值近似等于非调整 p 值 $\mathrm{Pr}(Z(t_j)\geqslant z_j)$。例如，采用类 OBF 边界值时，调整 p 值便近似等于非调整 p 值。

课堂练习

练习 9.3　假设序贯试验总共有 5 个等间隔分布的期中分析，类 OBF 边界值分别为

（4.88，3.36，2.68，2.29，2.03）。当观测到（0.6，$Z(0.6) = 2.94$）时，因为 $2.94 > 2.68$，试验在 $t = 0.6$ 时刻被提前终止。根据数值积分，p 值 = Pr（$Z(0.2) \geqslant 4.88$ 或 $Z(0.4) \geqslant 3.36$ 或 $Z(0.6) \geqslant 2.94$）= 0.00183。注意，非调整 p 值为 Pr（$Z \geqslant 2.94$）= 0.00164。

在 Lan-DeMets 程序中，选择 Compute Probability 以及 User Input 设定边界值。设边界值 $(b_1, b_2, \cdots, b_{j-1}, z_j) = (4.88，3.36，2.94)$，2.94 之后的边界值可以随意给出。点击 Calculate，读取 $\tau = 0.6$ 时刻及之前的累积终止概率（cumulative exit probabilities）。

9.5　处理效应估计

当试验终止时，我们不仅需要提供 p 值，也常常需要估计处理效应。漂移参数（详见表 9.2）常被用于估计观测到（τ_{obs}，z_{obs}）后的标准化处理效应。例如，对于均值差异，我们根据

$$P_{\varphi_L} \{ (\tau, Z(\tau)) > (\tau_{\text{obs}}, z_{\text{obs}}) \} = \alpha/2$$

以及

$$P_{\varphi_U} \{ (\tau, Z(\tau)) < (\tau_{\text{obs}}, z_{\text{obs}}) \} = \alpha/2$$

来计算 $100(1 - \alpha)\%$ 置信区间 (φ_L, φ_U)。然后再将置信区间 (φ_L, φ_U) 通过关系式 $\varphi = \sqrt{n_{\max}} \sqrt{1/2\sigma^2} (\mu_X - \mu_Y)$ 转换为处理效应。表 9.2 中还给出了其他情况下的处理效应转换式。

课堂练习

练习 9.4　取自 Lan-DeMets 程序的帮助手册（WinLD.chm）。

选择 Compute Confidence，设定 $K = 6$，期中分析信息时间点为（0.23，0.33，0.44，0.58，0.71，0.83）。（在 User Input 中输入这些信息时间，注意到最后一个信息时间并不是 1。）

设定对称的双侧检验边界值，采用线性 α 消耗函数（phi = 1 的指数族）。

标准化检验统计量值：$z = 2.82$。

置信水平：0.95。

选择 Calculate，计算 95% 置信区间 $(\varphi_L, \varphi_U) = (0.19，4.94)$ 以及边界值。

- 给定 n 和 σ，可转换计算出 $\mu_X - \mu_Y$ 的置信区间。
- 给定 n 和 $\bar{\pi}$，可转换计算出 $\pi_X - \pi_Y$ 的置信区间。
- 给定 D，可转换计算出 $\log(\text{HR})$ 的置信区间。

边界值的上界显示为（2.527，2.616，2.562，2.473，2.426，2.388）。（注意到这里边界值在第二个时间点有一个跳跃。）因为 $z = 2.82$，这意味着试验将在 $t = 0.23$ 时间点上进行第一次期中分析时被提前终止。

练习 9.5　取自 Proschan、Lan 和 Wittes（2006，第 129 页）的研究，以下为对此研究的概述。

- 在每组 $n = 200$ 人中测量 3 个月后的体重变化（单位 kg）。
- 计划 $K = 4$ 次，等间隔，采用类 OBF 边界值。
- 实际 $t_1 = 0.22$，$t_2 = 0.55$（并非原计划的 0.25 和 0.5）。
- 第三次期中分析时，两组的平均体重减少值分别为 $\bar{x}_{152} = 8.1$ kg，$\bar{y}_{144} = 6.0$ kg（下标表示每组的样本量）。
- 因此，$t_3 = (152 + 144)/400 = 0.74$。
- 合并标准差 sd = 4.8 kg，因此 $z = 3.76$。
- 我们需要给出 p 值和处理效应 $\delta = \mu_X - \mu_Y$ 的 95% 置信区间。

解答： 在 Lan-DeMets 程序中运行以下步骤。

1. 计算 p 值：选择 Compute Probability。

- $K=4$，User Input t：0.22，0.55，0.74，1。
- 采用双侧对称 OBF 的 α 消耗函数（$\alpha = 0.05$）。
- 用 Calculate 计算获得前 2 个时间点 t_1 和 t_2 的边界值，分别为 4.64 和 2.81。
- 将 Determine Bounds 改为 User Input 并填入 4.64、2.81、3.76（观测到的 z）和 1（随意选取的）。
- 用 Calculate 计算获得最后的终止概率 0.005（双侧 p 值）。[注意，这里的非调整 p 值为 $\Pr(|Z| > 3.76) = 0.0002$。]

2. 计算置信区间：选择 Compute Confidence。

- $K = 4$，User Input t：0.22，0.55，0.74，1。
- 采用双侧对称检验，将 Determine Bounds 改为 User Input 并填入 4.64、2.81、3.76（观测到的 z）和 1（随意选取的）。
- 标准化检验统计量值：3.76。
- 置信水平：0.95。
- 用 Calculate 计算并获得 $(\varphi_L, \varphi_U) = (1.106, 5.536)$。
- 给定 $n = 200$，$\sigma = $ 合并标准差 = 4.8，根据

$$\varphi = \sqrt{n_{\max} / 2\sigma^2} \, (\mu_X - \mu_Y)$$

计算并获得 $\delta = \mu_X - \mu_Y$ 的置信区间 $(\delta_L, \delta_U) = (0.531, 2.657)$。

附录 9.1　计算第二次（终点）分析边界值的 R 程序 qfind

这个程序适用于二阶段设计、第一阶段（期中）分析的信息时间 $t < 1$ 且消耗的 $\alpha < 0.05$ 的情形。无须设置具体的 α 消耗函数。假设条件包括：$\alpha = 0.05$，双侧检验，且边界对称。

```
# First, install package mvtnorm

library(mvtnorm)
# Input: p1 = interim alpha spent, p2 = 0.05-p1;
```

```
# tfrac =interim information fraction
# return: (c1, c2) = critical values of the two stages;
# alpha2= nominal alpha for c2
qfind <-
function(p1 = 0.01, p2 = 0.04, tfrac = 0.5, tol = 1e-10)
{
  c1 <- qnorm(1 - p1/2)
  low <- 0
  upp <- 4
  mid <- (low + upp)/2
  val <- pbvn(c1, mid, tfrac)
while(abs(val - p2) > tol) {
  if(val > p2)
  low <- mid
  else upp <- mid
  mid <- (low + upp)/2
  val <- pbvn(c1, mid, tfrac)
  }
a2 <- 2 * pnorm(- mid)
out <- c(c1, mid, a2, val)
names(out) <- c("c1","c2","alpha2","p2")
return(out)
}
pbvn <- function(x, y, tfrac = 0.5)
{
  2*(pmvnorm(c(-x, -Inf), c(x, -y), corr =
  matrix(c(1,sqrt(tfrac),
      sqrt(tfrac),1),nrow = 2))[[1]])
}
# Try the default
qfind()
# Example - find the two-sided critical values from a one-
sided alpha spent
p1 = 0.002578977
qfind(p1 = 0.002578977*2, p2 = (0.025-p1)*2, tfrac = 0.5)
```

附录9.2 关于独立增量偏加和过程的进一步解析

对于连续性或者二分类的急性反应，独立随机变量在任意时刻的累加很明显都具有独立的增量。独立增量的偏加和具有的特殊性质已在第 9.2.3 节中介绍。Tsiatis（1981，1982）揭示了随时间变化计算的 log-rank 检验统计量的性质与独立正态随机变量的偏加和相似。这个重要进展将成组序贯设计方法拓展到以生存数据为终点的试验中。Jennison 和 Turnbull（1997）提出一种解释成组序贯设计中检验统计量独立增量的理论框架。Scharfstein、Tsiatis 和 Robbins（1997）证明了当比较缓和的约束条件成立时，所有根据有效估计量（例如参数的极大似然估计）且序贯计算得到的 Wald 检验统计量，均服从渐近性多元正态分布。因此，成组序贯设计也可以拓展应用到更为复杂的场景，例如比例风险模型（Sellke 和 Siegmund，1983）、纵向数据的随机效应模型等非独立数据的统计方法（Wei，Su 和 Lachin，1990；Lee 和 DeMets，1991），以及包括 Wilcoxon-Mann-Whitney 秩和检验（Spurrier 和 Hewett，1976）在内的不限定特定分布形式的统计方法（Lachin，1997）。Wilcoxon-Mann-Whitney 秩和检验常用于有序多分类数据的分析。第 5 章中介绍了分层 Wilcoxon-Mann-Whitney 秩和检验在成组序贯设计中的应用，这是首个关于瑞德西韦治疗 COVID-19 重症患者的安慰剂对照双盲随机试验，具体详见 Shih、Chen 和 Xie（2020）的文章。

附录 9.3 信息时间 / 比率、最大耗时试验以及最大信息量试验

根据统计信息量反比于参数估计量的方差这一原则，Lan 和 Zucker（1993）定义了信息时间 / 比率：在某一日历时间累积获得的信息量除以试验终点时间的总信息量。信息时间在 α 消耗函数中具有重要意义。根据所用的具体统计量（Lan，Reboussin 和 DeMets，1994），单位信息量可以由一个个体（均值比较）或者一个事件（生存分布比较）来近似。不管在何种情况下，总信息量必须是已知的。如果总信息量未知，我们只能估计信息时间 / 比率。例如，在生存试验中，Tsiatis（1981）证明了序贯计算获得的 log-rank 统计量的方差与观察到的事件数量呈比例关系。因此，信息时间等于在期中分析的（日历）时间点上观测到的总事件数除以试验终点时的总事件数。对于最大信息量试验，为了达到预期的把握度，试验结束时的最大事件数是在给定其他的设计参数下事先确定的。然而，对于最大耗时试验，当最大耗时固定时，最大信息量是随机的。在最大耗时试验中，计算信息时间的分母，即试验结束时刻的最大事件数，可以在零假设或备择假设下估计，也可以采用其他的方法，因此可能得到不同的信息时间尺度。

为了克服这种不确定信息时间尺度的困难，我们首先选择"在零假设下"或"在备择假设下"估计最大信息量。然后，当信息比率超过 1，或者最后一次分析时信息比率不足 1 时，将信息时间设定为 1。这种方法会改变预先设定的 α 消耗函数。一个阐明此种情况的简单案例见 Kim、Boucher 和 Tsiatis（1995）的文章。实际应用中，我们希望 α 消耗函数不会像这个例子中改变得这么多。作业 9.8 中的 KEYNOTE-604 试验是一个类似情况下的实际案例。

例 9.4 **过度执行和执行不足均导致 α 消耗函数的改变。**

假设计划做 $K = 2$ 次的期中分析，且试验方案中预先规定了单侧检验水平为 0.05。在设计阶段，我们选择采用线性 α 消耗函数 $\alpha(t) = 0.05\,t$。如图 9.4 所示，零假设成立时，总事件数期望值为 200，而当备择假设成立时，总事件数期望值为

100。假设在第一次期中分析时有 50 个事件发生。如果我们选择基于零假设的信息时间尺度，那么 $t_1 = 50/200 = 0.25$，$\alpha(t_1) = 0.0125$。成组序贯设计下满足 $\Pr(Z_{t_1} \geq b_1) = 0.0125$ 的边界值 $b_1 = 2.24$。假设在终点分析时，实际的总事件数与在零假设下预期的总事件数一样，都是 200，则 Z_{t_1} 与 Z_{t_2} 之间的相关性为 $(t_1/t_2)^{1/2} = (0.25)^{1/2} = 0.5$。因此，第二次期中分析（即终点分析）时满足 $\Pr(Z_{t_1} < 2.24, Z_{t_2} \geq b_2) = 0.05 - 0.0125 = 0.0375$ 的边界值 $b_2 = 1.74$。

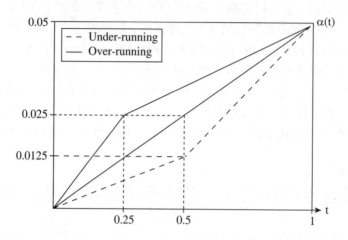

图 9.4 过度执行（over-running）和执行不足（under-running）的试验中 α 消耗函数的改变

然而，当终点分析时的总事件数为 100 时（执行不足），$t_1 = 50/100 = 0.5$，我们应该消耗 $\alpha(t_1) = 0.025$。但是在第一次期中分析时，我们已经采用了 $b_1 = 2.24$。这时，我们必须意识到两点：第一，$t_1 = 0.5$ 而非 0.25，但我们消耗的 $\alpha(t_1) = 0.025$；第二，Z_{t_1} 与 Z_{t_2} 之间的相关性 $(t_1/t_2)^{1/2} = (0.5)^{1/2}$。因此，成组序贯设计的边界值满足 $\Pr(Z_{t_1} < 2.24, Z_{t_2} \geq b_2) = 0.0375$，即 $b_2 = 1.70$。因为 $\alpha(0.5) = 0.0125 < 0.025$，$\alpha$ 消耗函数不再是线性的，而是在线性消耗函数下方的凹性函数。执行不足的风险降低了研究的把握度，并因此可能扰乱试验的提前终止。

我们接下来再看一下试验过度执行时的情况。在备择假设的条件下估计的总事件数为 100，然而终点分析时的实际总事件数为 200。这时 α 消耗函数不再是线性的，而是位于线性消耗函数之上的凸性函数。根据 Z_{t_1} 与 Z_{t_2} 之间的相关性 $(t_1/t_2)^{1/2} = (t_1/1)^{1/2} = (50/200)^{1/2} = (1/4)^{1/2}$ 计算可得终点分析的边界值 b_2。注意，这里我们也可以用原计划总事件数 100 来计算 t_1，即 $t_1 = 50/100$，那么 $t_2 = 200/100 = 2$，则 Z_{t_1} 与 Z_{t_2} 之间的相关性仍为 $(t_1/t_2)^{1/2} = (1/4)^{1/2}$，所以我们得到的边界值 b_2 不变。但是大部分的软件不接受 $t > 1$，因为在 α 消耗函数中信息时间 / 比率的定义只在 0 到 1 之间。$t > 1$ 这一方法这里不做推荐，这种方法也不能反映出 α 消耗函数的变化。

利用 α 消耗函数可以很好地确保进行期中分析的同时控制第一类错误。终点分析时根据实际观测到的总信息量确定合理的临界值可以帮助更好地控制第一类错误。上面提到当试验被过度执行时，一个潜在的风险就是由于严重低估了最大耗时试验中的总信息量，我们在期中分析时可能已经消耗了过多的 α。此时一个可能的补救措施是，根据试验的进程来决定如何消耗 α，而不是采用有可能出错的信息比率。比如，假设一个试验计划在总死亡事件数达到 300 例，或者第一个受试者招募后的第

36 个月（两个事件中较晚发生的一个）进行终点分析，那么有两种消耗 α 的方法：信息比率或时间比率。在期中分析时，为避免过度消耗 α，我们可以采用两个方法中值最小的那个。然而终点分析时我们必须采用信息比率，因为这样才可能通过检验统计量的相关性计算终点分析的边界值，从而正确控制试验的总第一类错误率。

作业 9.1

阅读论文"Sorafenib in advanced hepatocellular carcinoma"（Llovet，J. M.，et al.，New England Journal of Medicine，2008，359（4）：378-390），找到论文中试验的组织流程以及监查计划。

作业 9.2

给出构建 $K = 5$ 次等间隔期中分析的 OBF 边界值对应的 α 消耗函数的步骤，并通过作图，与 Pocock 边界值对应的 α 消耗函数进行比较。

作业 9.3

关于论文"Sorafenib in advanced hepatocellular carcinoma"（Llovet，J. M.，et al.，New England Journal of Medicine，2008，359（4）：378-390）：

1．描述试验设计以及终点指标。
2．计算在两次期中分析和一次终点分析时每个终点指标消耗的 α。（注意，任一特定时间点的信息时间/比率可以通过相应时间的死亡数除以总期望死亡数来粗略估算。）
3．比较你对第 2 题给出的答案与假设采用 Pocock 边界值时消耗的 α。
4．对结果进行简要总结（包括试验的终止决定）。
5．根据论文中的图 2：
　　a．比较不同治疗组每个终点的第 25、50 和 75 百分位数结果。
　　b．比较不同治疗组在第 9 个月的生存概率、症状恶化概率以及影像学进展概率。

作业 9.4

阅读 Motzer、Escudier 和 Oudard 等代表 RECORD-1 研究组撰写的论文"Efficacy of everolimus in advanced renal cell carcinoma：a double-blind，randomised，placebo-controlled phase Ⅲ trial"（Lancet 2008，372：449-456）：

1．描述研究设计，确定组织结构、终点指标以及监查计划。
2．描述期中分析计划以及根据 α 消耗的 α 进行的实际监查。针对每个终点指标，计算每次期中分析和终点分析时消耗的 α。
3．验证期中分析和终点分析的边界值，以及终点分析时 PFS 处理效应的置信区间。

作业 9.5

阅读 Demetri GD、van Oosterom AT 和 Garrett CR 等撰写的论文"Efficacy and safety of sunitinib in patients with advanced gastrointestinal stromal tumour after failure of imatinib：a randomised controlled trial"（Lancet 2006，368：1329-1338）。重复完成作业 9.4 中的任务 1—3。

作业 9.6

阅读 Severe、Juste 和 Ambroise 等撰写的论文"Early versus standard antiretroviral therapy for HIV-infected adults in Haiti"（N Engl J Med 2010，363：257-265）。重复完成作业 9.4 中的任务 1—3。

作业 9.7

阅读 Ribas、Kefford 和 Marshall 等撰写的论文"Phase Ⅲ randomized clinical trial comparing tremelimumab with standard-of-care chemotherapy in patients with advanced melanoma"（J Clin Oncol 2013，31：616-622）。重复完成作业 9.4 中的任务 1—3。

作业 9.8

阅读 Rudin、Awad 和 Navarro 等撰写的论文"Pembrolizumab or placebo plus etoposide and platinum as first-line therapy for extensive-stage small-cell lung cancer：randomized，double-blind，phase Ⅲ KEYNOTE-604 study"（Journal of Clinical Oncology 2020，38：2369-2379）。探讨以总生存期（OS）为终点进行分析时试验过度执行的问题，及其如何影响期中分析的信息时间 / 比率，以及最终分析的显著性界值。

（林晓蕾 译）

参考文献

Armitage P, McPherson CK, and Rowe BC. (1969). Repeated significance tests on accumulating data. *Journal of the Royal Statistical Society, Series A* 132: 235–244.

Cohen EEW, Soulières D, Le Tourneau C, et al. for the KEYNOTE-040 investigators. (2019). Pembrolizumab versus methotrexate, docetaxel, or cetuximab for recurrent or metastatic head-and-neck squamous cell carcinoma (KEYNOTE-040): a randomised, open-label, phase 3 study. *Lancet* 12;393(10167): 156–167.

Demetri GD, van Oosterom AT, Garrett CR, et al. (2006). Efficacy and safety of sunitinib in patients with advanced gastrointestinal stromal tumour after failure of imatinib: a randomised controlled trial. *Lancet* 368: 1329–1338.

DeMets DL and Ware JH. (1982). Asymmetric group sequential boundaries for monitoring clinical trials. *Biometrika* 69: 661–663.

Ellenberg SS. (2001). Independent data monitoring committees: rationale, operations and controversies. *Statistics in Medicine* 20: 2573–2583.

FDA (US Department of Health and Human Services, Food and Drug Administration). (2006). *Guidance for Clinical Trial Sponsors: Establishment and Operation of Clinical Trial Data Monitoring Committees.* http://www.fda.gov/AboutFDA/CentersOffices/OfficeofMedicalProductsandTobacco/CDER/ManualofPoliciesProcedures/ (accessed on 2/17/2014).

Haybittle JL. (1971). Repeated assessment of results in clinical trials of cancer treatment. *British Journal of Radiology* 44: 793–797.

Herson J. (2017). *Data and Safety Monitoring Committees in Clinical Trials.* Second edition. CRC Press, Taylor & Francis Group, New York.

Hwang IK, Shih WJ, and DeCani JS. (1990). Group sequential designs using a family of Type I error probability spending functions. *Statistics in Medicine* 9: 1439–1445.

ICH (International Conference on Harmonisation of Technical Requirements for Registration of Pharmaceuticals for Human Use). (1996). *Guideline for Industry: E3 Structure and Content of Clinical Study Reports,* http://www.fda.gov/downloads/drugs/guidancecomplianceregulatoryinformation/guidances/ucm073113.pdf (accessed on 4/20/2015).

ICH. (1998). *Guidance for Industry: E9 Statistical Principles for Clinical Trials,* http://www.fda.gov/downloads/drugs/guidancecomplianceregulatoryinformation/guidances/ucm073137.pdf (accessed on 2/17/2014).

Jennison C and Turnbull BW. (1997). Group-sequential analysis incorporating covariate information. *Journal of the American Statistical Association* 92: 1330–1341.

Kim KM and DeMets DL. (1987). Design and analysis of group sequential tests based on Type I error rate spending function. *Biometrika* 74: 149–154.

Kim KM, Boucher H, and Tsiatis AA. (1995). Design and analysis of group sequential Logrank tests in maximum duration versus information trials. *Biometrics* 51: 988–1000.

Lachin JM (1997). Group sequential monitoring of distribution-free analyses of repeated measures. *Statistics in Medicine* 16: 653–668.

Lan KKG and DeMets DL. (1983). Discrete sequential boundaries for clinical trials. *Biometrika* 70: 659–663.

Lan KKG and Wittes J. (1988). The B-value: a tool for monitoring data. *Biometrics* 44: 579–585.

Lan KKG and Zucker D. (1993). Sequential monitoring for clinical trials: the role of information and Brownian motion. *Statistics in Medicine* 12: 753–765.

Lan KKG, Reboussin DM, and DeMets DL. (1994). Information and information fractions for designing sequential monitoring of clinical trials. *Communications in Statistics (A)—Theory and Methods* 23: 403–420.

Lee JW and DeMets DL. (1991). Sequential comparison of changes with repeated measurements data. *Journal of American Statistical Association* 86: 757–762.

Llovet JM, Ricci S, Mazzaferro V, Hilgard P, Gane E, Blanc JF, de Oliveira AC et al. The SHARP Investigators Study Group. (2008). Sorafenib in advanced Hepatocellular Carcinoma. *New England Journal of Medicine* 359: 378–390.

Mok TSK, Wu YL, Kudaba I, Kowalski DM, et al. for the KEYNOTE-042 Investigators. (2019). Pembrolizumab versus chemotherapy for previously untreated, PD-L1-expressing, locally advanced or metastatic non-small-cell lung cancer (KEYNOTE-042): a randomised, open-label, controlled, phase 3 trial. *Lancet* 4;393(10183): 1819–1830.

Motzer RJ, Escudier B, Oudard S, et al. for the RECORD-1 Study Group. (2008). Efficacy of everolimus in advanced renal cell carcinoma: a double-blind, randomised, placebo-controlled phase III trial. *Lancet* 372: 449–456.

O'Brien PC and Fleming TR. (1979). A multiple testing procedure for clinical trials. *Biometrics* 35: 549–556.

Peto R, Pike MC, Armitage P, Breslow NE, Cox DR, Howard SV, Mantel N, et al. (1976). Design and analysis of randomized clinical trials requiring prolonged observation of each patient. *British Journal of Cancer* 35: 585–611.

Pocock SJ. (1977). Group sequential methods in the design and analysis of clinical trials. *Biometrika* 64: 191–199.

Proschan MA, Lan KKG, and Wittes JT. (2006). *Statistical Monitoring of Clinical Trials: A Unified Approach*. New York: Springer.

Reboussin DM, DeMets DL, Kim KM, and Lan KKG. (2000). Computations for group sequential boundaries using the Lan-DeMets spending function method. *Controlled Clinical Trials* 21: 190–207.

Ribas A, Kefford R, Marshall MA, et al. (2013). Phase III randomized clinical trial comparing tremelimumab with standard-of-care chemotherapy in patients with advanced melanoma. *Journal of Clinical Oncology* 31: 616–622.

Rudin CM, Awad MM, Navarro A, et al. for the KEYNOTE-604 Investigators. (2020). Pembrolizumab or placebo plus etoposide and platinum as first-line therapy for extensive-stage small-cell lung cancer: randomized, double-blind, phase III KEYNOTE-604 study. *Journal of Clinical Oncology* 38: 2369–2379.

Scandinavian Simvastatin Survival Study Group. (1993). Design and baseline results of the Scandinavian Simvastatin survival study of patients with stable Angina and/or previous myocardial infarction. *The American Journal of Cardiology* 71: 393–400.

Scharfstein DO, Tsiatis AA, and Robbins JM. (1997). Semiparametric efficiency and its implication on the design and analysis of group sequential studies. *Journal of the American Statistical Association* 92: 1342–1350.

Sellke T and Siegmund D. (1983). Sequential analysis of the proportional hazards model. *Biometrika* 70: 315–326.

Severe P, Juste MAJ, Ambroise A, et al. (2010). Early versus standard antiretroviral therapy for HIV-infected adults in Haiti. *The New England Journal of Medicine* 363: 257–265.

Shih WJ. (2000). Group sequential methods. In *Encyclopedia of Biopharmaceutical Statistics*, Chow SC (Ed.), New York: Marcel-Dekker.

Slud ER and Wei LJ. (1982). Two-sample repeated significance tests based on the modified Wilcoxon statistic. *Journal of the American Statistical Association* 77: 862–868.

Spurrier JD and Hewett JE. (1976). Two-stage Wilcoxon tests of hypotheses. *Journal of the American Statistical Association* 71: 982–987.

Tsiatis AA. (1981). The asymptotic joint distribution of the efficient scores test for the proportional hazards model calculated over time. *Biometrika* 68: 311–315.

Tsiatis AA. (1982). Repeated significance testing for a general class of statistics used in censored survival analysis. *Journal of the American Statistical Association* 77: 855–861.

Wei LJ, Su JQ, and Lachin JM. (1990). Interim analyses with repeated measurements in a sequential clinical trial. *Biometrika* 77: 359–364.

10

监测最大信息和适应性样本量设计

在前面的章节中，我们讨论了没有期中分析的固定样本量设计，以及具有期中分析的序贯设计。经典的成组序贯（group sequential，GS）设计的 α 消耗函数尤为有用，它为监测临床试验的安全性和有效性提供了一个灵活的工具。特别是，这种方法在进度安排和期中分析次数上提供了灵活性。没有期中分析的固定样本量设计和具有期中分析的经典 GS 设计的基本结构都依赖研究方案中固定的、事先指定的最大信息。用于期中分析的信息时间（比例）是以这个固定的、事先指定的最大信息为基础的。试问如果事先指定的最大信息不正确该怎么办？如果发现其不合适，可以在之后更改吗？这些问题经常被问及。回顾一下，在第 4 章中，我们讨论了样本量计算、研究把握度和设计参数（譬如处理效应、组内方差、非独立观察值的组内相关性和依从率）如何假定，理想的情形是这些参数来自于先前具有类似设计条件的研究，特别是Ⅲ期确证性研究的数据。然而，我们发现先前的研究（如果有的话）经常涉及不同的患者人群（由纳入和排除标准以及不同的疾病分期技术来定义）、医疗实践（例如允许的合并药物）、研究持续时间或治疗方案。因此，一个有趣的想法是，看看这些假设是否可以用正在进行的研究本身所得到的期中数据来验证或更新。例如，在检查期中数据后，我们发现需要扩大（初始）所估计的最大信息，以确保研究的把握度。根据这个发现，我们需要修改原始样本量，也可能要修改传统的固定样本量下的检验或经典序贯方法。在进行所有这些修改时，需要确保第一类错误率仍然得到控制。这一领域的最新进展被称为适应性设计（adaptive designs）或弹性设计（flexible designs），第 9 章中讨论的经典 GS 设计就是其中的方法之一。在本章中，我们首先概括性地复习一下适应性设计的一些要点。然后，讨论适应性/弹性设计的三个主题：①连续型或二分类终点指标试验的样本量再估计（sample size reestimation，SSR）；②根据生存终点指标试验的最大信息量（用于事件驱动的试验）或最大耗时（用于持续时间驱动的试验），对试验持续时间进行监测；③修改经典 GS 中的最大信息量，使其成为适应性 GS。在 SSR 中，我们提出了涉及盲态数据或非盲数据的方法（即对期中数据进行或不进行比较分析）。在监测试验持续时间时，该方法可能只涉及盲态数据。对于 GS 中最大信息量的修改，我们也使用非盲的期中数据。对于适应性设计的其他主题，第 11 章研究了控制多重比较中第一类错误率的方法，第 12 章和第 13 章介绍了Ⅱ/Ⅲ期无缝（选择优胜者）设计和各种生物标志物引导设计，包括适应性富集设计（adaptive enrichment design）。总体而言，适应性设计的最新进展为试验在中间过程对最大信息量或持续时间进行修改提供了极大的灵活性，但可能存在一些潜在的陷阱。文中会举例说明一些注意事项。在接下来的一节中，我们首先概述适应性设计。

10.1 适应性设计的概述

自从美国 FDA 于 2004 年 3 月启动其关键路径行动计划（Critical Path Initiative，CPI）以来，FDA 的国家战略旨在改变 FDA 监管的医疗产品的开发、评估和制造方式——创新的适应性设计和方法已经成为实现临床试验领域现代化的关键。EMA 和人用药品委员会（Committee for Medicinal Products for Human Use，CHMP）在 2006 年 3 月也发布了类似的文件，内容涉及采用弹性设计和分析计划的确证性临床试验中的方法学问题。最近，美国 FDA 在 2019 年 11 月更新了关于临床试验的适应性设计的业界指南。这些文件中有几个关键点。

- 首先，监管部门明确了术语，根据是否对期中数据进行比较分析将适应性方法分为两种类型。它指出"非比较分析（non-comparative analysis）是对累积试验数据的检查，其中受试者的处理组分配未以任何方式用于分析"。这对应于通常在文献和本书中看到的术语"盲态"（blinded）分析。此外，该指南还定义："比较分析（comparative analysis）是对累积试验数据的检查，其中确定了处理组，无论是使用实际分配的处理还是使用代码（例如，标记为 A 和 B，但不透露哪种处理是试验性的）。"这对应于试验者通常使用的术语"非盲态"（unblinded）分析。重要的是要认识到期中分析可以是比较性的或非比较性的，无论试验受试者、研究者和其他人员［如申办方和数据监查委员会（data monitoring committee，DMC）］是否知道个体的处理分配或是否能取得按处理组比较的结果。例如，即使在开放标签试验中，也可以基于非比较分析进行适应性调整。
- 其次，由于适应性设计都涉及期中分析，所以需要管理上的操作流程来确保期中数据的质量和及时可用，以便适应性决策基于最新和可靠的数据。预先规划适应性设计中的调整通常需要在设计阶段付出更多努力。
- 再次，适应性设计通常会设定不同于传统试验（没有适应性调整）的目标和假设。我们需要确保在方案和分析计划中清楚地表达目标和相应的假设。第 12 章致力于解决由预测性生物标志物引导的各种设计的假设，包括适应性富集设计。
- 最后，也是最关键的，适应性设计需要特定的分析方法，以避免增加得出错误结论的概率和在估计中引入偏倚。特别是，对第一类错误率的控制是适应性设计的首要问题。出于这个原因，我们将在第 11 章讨论多重性问题和控制总第一类错误率的方法，然后再讨论适应性设计的更多主题。

10.2 适应性样本量设计——样本量再估计（SSR）

适应性（或弹性）样本量设计，也称为 SSR，是临床试验中最流行的适应性设计的一个形式。我们首先在第 10.2.1 节中讨论期中非比较分析（即使用盲态的期中数据）下的 SSR，然后在第 10.2.2 节中讨论期中比较分析下的 SSR。因为增加正在进行的试验的样本量涉及许多行政和后勤事务，并可能延迟试验，通常在研究过程中只进行一次 SSR。进行

SSR 的时机也需要注意。我们需要足够的数据来使期中分析可靠。另一方面，期中分析越晚，就越难对试验进行管理上的更改，例如修改方案、通过 IRB 审核、选择新的医疗中心、聘请新的研究人员以及招募更多的患者。

在下文中，我们考虑一项随机平行组临床试验。假设对于两个治疗组，观测值分别符合均值为 μ_X 和 μ_Y 的正态分布，并且具有共同方差 σ^2。按照第 4 章的符号，$\delta = \mu_X - \mu_Y$，δ/σ 为标准化后的处理效应。假设原始样本量计划为每组 n_0 例受试者，为决策 SSR 而进行的期中分析的样本量为每组 n_1 例。

10.2.1　非比较分析后进行的 SSR

为了保护正在进行的试验的完整性，治疗组分配信息的隐藏最好保持不变。我们关注的是假设的组内方差。进行 SSR 的简单方法基于盲态的期中数据来实现，对于连续型主要终点的试验查看总方差，对于二分类主要终点的试验查看合并事件率。与原始假设相比，如果发现总方差远高于预期总方差或合并事件率远低于预期合并事件率，则增加样本量以达到所需的研究把握度。否则，研究将维持原始样本量不变。SSR 使用盲态的期中数据时，不可能缩减样本量，不会改变第一类错误率，因为方差和合并事件率是冗余参数（与处理差异 δ 不相干的参数）。SSR 中的把握度计算仍然采用方案作者在原始备择假设中所假设的处理效应（δ）。

可以采用更复杂的 SSR 方法。例如，可以使用最大期望（expectation-maximization，EM）算法来求解具有相同方差的两个正态分布的混合分布（参见 Shih，1992；Gould 和 Shih，1992，1998），这是基于不可获取的处理组别是"完全随机缺失"（missing completely at random，MCAR）的思想——关于缺失数据的主题见第 15 章。然而，大多数从业者更喜欢上述简单的方法（即只使用总方差）。但是，如果仍然担心总方差与原始样本量计算中使用的组内方差相比可能太大，则可以考虑使用涉及假设处理差异 δ 的校正公式，如下所示。

令 S_T^2 为总方差的样本估计，S_W^2 为组内方差的（合并）估计。我们可以证明：

$$(2n_1 - 1)S_T^2 = n_1 \hat{\delta}^2 / 2 + 2(n_1 - 1)S_W^2 \tag{10.1}$$

该证明留当作业来完成（作业 10.1）。请注意，在 ANOVA 中，式 10.1 的左侧是"校正的平方和总和"，右侧的第二项是"组内平方和"，涉及每组样本量大小 n_1 的乘数是相应的自由度。当然，由于采用盲态数据，实际上既没有观察到处理效应的估计值 $\hat{\delta}$，也没有观察到组内方差的估计值 S_W^2。Gould 和 Shih（1992，1998）建议使用原始假设的 δ_0 来代替式（10.1）中的 $\hat{\delta}$，然后获得以下伪组内方差（pseudo within-group variance）估计值：

$$S^2 = \left[(2n_1 - 1)S_T^2 - n_1 \delta_0^2 / 2 \right] / 2(n_1 - 1) \tag{10.2}$$

另一种校正策略使用回归模型的均方误差（mean squared error，MSE），其中包含的是一些基线（替代）协变量，而不是（不可获取的）处理组变量。当然，在任意一种校正中，相对于真实的处理效应，我们都不知道调整是否足够。对于第一种校正方式，取决于假设的处理差异 δ；对于第二种校正方式，则取决于（替代）协变量与反应变量的相关性。

请注意，正如在第 4 章和第 5 章中所见，ANCOVA 中的 MSE 是在样本量计算中进行组内方差估计所需要的。因此，上面讨论的 SSR 实际上针对的是 ANCOVA 模型中这个 MSE（但没有治疗组因素）的估计。为此，我们应该使用 ANCOVA 的残差而不是反应变量本身的值。例如，Shih 和 Long（1998）将中心效应作为协变量。

Proschan、Lan 和 Wittes（2006）指出，基于式 10.1，总方差与组内方差之比可以表示为：

$$\frac{S_T^2}{S_W^2} = \frac{n_1 \hat{\delta}^2}{(2n_1-1)S_T^2} + \frac{2(n_1-1)}{2n_1-1} \approx 1 + \frac{1}{4}\left(\frac{\hat{\delta}}{S_W}\right)^2$$

在典型的 III 期试验中，效应大小 $\frac{\hat{\delta}}{S_W}$ 约为 0.2 ~ 0.5（参见第 4.2 节）。当使用总方差估计而不是（未观察到的）组内方差估计时，我们可以对样本量膨胀的范围有一些概念。不进行比较分析的 SSR 对第一类错误率没有实质性影响。

10.2.2　比较分析后进行的 SSR

当处理差异存在太多不确定性时，或者当难以定义具有临床意义的效应时，需要获取每位患者的处理组别信息进行比较分析以实现 SSR。通过期中的比较分析，其结果信息会影响第二阶段的样本量，并因此而影响到二阶段研究的总样本量。限制获取期中比较分析的结果是非常重要的（详见 FDA 指南第 VII 节）。

在本节中，我们讨论四种流行的进行比较分析后的 SSR 方法。第一种方法使用一般的似然比检验、计分检验或 Wald 检验，具有一个调整的临界区域（Li 等，2002，Li、Shih 和 Wang，2005；Li，Shih 和 Wang，2016）。Bowden 和 Mander（2014）将其称为 LSW 方法。第二种为加权方法（Cui，Huang 和 Wang，1999），称为 CHW 加权检验，使用给定（固定）权重调整检验统计量，而不是调整临界区域。第三种方法是 Denne（2001）提出的双重检验（dual test）。第四种方法是 Chen 等（2004）提出的希望区域（promising zone）法。这四种方法都维持了第一类错误率，并在文献中包含了对处理效应的估计，我们将作为作业留给读者阅读。

需要强调的是，虽然设计规则是灵活的，但必须在方案中制定要遵循的决策过程架构，以便监管机构在审查统计程序的有效性时没有歧义。

10.2.2.1　LSW 似然方法

继续之前的设置，设计了一项临床试验，初始样本量为方案中给出的每组 n_0 名患者。我们要检验零假设 $H_0: \delta = 0$ 与单边备择假设 $H_A: \delta > 0$。与上一节我们关注组内方差不同，这里我们假设 σ^2 可以用非盲数据一致且稳定地估计，因此，为简单起见，我们可以让 $\sigma^2 = 1$。同样地，我们假设 δ 是标准化的处理效应。在每组 n_1 名患者数据可用的第一阶段 / 期中阶段，我们计算两组的样本均值 $\bar{X}_1$ 和 $\bar{Y}_1$。令 $\hat{\delta}_1 = \bar{X}_1 - \bar{Y}_1$ 和

$$Z_1 = \frac{\hat{\delta}_1}{se(\hat{\delta}_1)} = \sqrt{\frac{n_1}{2}}\hat{\delta}_1 。$$

序贯设计通常会考虑在期中阶段可能因无效或有效性而提前终止研究。对于给定的常

数 h 和 k，我们计划：①如果 $z_1 > k$，则拒绝 H_0 并终止试验；②如果 $z_1 < h$，则接受 H_0 并终止试验；③如果 $h \leq z_1 \leq k$，则继续试验到第二阶段（最终阶段）。对于第三种情况，任务是确定每组额外的 n_2 名患者和最终检验的临界值 c，以便将总第一类错误率保持在规定的水平 α。在文献中，讨论了关于 n_2 和 c 的不同形式的最终检验和相关公式。在下文中，$n_2(Z_1)$ 和 n_2 互换使用，前者强调了 n_2 依赖于 z_1 以进行灵活的样本量设计这一事实。

记 $\hat{\delta}_2 = \bar{X}_2 - \bar{Y}_2$ 和 $Z_2 = \dfrac{\hat{\delta}_2}{se(\hat{\delta}_2)}$，均基于第二阶段的样本。仅当研究继续时才定义 Z_2。试验结束时，基于每组 $n = n_1 + n_2$ 名患者的 Wald 检验统计量为 $Z(n) = \dfrac{n_1(\bar{X}_1 - \bar{Y}_1) + n_2(\bar{X}_2 - \bar{Y}_2)}{\sqrt{2(n_1 + n_2)}}$

$= \dfrac{\sqrt{n_1}Z_1 + \sqrt{n_2(Z_1)}Z_2}{\sqrt{n_1 + n_2(Z_1)}}$。值得注意的是，$Z(n)$ 是 Z_1 和 Z_2 的加权组合。我们之前在附录 8.3.1

中已经看到了这种形式的加权组合。然而这一次，权重的第二部分涉及 $n_2(Z_1)$，它取决于第一阶段 Z_1。我们还看到，在第 8 章的两阶段监查过程中我们使用了条件概率。在这里，我们继续使用条件概率，如下所示。

使最终检验显著的条件概率为：

$$\begin{aligned}
CP_\delta(n_2, c \mid z_1) &= Pr\left(Z(n) > c \mid z_1, \delta\right) \\
&= 1 - \Phi\left[\frac{c\sqrt{2(n_1 + n_2)} - z_1\sqrt{2n_1} - n_2\delta}{\sqrt{2n_2}}\right]
\end{aligned} \tag{10.3}$$

（备注：式 10.3 等价于具有 $\sigma^2 = 1$ 的式 8.10，完成作业 10.2。）给定 n_2 和 c 的条件概率式 10.3 以两个量为条件：对于第二阶段数据假设的处理效应大小 δ 和第一阶段数据中观察到的 $Z_1 = z_1$。正如第 8.2.1 节所述，处理效应大小可以基于多种考虑，并取决于研究人员的选择。当设计旨在提供 $1 - \beta_1$ 的条件把握度（conditional power，CP），从而在给定期中结果 $h \leq z_1 \leq k$ 下，于最后阶段检出当前趋势 $\delta = \hat{\delta}_1 = \sqrt{\dfrac{2}{n_1}}z_1$ 时，由式 10.3 给出：

$$CP_{\hat{\delta}_1}(n_2, c \mid z_1) = \Phi\left[\frac{z_1}{\sqrt{\dfrac{t}{T}\left(1 - \dfrac{t}{T}\right)}} - \frac{c}{\sqrt{1 - \dfrac{t}{T}}}\right] = 1 - \beta_1 \tag{10.4}$$

其中 $t = n_1/n_0$ 是原始样本量 n_0 尺度下的信息比例，$T = \dfrac{n_1 + n_2}{n_0} = t + \dfrac{n_2}{n_0}$ 是样本量相对于 n_0 的增加率。注意 $\dfrac{t}{T} = \dfrac{n_1}{n_1 + n_2}$。我们在第 8.2.1 节式 8.12 中也看到了与式 10.4 类似的形式。

Li 等（2002）通过式 10.4 得出下式：

$$n_2(z_1) \geq \left[\left(\frac{c + z_{\beta_1}}{z_1}\right)^2 - 1\right]n_1$$

或

$$f = \frac{n_2(z_1)}{n_1} \geqslant \left(\frac{c + z_{\beta_1}}{z_1}\right)^2 - 1 \tag{10.5}$$

此外，结合实际考虑，我们可以设置：

$$n_2(z_1) \geqslant \max\left\{\min\left\{n_{2\max}, \left[\left(\frac{c + z_{\beta_1}}{z_1}\right)^2 - 1\right]n_1\right\}, n_{2\min}\right\} \tag{10.6}$$

其中 $n_{2\max}$ 是允许的最大资源，$n_{2\min}$ 是第二阶段预先指定的最小样本量。（通常，$n_{2\min} = n_0 - n_1$，表示样本量没有减少。）当然，n_2 的上限会将条件把握度限制为不要达到 $1 - \beta_1$ 要求的水准。

临界值 c 可以通过两种方式求解。这两种方法都是为了确保将第一类错误率保持在 α 水平。Li 等（2002）给出的第一种方式是对于给定的一组设计参数 β_1、h、k、$n_{2\max}$ 和 $n_{2\min}$，求解下式：

$$1 - \Phi(h) - \alpha = \int_h^k \Phi\left[\frac{c\sqrt{n_1 + n_2(z_1)} - z_1\sqrt{n_1}}{\sqrt{n_2(z_1)}}\right]\phi(z_1)\,\mathrm{d}z_1 \tag{10.7}$$

$\Phi(\cdot)$ 是累积分布函数，$\phi(\cdot)$ 是标准正态的密度函数，并且 $z_{\beta_1} = \Phi^{-1}(1 - \beta_1)$。然而，正如第 8.2.2 节所讨论的，无效（futility）通常被视为生产商的内部业务决策；因此，卫生当局通常认为边界值 h 对生产商是非绑定的（不可强制）。在这种情况下，我们将式 10.7 中的 h 替换为 $-\infty$。也就是设

$$1 - \alpha = \int_{-\infty}^k \Phi\left[\frac{c\sqrt{n_1 + n_2(z_1)} - z_1\sqrt{n_1}}{\sqrt{n_2(z_1)}}\right]\phi(z_1)\,\mathrm{d}z_1 \tag{10.8}$$

注意，式 10.7 或式 10.8 也涉及 $n_2(z_1)$，但仅通过与 n_1 的比率涉及。附录 10.1 提供了求解 c 的 SAS 程序。

获得临界值 c 的另一种方法不是在期中分析 Z_1 的密度上积分条件错误率，而是认识到以下事实。令进行期中分析之前的原始临界值是传统的成组序贯设计边界值 c_g，即 c_g 满足以下等式：

$$\begin{aligned}\alpha &= \Pr(Z_1 > k \mid \delta = 0) + \Pr(Z^0 > c_g,\ h \leq Z_1 \leq k \mid \delta = 0) \\ &\leq \Pr(Z_1 > k \mid \delta = 0) + \Pr(Z^0 > c_g,\ -\infty \leq Z_1 \leq k \mid \delta = 0)\end{aligned} \tag{10.9}$$

其中 Z^0 是基于计划样本大小 n_0 的 Wald 检验统计量。（注意，在 $k > 4$ 且没有多重性调整的情况下，$c_g = 1.96$，单边 $\alpha = 0.025$。当 $k \leq 4$ 时，需要进行调整，如第 9 章所述。后续给出了数值说明。）为了维持 $Z(n)$ 的第一类错误率，边界值 c_g 必须调整为 c，使得在零假设（$\delta = 0$）下有

$$\Pr(Z(n) \geq c \mid z_1) = \Pr(Z(n_0) \geq c_g \mid z_1) \tag{10.10}$$

（即如果条件错误率相同，则无条件错误率必然相同，也就是等于 α。）对于式 10.10 左侧

的 $Z(n)$ 以及右侧的 $Z(n_0)$，按照与式 10.3 相同的推导过程并使用 $\delta = 0$，我们可以得到

$$\Phi\left[\frac{-c_g\sqrt{n_0} + z_1\sqrt{n_1}}{\sqrt{n_0 - n_1}}\right] = \Phi\left[\frac{-c\sqrt{(n_1 + n_2)} + z_1\sqrt{n_1}}{\sqrt{n_2}}\right]$$

求解 c 为新临界值得到以下明确的公式：

$$c = \sqrt{\frac{n_0}{n_1 + n_2}}\left\{\left(c_g - z_1\sqrt{\frac{n_1}{n_0}}\right)\sqrt{\frac{n_2}{n_0 - n_1}} + z_1\sqrt{\frac{n_1}{n_0}}\right\} \tag{10.11}$$

式 10.11 也涉及 n_2，但仅通过与 n_0 的比率涉及。回忆第一阶段的 $t = n_1/n_0$ 和第二阶段的 $T = \dfrac{n}{n_0} = \dfrac{n_1 + n_2}{n_0} = t + \dfrac{n_2}{n_0}$。则式 10.11 也可表示为

$$c = \frac{1}{\sqrt{t}}\left\{\frac{\sqrt{T-t}}{\sqrt{1-t}}(c_g - z_1\sqrt{t}) + z_1\sqrt{t}\right\} \tag{10.12}$$

与第一种方法中对 z_1 进行积分相比，式 10.11 或式 10.12 取决于期中分析结果 z_1。这意味着，使用第二种方法，我们无法在统计分析计划中预先确定临界值。

现在，将式 10.11 代入式 10.5 或式 10.6 以获得新的样本量。或者，将 c 直接代入式 10.4 并获得：

$$T - t = \frac{n_2}{n_0} \geqslant \frac{t(z_{\beta_1}\sqrt{1-t} + c_g - z_1\sqrt{t})^2}{z_1^2(1-t)} \tag{10.13}$$

或

$$\frac{n_2}{n_1} \geqslant \frac{(z_{\beta_1}\sqrt{1-t} + c_g - z_1\sqrt{t})^2}{z_1^2(1-t)} \tag{10.14}$$

其受到与式 10.6 中相同的 $n_{2\max}$ 与 $n_{2\min}$ 的限制。

讨论

要点 1：注意对于 n_2，只要满足式 10.6 或式 10.13 中的不等式，实际值如何得到并不重要。在实践中，除了期中结果外，还有许多其他因素会影响样本量的调整。n_2 可以通过内部或外部信息获得。之后，实际样本量（例如，$n_2^* > n_2$）可能会与 n_2 不同，但我们预计它们的差异很小，并且微小的差异应该只是出于管理原因。此时，就像固定样本量大小的设计案例一样，以实际 n_2^* 为最终检验的条件是有效的，只要它们之间存在微小差异的原因与数据本身无关。Shih、Li 和 Wang（2016）表明，只要 $n_2^* > n_2$，其中 n_2 在当前趋势 $\hat{\delta}_1$ 下提供至少 50% 的条件把握度，那么对于 LSW 检验（$Z(n)$, c）而言，总第一类错误率仍然保持不变。

要点 2：在文献中，有人认为作为条件把握度计算基础的当前趋势 $\hat{\delta}_1$ 可能并不可靠，一些人发现使用它通常会得到较大的预期样本量。对于这个问题，我们建议不要过早执行 SSR，以便期中分析的 n_1 不会太小，进而无法提供 δ 的稳定估计值。（此建议也适用于第

10.2.1 节中对组内方差估计进行非比较分析后的 SSR。）

条件把握度水准还应考虑不同情况下的 $t = n_1/n_0$ 的变化。同时，还应考虑将 n_2 限制在 n_{2max} 以下对条件把握度 $1 - \beta_1$ 的影响。Shih、Li 和 Wang（2016）建议在 $t = n_1/n_0$ 时考虑 $1 - \beta_1$ 的水平，$n_2 = n_0 - n_1$（每组），$z_1 = c_g$；然后将目标条件把握度设置在这个水平。例如，如果 $c_g = 2$，我们有 $1 - \beta_1 = \Phi\left(\dfrac{2\left(1 - \sqrt{t}\right)}{\sqrt{t(1-t)}}\right)$。因此，如果在 $t = 1/3$、1/2 或 2/3 时分别进行期中分析（SSR），则设置 $1 - \beta_1 = 0.96$、0.88 或 0.78。请参阅下面的课堂练习中的示例 10.2。

10.2.2.2　CHW 加权检验

CHW 加权检验统计量为 $Z_W = \dfrac{\sqrt{n_1}Z_1 + \sqrt{(n_0 - n_1)}Z_2}{\sqrt{n_0}} = \sqrt{t}Z_1 + \sqrt{1-t}Z_2$。它使用了传统成组序贯设计的临界值 c_g；见式（10.9）。Cui 等（1999）表示，在零假设下，$\Pr(Z_W \geq c_g) \leq \alpha$。

要点 1：Z_W 的临界值 c_g 可以很容易地使用软件计算。其计算是利用 Z_0 与 Z_1 之间的相关性取决于信息时间 / 比例 $t = n_1/n_0$ 的平方根的特性，通过成组序贯设定下独立增量的部分求和过程实现（见第 9 章）。如果没有提前终止计划，即 $-h = k = \infty$，那么对于固定样本量设计，临界值 $c_g = z_\alpha$。但是，在传统的成组序贯设计中，可能会出现样本量的过度执行或执行不足（参见例 9.4），应使用实际样本量（例如 n^*），即相关性应为 $\sqrt{n_1/n^*}$，以确定最终检验的临界值。但对于 CHW 加权检验，临界值 c_g 必须基于式 10.9，即假设 $n_0 = n^*$。因此，有些学者认为 CHW 加权检验使用了与传统成组序贯设计中"相同"的临界值，这一说法并不完全准确。与 LSW 方法（见上一节）中 n_0 仅出现在为 n_2 设置最小值时不同，初始样本大小 n_0 在 CHW 加权检验中起着相当关键的作用，因此需要仔细计划。然而具有讽刺意味的是，在考虑对样本大小进行灵活设计时，我们不太能确定这个 n_0。

要点 2：CHW 加权检验来自于对保持第一类错误率的关注。在 Z_W 中，阶段 Z_1 和 Z_2 的权重仅与原计划的样本大小 n_0 成正比，而不与重新估计的样本大小 n 成正比。固定权重方法已得到推广，该检验已经扩展为 p 值组合法；见附录 8.3.2。

要点 3：CHW 加权检验的一个优点是它不强制规定涉及 z_1 的特定规则来计算 n_2。也就是说，关于如何获得 n_2 仍然是隐含的（又称灵活的）。但是任何合理的 n_2 都应该足够大，以便为研究提供一定水平的把握度。

10.2.2.3　双重检验

为了控制 LSW 方法中的第一类错误率，Wald 检验统计量 Z 使用调整后的临界值 c，而 CHW 加权统计量 Z_W 使用原始的临界值 c_g。Denne（2001）提出的双重检验是上述两者的组合检验，要求 $\min(Z, Z_W) \geq c_g$ 以达到具有统计学意义。通过构建，在 H_0 下，$\Pr(\min(Z, Z_W) \geq c_g) \leq \Pr(Z_W \geq c_g) \leq \alpha$。显然，与一般的加权检验相比，双重检验在把握度上是有损失的。

10.2.2.4　希望区域法

该领域的另一个最新发展是将继续区域进一步划分为一个称为希望区域（promising zone）的子区域。当通过条件把握度或 z_1 本身的大小衡量后认为，期中结果 z_1 是"有希望的"时候，样本量将增加（即 $n_2 > n_0 - n_1$），而且没有第一类错误的膨胀，最终检验将是简单的检验 (Z, c_g)。

具体来说，CHW 加权检验 (Z_w, c_g) 与 LSW 方法的 Wald 检验 (Z, c) 的关联如下：LSW 方法的早期拒绝和接受区域中的 $Z = Z_w (= Z_1)$，其中 Z_2 不存在。$Z = Z_w (= Z^p)$ 在以原始样本量继续试验的区域中，即 $n = n_0$。Z 和 Z_w 的不同仅在我们继续试验并增加样本量的区域中，即 $n_2 > n_0 - n_1$。继续区域中的这个子区域就是所谓的希望区域。显然，重点就是希望区域的构建。在期中分析之前，需要在方案中预先指定希望区域。Chen 等（2004）表明，如果使用原始检验 (Z, c_g)，当期中结果"有希望"时（意味着计划样本量 n_0 的条件把握度至少为 50%）增加样本量，不会带来第一类错误率的膨胀。根据式 10.4，在当前趋势下，计划样本量为 n_0 的条件把握度（CP）为：

$$\mathrm{CP}_{\hat{\delta}_1}(n_0 - n_1, c_g | z_1) = 1 - \Phi\left[c_g \sqrt{\frac{1}{1-t}} - z_1 \sqrt{\frac{1}{t(1-t)}} \right] \tag{10.15}$$

其中 $t = n_1/n_0$ 是期中分析中的信息时间 / 分数，是由计划样本量计算的。请注意，对于 $\mathrm{CP}_{\hat{\delta}_1}(n_0 - n_1, c_g | z_1) = 0.5$，$z_1 = \sqrt{t} c_g$。因此，Chen 等（2004）在 z 尺度上的希望区域是 $z_1 \geq \sqrt{t} c_g$，且 n_2 的条件仅为 $n_2 > n_0 - n_1$。

Mehta 和 Pocock（2011）以及 Broberg（2013）将 Chen 等提出的希望区域推广到条件把握度略低于 50% 的区域。Shih、Li 和 Wang（2016）的研究显示推广有点窄，并且伴随着对 n_2 的相当复杂的要求。

课堂练习

例 10.1

为简单起见，令 $c_g = z_\alpha = 1.96$（即 $k = \infty$，不因优效性提前终止，$\alpha = 0.025$）和 $t = 1/2$。希望区域的上限是"有利区域"（favorable zone），其中条件把握度（CP）对于原始样本量是足够的（因此试验继续进行而不增加样本量）。假设 CP = 80% 对有利区域来说是足够的。那么根据式 10.15，$z_1 = 1.81$ 是上界。Chen 等的希望区域是从 $z_1 = \sqrt{t} c_g = 1.38$（50% CP）到 1.81（80% CP）。

例 10.2

我们使用 LSW 方法来说明两阶段设计。在研究过程中，我们还关注收集设计信息的过程。

假设我们计划在第一阶段消耗 $\alpha_1 = 0.005$（总 $\alpha = 0.025$）的第一类错误率，则 $k = 2.576$（这是需要在方案中指定的）。假设在 $t = 1/2$，我们对 $n_1 = 200$ 名患者（每组）进行期中分析，发现 z_1 小于 2.576。因此，我们处于继续区域。那么，$\Pr(Z_1 < 2.576, Z > c_g) = \alpha - \Phi(-k) = 0.02$，给出 $c_g = 2.003$（当在 t 时进行期中分析时，就会知道这一点）。作为目标条件把握度的参考点，如果我们没有样本量上限，对于 $t = 1/2$，根

据式 10.15，最大条件把握度将为 $CP_{\delta_1}(n_0 - n_1, c_g | z_1 = 2.003) = 0.88$。此时，$n_{2max}$ 也应该变得可行，例如 $f_{max} = \dfrac{n_{2max}}{n_1} = 3$ 表示对资源的限制。

使用 Chen 等的简单规则，z 尺度上的希望区域是 $z_1 \geqslant \sqrt{t c_g} = 1.416$（CP 高于 50%）。

考虑以下情境。假设 $z_1 = 1.20$，相应的 $CP_{\hat{\delta}_1}(n_0 - n_1, c_g | z_1 = 1.20) = 0.333$，表示数据低于希望区域。如果认为 CP = 0.33 仍有一定希望并愿意通过调整样本量继续研究，则可以使用 LSW 方法进行 SSR，如下所示。

使用第一种方法，即具有 $k = 2.576$ 和 $1 - \beta_1 = 0.88$（请见参考点）的 LSW 方法，对 z_1 的分布进行积分，根据式 10.5，$f = \dfrac{n_2}{n_1} = 6.32 > f_{max} = 3$。根据式 10.6 和式 10.8，相应的临界值 $c = 2.071$，对于 $f_{max} = 3$，$n_2 = 600$（每组）。当进行期中分析时 t 和 f_{max} 已知，临界值 c 可由附录 10.1 中的 SAS 程序计算。它独立于 z_1。使用确实需要 z_1 的第二种方法时，我们从式 10.14 获得 $f = \dfrac{n_2}{n_1} = 5.74 > f_{max} = 3$。因此，我们只能将 n_2 增加到 600（每组），这与第一种方法相同。假设我们确实执行 $n_2 = 600$，则 $T = 2$，且从式 10.12 获得的临界值是 $c = 2.014$。这与第一种方法非常吻合。LSW 方法下仍然可以让试验继续进行。在样本量增加限制在 $f_{max} = 3$ 的情况下，最高条件把握度与不调整样本量时的 0.333 水平相比，调整样本量后可达到 0.628。

总结

我们首先总结在 III 期试验方案中采用弹性的样本量设计应该计划的内容。我们的重点在于维持第一类错误率并避免潜在的偏差。我们区分了计划和监查。在计划中，我们需要明确在整个研究过程中必须承诺什么，以及哪些可能是隐含的，并且在监查期间可以修改。我们还将要求为设计参数提供特定值与要求在信息可用时可以实现参数值的公式区别开来。我们越是允许设计参数是隐含的或由公式给出，而不是在计划阶段的承诺值，我们就越有弹性来进行具备有效和足够把握的试验。

因此，对于两阶段序贯设计，方案需要指定在期中阶段消耗的 α，即 $\alpha_1 = 1 - \Phi(k)$，信息比例为 $t = n_1/n_0$，其由计划的样本大小 n_0 衡量，也就是由一定的把握度水准决定。水准 α_1 或等价的早期拒绝区域 $z_1 > k$ 必须是明确的，从而可以明确地保持总的 α 水准。这个 α_1 或 k 是除了 n_0 之外唯一需要在方案中明确固定的设计数值。注意 $t = n_1/n_0$ 是一个用来计划的公式；我们在方案中指出了 n_1，但它的确切值只有在我们进行期中分析时才知道。此时，临界值 c_g 由式 10.9 确定。

另一方面，早期接受（即无效）区域不需要在方案中明确说明，因为如前所述，它被视为不具约束力，不应该用于"回收一些 α"（buy back some alpha）。但是，在考虑第二阶段的样本量时，将考虑最大资源允许的样本量 n_{2max}，但这也是商业问题，不需要在方案中确定。如果重新估计的样本量超过允许的最大样本量，我们有两种选择。我们要么以允许的最大样本量继续研究并在一定程度上降低把握度，要么停止研究并宣布无效。对于 LSW 方法或 Chen 等的希望区域法，不需要在方案中确定 n_{2max}，但对于 Mehta 与 Pocock（2011）的希望区域法，则需要 n_{2max} 来确定希望区域的下限。

对于 LSW 方法，我们还需要指定条件把握度。Wald 检验统计量的临界值 c 是针对给定的一组设计参数确定的：α、β_1、k、n_{2max} 和 n_{2min} $(= n_0 - n_1)$。同样，其中 α、k 和 n_0 的值在方案中必须是明确的，而 n_1 是规划的，只有在进行期中分析时才会明确；那时，用已知的 n_{2max} 和 β_1 来考虑下一阶段的样本量 $n_2 (z_1)$。

10.3 监测具有生存终点的研究的试验持续时间

使用生存终点的临床试验通常需要很长时间才能招募到足够的患者，从而观察到足够数量的事件。当我们在临床试验方案中指定最大信息（即事件总数）以获得想要的研究把握度时，试验的持续时间就变成随机数。虽然我们在试验的一开始就指定了研究的预计时间长度，但我们相信一个谨慎的且事实上常见的做法是，对于此类对资源有需求的试验的申办方来说，会在试验进行过程中要求根据期中数据重新估计试验结束的时间。下面用一个例子来说明。

例 10.3

一个试验在设计中要求观察到 120 个主要事件，并计划招募 230 位患者。在随机分组第一位患者接受试验的 18 个月后，用盲态数据进行期中分析显示共纳入 111 位受试者，并得到以下信息：合计的患者暴露时间为 65 人年（person-years），在纳入的 111 位受试者中观察到 16 个主要事件，有 10 名提前退出（失访）的受试者在退出前均无主要事件发生。

使用简单或粗略估计，我们计算受试者招募率约为每月 $111/18 \approx 6$ 位患者，事件发生率是每人年 $16/65 \approx 0.25$ 次事件，患者提前退出率为每人年 $10/65 \approx 0.15$ 次退出。我们接下来提出的问题是：如果试验以相同的招募率、退出率和事件发生率继续进行，那么该研究需要多长时间才能够达到全部的 120 个事件？

我们先推导出一般解，然后再回到上面这个特定的例子。

设 T_j 为受试者 j 的潜在事件发生时间，U_j 为其删失时间（censoring time）。当 $T_j \leq U_j$ 时，T_j 将被观察到。令 $X_j = \min(T_j, U_j)$ 和 $\delta_j = I_{\{T_j \leq U_j\}}$，其中 I_A 是事件 A 的指示函数。数据是 $\{X_j, \delta_j, j = 1, \cdots, n\}$ 的集合，且 $N_j(t) = I_{\{X_j \leq t, \delta_j = 1\}}$ 是时间 t 的函数的一个计数过程。然后，我们推导出：

$$\begin{aligned} E[N_j(t)] &= \Pr(X_j \leq t, \delta_j = 1) = \Pr(T_j \leq t, T_j \leq U_j) \\ &= \Pr(\text{受试者 } j \text{ 将在时间 } t \text{ 之前，时间 0 之后发生事件}) \\ &\quad (\text{即其事件发生期为 } t) \\ &= E_T[\Pr(T_j \leq t, T_j \leq U_j | T_j)] \end{aligned}$$

假设 T 和 U 是独立的，我们发现：

$$E[N_j(t)] = \int_0^t H(s) f(s) \, \mathrm{d}s \tag{10.16}$$

其中 $H(s) = \Pr(U > s)$，$f(\cdot)$ 是 T 的密度函数。

上面的删失机制 U 可能是主要事件的一种竞争风险，包括脱落（即失访），或在时间 t 时错过登录和数据审核而导致的管理删失。时间的原点（$t = 0$）是研究开始（即第一位患者被随机分配）之日。

例如，假设主要事件和删失两者是独立的并服从指数分布：$H(s) = \Pr(U > s) = e^{-\eta s}$，$f(s) = \lambda e^{-\lambda s}$。则按照式 10.16，有

$$\Pr(\text{受试者 } j \text{ 将在时间 } t \text{ 之前发生事件})$$

$$= \int_0^t H(s)f(s)\,ds = \int_0^t e^{-\eta s}\lambda e^{-\lambda s}\,ds = \lambda\int_0^t e^{-(\eta+\lambda)s}\,ds \tag{10.17}$$

$$= \frac{\lambda}{(\eta+\lambda)}\int_0^t (\eta+\lambda)\,e^{-(\eta+\lambda)s}ds = \frac{\lambda}{(\eta+\lambda)}\left[1 - e^{-(\eta+\lambda)t}\right]$$

我们之前在第 4 章中看到了这个公式用于样本量计算，并继续使用这个方便的指数模型来监测研究的进度。

令 n 是在研究中计划招募的受试者总人数，n_1 是在期中分析时间 t_1 已经纳入的受试者例数（在上面的例子中，$n = 230$，$n_1 = 111$，$t_1 = 18$）。假设当我们在时间 t_1 审核数据时，有 d_1 个事件和 r 个脱落。因此，仍然有 $(n_1 - d_1 - r)$ 例受试者需要被随访，直至最终分析时间 t_2。我们称这些受试者为 Q_a 群。

对于 Q_a 群，

$$\Pr[(n_1 - d_1 - r) \text{ 例受试者中第 } j \text{ 例将在时间 } t_2 \text{ 前、时间 } t_1 \text{ 后发生事件}]$$

$$= \int_{t_1}^{t_2} H(s)f(s)\,ds = \frac{\lambda}{(\eta+\lambda)}\left[1 - e^{-(\eta+\lambda)(t_2-t_1)}\right] \tag{10.18}$$

$$(\text{事件发生期是 } t_2 - t_1)$$

因此，对于 Q_a 群的患者，时间 t_2 之前的期望事件数是：

$$E_a = (n_1 - d_1 - r)\frac{\lambda}{(\eta+\lambda)}\left[1 - e^{-(\eta+\lambda)(t_2-t_1)}\right] \tag{10.19}$$

进一步，当我们在时间 t_1 审查数据时，另外的 $n_2 = n - n_1$ 例未来受试者会在时间区间 (t_1, t_R) 内被纳入并且一直被随访到 t_2（最终分析时间）。我们称这些 n_2 例受试者为 Q_b 群。

对于 Q_b 群，我们需要将患者进入试验时间的分布包括在式 10.16 中。设 y_j 为第 j 位受试者的进入试验时间。Y 的密度函数为 $g(y)$，$t_1 \le y \le t_R$。设 T_j 为受试者 j 的潜在事件时间，U_j 为受试者 j 的删失时间；两者都与进入时间 y_j 有关，但两者之间是相互独立的。在日历 / 实际时间 t（相对于研究开始时间 0），患者的研究持续时间是 $t - y_j$。只有当事件发生在他 / 她的研究持续时间内时，即 $T_j \le (t - y_j)$，并且在他 / 她退出试验之前 $T_j \le U_j$，我们才认为受试者 j 在时间 t 有一个事件；也就是说，只有当 $T_j \le \min(t - y_j, U_j)$ 时，变量 T_j 才会被观察到。设 $X_j(t) = \min(T_j, U_j, t - y_j)$ 和 $\delta_j = I_{\{T_j \le \min(t - y_j, U_j)\}}$，数据如前，是 $\{X_j, \delta_j, j = 1, \cdots, n\}$ 的集合，而且计数过程是关于时间 t 的函数 $N_j(t) = I_{\{X_j \le t,\ \delta_j = 1\}}$。

对于 Q_b 群，观察期长度为 $t_2 - t_1$；在 $t_2 \ge t_R$ 时的累积事件率为：

$$
\begin{aligned}
E\left[N_{j}\left(t_{2}\right)\right] &= \Pr\left(X_{j} \le t_{2},\ \delta_{j} = 1\right) \\
&= \Pr\left(\text{受试者 } j \text{ 将在时间 } t_{2} \text{ 前、时间 } t_{1} \text{ 后发生事件}\right) \\
&= E_{y}\left[\Pr\left(T_{j} \le t_{2},\ T_{j} \le U_{j},\ T_{j} \le\left(t_{2} - y_{j}\right) \mid y_{j}\right)\right] \\
&= E_{y}\left[\Pr\left(T_{j} \le U_{j},\ T_{j} \le\left(t_{2} - y_{j}\right) \mid y_{j}\right)\right]
\end{aligned}
$$

Y、T、U 是相互独立的，并且根据式 10.16

$$
= \int_{t_1}^{t_R}\left[\int_0^{t_2 - y} H(s) f(s)\,\mathrm{d}s\right] g(y)\,\mathrm{d}y \tag{10.20}
$$

例如，如同之前的指数模型，$H(s) = \Pr(U > s) = \mathrm{e}^{-\eta s}$，$f(s) = \lambda\mathrm{e}^{-\lambda s}$，并且考虑患者在 $t_1 \le y \le t_R$ 之间均匀进入试验的模式，$g(y) = 1/(t_R - t_1)$。式 10.20 显示：

$\Pr\left(Q_b \text{ 群中的受试者 } j \text{ 将在时间 } t_2 \text{ 前、时间 } t_1 \text{ 后发生事件}\right)$

$$
\begin{aligned}
&= \int_{t_1}^{t_R}\left[\int_0^{t_2 - y} H(s) f(s)\,\mathrm{d}s\right] g(y)\,\mathrm{d}y \\
&= \frac{1}{t_R - t_1}\int_{t_1}^{t_R}\left[\int_0^{t_2 - y} H(s) f(s)\,\mathrm{d}s\right]\mathrm{d}y \\
&= \frac{1}{t_R - t_1}\int_{t_1}^{t_R}\frac{\lambda}{(\eta + \lambda)}\left[1 - \mathrm{e}^{-(\eta + \lambda)(t_2 - y)}\right]\mathrm{d}y \\
&= \frac{\lambda}{(\eta + \lambda)}\left[1 - \left(\frac{1}{(\eta + \lambda)(t_R - t_1)}\right)^{\left(\mathrm{e}^{-(\eta + \lambda)(t_2 - t_R)} - \mathrm{e}^{-(\eta + \lambda)(t_2 - t_1)}\right)}\right]
\end{aligned}
$$

Q_b 群的受试者在时间 t_2 之前的预期事件数为：

$$
E_b = (n - n_1)\frac{\lambda}{(\eta + \lambda)}\left[1 - \left(\frac{1}{(\eta + \lambda)(t_R - t_1)}\right)\left(\mathrm{e}^{-(\eta + \lambda)(t_2 - t_R)} - \mathrm{e}^{-(\eta + \lambda)(t_2 - t_1)}\right)\right] \tag{10.21}
$$

因此，期望在时间 t_2 额外增加的事件总数是 $d_2 = E_a + E_b$，即式 10.19 和式 10.21 的相加。

给定一个固定的总信息（事件驱动试验）$E_T = d_1 + d_2$，我们可以求解 t_2 来回答这个问题：研究需要多长时间才能达到要求的事件总数？

另一方面，对于最大持续时间试验（t_2 是固定的），要达到根据把握度确定的一定事件数，我们可以求解所需的患者数量，即 n。

对于以上任何一个问题，参数 η 和 λ 都是以期中数据的估计值代入的。回到例 10.3，这是一个事件驱动的试验，需要达到的事件总数是 $120 = d_1 + d_2$。在期中分析时，我们有 $n_1 = 111$，$n - n_1 = 230 - 111 = 119$，$d_1 = 16$，$r = 10$，$\lambda = 16/(65 \times 12)$，$\eta = 10/(65 \times 12)$，$t_1 = 18$（月）。假设试验继续保持相同的均匀招募率（每月 $111/18 \approx 6$ 名患者），则 $t_R = 18 + (119/6) \approx 38$ 个月。如果我们假设一个更保守的均匀招募率，每月 5 名患者，那么 $t_R =$

$18 + (119/5) \approx 42$ 个月。

因此，我们在下面的等式中代入以上基于期中数据所得到的信息，并求解 t_2：

$$120 - d_1 = (n_1 - d_1 - r) \frac{\lambda}{(\eta + \lambda)} \left[1 - e^{-(\eta + \lambda)(t_2 - t_1)} \right]$$

$$+ (n - n_1) \frac{\lambda}{(\eta + \lambda)} \left[1 - \left(\frac{1}{(\eta + \lambda)(t_R - t_1)} \right)^{\left(e^{-(\eta + \lambda)(t_2 - t_R)} - e^{-(\eta + \lambda)(t_2 - t_1)} \right)} \right] \tag{10.22}$$

使用附录 10.2 中的 R 程序，我们得到 $t_2 = 79$ 个月。此信息在管理试验时很有用。例如，如果要求的试验时间太长或样本量太大，那么应该制定策略来努力提高招募率和减少受试者退出，或者可以判断试验是无效的（作业 10.4 至作业 10.6）。

10.4　经典成组序贯设计 α 消耗函数方法的改进

前面的章节讨论了监测最大信息或试验持续时间，同时保持试验的盲态。本节讨论采用经典 GS 设计方法，并且对处理效应进行非盲态期中分析的情况。如在第 9 章中所讨论的，我们设计了具有一个固定最大总信息的经典 GS 流程。然而，因为期中分析的结果有可能导致提前终止试验，所以期望的总信息可能会减少。而 α 消耗函数方法可以使我们在期中分析的时间和频率上更加灵活，信息时间根据研究方案中具体指定的固定最大总信息来计算。在美国 FDA 的指南 *Guidance for Industry*：*Adaptive Design Clinical Trials for Drugs and Biologics*（CDER & CBER，2010）中，强调采用 GS 设计的试验应在临床试验方案中明确地指定 α 在试验期间如何被消耗。然而，我们也在第 9 章中说明，当观察到的最大总信息与最初设计的最大总信息不同时，α 消耗函数也许会被改变。因此，实际上，为了使改变最小，我们努力保持实际和设计的最大总信息尽可能接近。但无论如何，只有当试验在没有提前终止的情况下继续进行直到最终分析时，我们才能知道实际的最终总信息。在这种情况下，试验的最终临界值应该使用所有期中分析的实际信息时间来更新。

当事先指定的最大信息是不确定的，并且需要基于期中阶段数据进行样本量再估计时，Gould 和 Shih（1998）建议在第一次 GS（非盲态）期中分析之前执行一个盲态 SSR（样本量再估计），然后使用再估计的最大总信息来重新安排（经典）GS 分析。

最近，适应性 GS（相对于经典 GS）的方法逐渐成为一个热门的主题，其中不仅期中分析的频率和时间表可以改变，而且最大总信息也可以在试验期间增加。本节和下一节仅讨论发生变化是由于行政管理原因或外部信息（如 COVID-19 疫情而致的招募和访视中断），而不是因为当前试验期中数据的比较分析的情况。然而，我们必须保持谨慎，除非有充分的理由改变方案中设计好的计划，否则适应性 GS 可能不是一个好主意，见以下示例。

例 10.4

某试验计划了一个期中分析，使用总的双侧 $\alpha = 0.05$ 和线性消耗函数 $\alpha(t) = \alpha t$。因此，$\alpha(1/2) = \alpha/2 = 0.025$，以至于 $|c_1| = 2.2414$，并且 $\alpha(1) = \alpha = 0.05$，$|c_2| =$

2.1251。但是，假设在 $t_1 = 1/2$ 之后，出于管理原因，研究者希望在 $t_2 = 3/4$ 时增加另一个期中分析，并使用相同的最大信息。我们探索两个可用的选项。

选项1：依照经典 GS 程序，保持相同的 $\alpha(t) = \alpha t$，增加 $t_2 = 3/4$，则有 $|c_1| = 2.2414$，$|c_2| = 2.2885$，$|c_3| = 2.2296$。所有这些值都可以通过 Lan-DeMets 程序计算，并保持在灵活的 α 消耗函数方法的范围内。然而，我们强调审查者会正确地提出此变更引起的问题，并询问在 $t_2 = 3/4$ 进行额外的期中查看是否为"t_1 数据驱动"。在操作上，我们必须证明并说服其他人，在 $t_2 = 3/4$ 的额外查看是出于行政原因而不是由非盲态的 t_1 数据驱动。为遵照这一预防性原则，应保持 DMC 独立于申办方，并保持申办方不知晓疗效数据，这对于避免监测过程中由数据驱动的改变至关重要。

注意，$|c_1| = 2.2414$ 保持不变（已经发生），新的 $|c_2| = 2.2885 > |c_1|$，而且也大于原来的 $|c_2|$（2.1251）。因此，除非有正当的行政理由，否则在 $t_2 = 3/4$ 额外查看一次并不总是符合逻辑的。此外，进行期中分析的次数越多，遭受的把握度损失就越大。

选项2：更改为一个新的消耗函数。如果在第一次查看后试验转换为另外一种消耗函数，怀疑者会更加怀疑。例如，如果我们切换到使用 Pocock 边界值来消耗剩下的 0.025 的第一类错误率，那么新的临界值是 $|c_1| = 2.2414$，$|c_2| = 2.2551$，$|c_3| = 2.2551$。（第一个值是固定的，因为它已经发生。第二个和第三个值是相同的，这正是 Pocock 边界值的特征。在附录 10.3 中可以找到计算程序。）假设 $Z_1 = 2.22$，那么监管机构也会感到怀疑，因为 Z_1 似乎非常接近 $|c_1| = 2.2414$。另一方面，在 t_1 之后切换到 OBF 边界值似乎也是不明智的，因为新的临界值将是 $|c_1| = 2.2414$，$|c_2| = 2.4900$，$|c_3| = 2.1564$。（同样，第一个临界值是固定的，因为已经发生。第二个和第三个临界值具有以下关系：$|c_2|\sqrt{3/4} = |c_3|$，这正是 OBF 边界值的特征）。我们也注意到边界在 t_2 处跳得更高。

对于这两个选项，$\alpha = 0.05$ 仍得以维持。我们因此得出结论，改变已计划的期中分析的频率和（或）时间表必须谨小慎微。即使不更改固定的最大信息，使用技术上正确的、具有灵活性的 α 消耗函数方法，并维持第一类错误率，边界也可能不适当，如例 10.4 所呈现的。灵活性也可能导致效率的损失，正如前面看到的，额外的期中分析会有一个较大的临界值。

10.5　适应性成组序贯方法——改变不依赖于非盲态的期中数据

在第 10.2.2 节中，我们讨论了比较分析后进行的 SSR，使用了期中分析中基于非盲态处理效应的条件把握度，其中探讨了如何调整最终检验的临界值（LSW 似然法）或最终检验统计量（CHW 加权检验）。基本上，SSR 是一个两阶段的程序。对于具有更多阶段的成组序贯设计，例 10.4 说明了最大样本量保持不变，但在第一阶段之后添加了额外的期中分析的情况。现在让我们来研究一下在成组序贯试验的中间增加最大总信息的情况。寻找到可以维持整体 α 的边界的关键问题是：总信息需要增加多少？如何合理地消耗其余的 α？更重要的是，我们需要确保总信息的增加和期中分析的新时间表不是由非盲态的期中疗效数据驱动的。因此，我们总是提前询问，改变的目的与原因是什么？尽管适应性 GS 程序是灵活的，但是如果改变没有正当的理由，那么就脱离了采用灵活性设计或方法的精神。虽然效率不是临床试验中唯一或最重要的考量因素，但我们应该记住，采用灵活性的设计或方法会导致效率降低。我们再次通过例子来讨论。

我们首先基于总信息 N 进行有 3 次计划分析（2 次期中分析和 1 次最终分析）的单侧检验（$\alpha = 0.025$），边界（c_1、c_2、c_3）由下式决定：

$$\alpha = \Pr(Z_1 > c_1 \text{ 或 } Z_2 > c_2 \text{ 或 } Z_3 > c_3 | H_0)$$

假设 $c_1 = z_{\alpha_1}$，即用一个事先指定的消耗函数，使在 t_1 时的第一次期中分析消耗了第一类错误率 α_1。在第一次期中分析之后，总信息 N 被改变为 $N^*(>N)$，并且在第二次期中分析时的新期中信息为 n_2^*。利用这个新的总信息，新信息时间为 $t_i^* = (n_i^*)/N^*$，$i = 1, 2, 3$，如表 10.1 所示。注意，原来的时间表（t_1、t_2、1）对于新边界的计算已变得无关紧要。

表 10.1　基于总信息 N 计划的 2 次期中分析和 1 次最终分析

	原始时间表		更改后的时间表	
n_1	t_1		$n_1^* = n_1$	$t_1^* = \dfrac{n_1}{N^*}$
n_2	t_2		n_2^*	$t_2^* = \dfrac{n_2}{N^*}$
N	1（与原始时间表无关）		$n_3^* = N^*$	$t_3^* = 1$

注：第一次期中分析后的总信息 N 改变为 $N^*(>N)$。

新的边界值可以由下式得到：

$$
\begin{aligned}
\alpha - \alpha_1 &= P(Z_1 < z_{\alpha_1},\ Z_2 > c_2 \text{ 或 } Z_3 > c_3 | H_0) \\
&= P(Z_1 < z_{\alpha_1},\ Z_2^* > c_2^* \text{ 或 } Z_3^* > c_3^* | H_0)
\end{aligned}
\tag{10.23}
$$

对上式中的（c_2^*、c_3^*），通过以下协方差 / 相关性关系的中心多元正态分布的数值积分来求解：

$$\mathrm{Cov}(Z_1, Z_2^*) = \mathrm{Corr}(Z_1, Z_2^*) = \sqrt{n_1/n_2^*} = \sqrt{t_1^*/t_2^*}$$
$$\mathrm{Cov}(Z_1, Z_3^*) = \mathrm{Corr}(Z_1, Z_3^*) = \sqrt{n_1/N^*} = \sqrt{t_1^*}$$
$$\mathrm{Cov}(Z_2^*, Z_3^*) = \mathrm{Corr}(Z_2^*, Z_3^*) = \sqrt{n_2^*/N^*} = \sqrt{t_2^*}$$

还需要指定 c_2^* 和 c_3^* 之间的关系。例如，对于（z 值平坦的）Pocock 边界，可以指定 $c_2^* = c_3^*$；对于（B 值平坦的）OBF 边界，指定 $c_3^* = c_2^* \sqrt{n_2^*/n_3^*}$；或者对于任何 $f \leq 1$，指定一个通用式 $c_3^* = f \times c_2^*$。

例 10.5

考虑一个初始计划，该计划定义了具有相等时间间隔的 3 次分析，即 $t_1 = 1/3$，$t_2 = 2/3$，$t_3 = 1$。相应的 OBF 边界值是（$c_1 = 3.71$，$c_2 = 2.51$，$c_3 = 1.99$）。这意味着第

一次期中分析的 α 为 $\alpha_1 = 0.00021$（双侧）。假设在 $n_1 = 20$ 例患者后，样本量被修改如下：$n_2 = 40$ 变成 $n_2^* = 70$，$n_3 = N = 60$ 变成 $n_3^* = N^* = 100$。这意味着分析的新时间表是 $t_1^* = 0.2$，$t_2^* = 0.7$，$t_3^* = 1$。如果我们继续使用 OBF 边界，则修正后的边界值为 ($c_1 = 3.71$，$c_2^* = 2.401$，$c_3^* = 2.009$)。如果我们切换到使用 Pocock 边界，那么修正后的边界值是 ($c_1 = 3.71$，$c_2^* = 2.1397$，$c_3^* = 2.1397$)。

第 9 章中的 Lan-DeMets 程序无法进行以上计算，因为其程序适用于使用 α 消耗函数方法的经典成组序贯设计，而不适用于刚刚描述的适应性设计。附录 10.3 包含用于上述计算的 R 程序。

例 10.6

继续使用与例 10.5 相同的设置，但不是在第一次期中分析后修改时间表，而是在第二次期中分析后修改它：在 $n_1 = 20$ 和 $n_2 = 40$ 之后，$n_3 = N = 60$ 被修改为 $n_3^* = N^* = 100$。此修改意味着新的分析时间表是 $t_1^* = 0.2$，$t_2^* = 0.4$，$t_3^* = 1.0$。如果我们继续使用 OBF 边界，则计算修改后的边界值为 ($c_1 = 3.71$，$c_2^* = 2.51$，$c_3^* = 2.0289$)。由于前两次期中分析已经发生，唯一的改变是它们的信息时间，而不是边界值。当然，由于相关性结构的变化，最终的边界值也会改变。

综上所述，在期中阶段增加样本量会改变信息比例 / 时间。这样做也会改变之后分析的边界值，以便维持整体的第一类错误率。最终的边界值很可能大于方案中指定的原始设计。在例 10.5 和例 10.6 中，分析次数保持不变。因此，下面我们将适应性调整推广为随着最大总信息的增加改变分析的次数。也就是说，在第 j 次期中分析之后，N 变为 N^*（$>$ N），并且 K 次分析变成 K^* 次分析。

例 10.7

让我们再看一下基于总信息 N 进行有 3 次计划分析（2 次期中分析和 1 次最终分析）的单侧检验（$\alpha = 0.025$）的情况，边界（c_1、c_2、c_3）由下式给出：

$$\alpha = P\,(Z_1 > c_1 \text{ 或 } Z_2 > c_2 \text{ 或 } Z_3 > c_3\,|\,H_0)$$

假设在第二次期中分析后，N 增加到 N^*，$K = 3$ 增加到 $K^* = 5$，如表 10.2 所示。

表 10.2　基于总信息 N 计划的 2 次期中分析和 1 次最终分析

	原始时间表		更改后的时间表
n_1	t_1	$n_1^* = n_1$	$t_1^* = \dfrac{n_1}{N^*}$
n_2	t_2	$n_2^* = n_2$	$t_2^* = \dfrac{n_2}{N^*}$
N	1（与原始时间表无关）	n_3^*	$t_3^* = \dfrac{n_3^*}{N^*}$
		n_4^*	$t_4^* = \dfrac{n_4^*}{N^*}$
		$n_5^* = N^*$	$t_5^* = 1$

注：第二次期中分析后的总信息 N 改变为 N^*，并将总分析次数 $K = 3$ 改变为 $K^* = 5$。

与式 10.23 类似，我们通过对下式求解得到新的边界值：

$$\alpha - \alpha_1 - \alpha_2 = P\,(Z_1 < z_{\alpha_1},\ Z_2 < z_{\alpha_2},\ Z_3 > c_3 \,|\, H_0)$$

$$= P\,(Z_1 < z_{\alpha_1},\ Z_2 < z_{\alpha_2},\ Z_3^* > c_3^* \text{ 或 } Z_4^* > c_4^* \text{ 或 } Z_5^* > c_5^* \,|\, H_0) \qquad (10.24)$$

对于 $i = 1, 2$，使用符号 $Z_i^* = Z_i$ 和 $n_i^* = n_i$，我们对上面的等式求解 (c_3^*、c_4^*、c_5^*)。求解需要通过以下协方差／相关系数的中心多元正态分布的数值积分得到：

$$\text{Cov}\,(Z_i^*,\ Z_j^*) = \text{Corr}\,(Z_i^*,\ Z_j^*) = \sqrt{n_i^* / n_j^*} = \sqrt{t_i^* / t_j^*} \qquad i, j = 1, \cdots, 5$$

还需要指定 c_3^*、c_4^* 和 c_5^* 之间的关系。与之前的设置类似，我们可以考虑 Pocock 边界（z 值平坦），指定 $c_5^* = c_4^* = c_3^*$；或者对于 OBF 边界（B 值平坦），指定 $c_j^* = c_3^* \sqrt{n_3^* / n_j^*}$（$j = 4, 5$）；或者对于任何 $f_5 \leqslant f_4 \leqslant 1$，指定通用式 $c_j^* = f_j \times c_3^*$。

例 10.7（续）

再次考虑最初的计划是在 $t_1 = 1/3$、$t_2 = 2/3$ 和 $t_3 = 1$ 时进行 3 次等间隔分析，则相应的 OBF 边界值为 ($c_1 = 3.71, c_2 = 2.51, c_3 = 1.99$)。这意味着 $\alpha_1 + \alpha_2 = 0.0121$（双侧）。假设在 $n_1 = 20$ 和 $n_2 = 40$ 例患者后，我们将样本量和分析频率修改如下：$n_3 = N = 60$ 变为 $n_3^* = 100$、$n_4^* = 120$ 和 $n_5^* = N^* = 150$。这意味着新时间表进一步改为 $t_1^* = 2/15$、$t_2^* = 4/15$、$t_3^* = 10/15$、$t_4^* = 12/15$ 和 $t_5^* = 1$。如果继续使用 OBF 边界，则计算出修改后的边界值为 ($c_1 = 3.71$，$c_2 = 2.51$，$c_3^* = 2.592$，$c_4^* = 2.366$，$c_5^* = 2.116$)。如果切换到使用 Pocock 边界，则修改后的边界值为 ($c_1 = 3.71$，$c_2 = 2.51$，$c_3^* = 2.274$，$c_4^* = 2.274$，$c_5^* = 2.274$)。我们进一步注意到在新时间表中的 t_3^* 点上 OBF 边界值的跳跃。我们之前已经看到过这种跳跃（本章例 10.4 的选项 2，第 9 章的练习 9.4）。

最终提醒： 正如我们前面提到的，对适应性设计的讨论，包括对适应性 GS 方法的讨论，其中最大总信息的改变可能取决于或不取决于非盲的期中效应大小（即有或无比较分析）。美国 FDA 的指南 *Guidance for Industry*：*Adaptive Design Clinical Trials for Drugs and Biologics*（CDER 和 CBER，2010）特别把这两种适应情形区分开来。在任何一种情况下，我们都应该特别注意以下问题：控制研究的总第一类错误率、与研究设计适应性相关的对处理效应估计的统计偏倚、可能增加的第二类错误率（即把握度损失）、试验模拟在适应性设计规划和评估中的作用，以及前瞻性统计分析计划的作用。

附录 10.1

以下为基于式 10.6 和式 10.7 计算 (n_2, c) 的 SAS 程序，参见 Li 等（2002）和 Shih 等（2016）的文章，默认 $h = -\infty$。

```
***Program for the calculation of critical values of LRT;
***Last update: Oct 14, 2012;
```

```
option mprint symbolgen ps=58 nocenter;
%let prgnm=LRTCriticalValue;

*******************specify the function for n2/n1
***************************;
%macro n2_lrt;
    aa=(c_lrt+zbeta)*(c_lrt+zbeta)/(z*z)-1;
    n2_lrt=max( min(&n2max, aa*&n1), &n2min);
%mend n2_lrt;

%macro C_lrt(n1=, n2min=, n2max=, h=, k=, cp=, alpha=, inc=);

**** CP is conditional power *****;
**** inc is the increment used in integrations ****;
%if &inc= %then %let inc=0.0001; ***set the default inc= 0.0001;
%if &h= %then %let h=-3.5; ***set the default h= -3.5;

data alpha;
    alpha=&alpha;
    zbeta=probit(&cp);
    h=max(-3.5, &h);
    k= min(4, &k);
        c1=1.0;
        c2=3.;
        c_lrt =2;
        do i=1 to 12;
            sum1=0;
            do z=&h to &k by &inc;
                %n2_lrt;
                sum1=sum1+ probnorm((c_lrt*sqrt(&n1+n2_lrt)-
                z*sqrt(&n1))/sqrt(n2_lrt)) *PDF('NORMAL', z);
            end;
            cnvg = sum1*&inc+&alpha-(1-probnorm(&h));
            if cnvg >0 then c2=c_lrt;
            else if cnvg < 0 then c1=c_lrt;
            c_lrt=0.5*(c1+c2);
            end;
            output;
            call symput('c_lrt',put(c_lrt,5.3));
run;
```

```
title "Generated by &prgnm..sas";
title2 "n1=&n1, n2min=&n2min, n2max=&n2max, alpha=&alpha,
h=&h, and k=&k";
footnote 'cnvg should be close to zero when the numerical
approximation procedure converges';
proc print noobs;
var C_lrt C1 C2 cnvg;
run;


%mend c_lrt;


%c_lrt(n1=100, n2min=20, n2max=200, h=, k=2.5, cp=0.90,
alpha=0.025, inc=0.0001);
%*c_lrt(n1=100, n2min=20, n2max=200, h=0.675, k=2.5,
cp=0.90, alpha=0.025, inc=0.0001);
```

附录 10.2

采用 R 程序求解式 10.22 中的 t_2。

```
# Monitoring time to study end at an interim analysis of an
    event-driven trial
# Input: n1 = number of patients at the interim analysis (first
    cohort)
# t1 = time of the interim analysis
# n2 = number of patients yet to enroll after the time of
    interim analysis (second cohort)
# lambda = estimated event rate
# nta = estimated loss-to-follow-up rate
# d1 = number of events occurred at the interim analysis in
    the first cohort
# d2 = number of additional events yet to occur after the
    interim analysis
# loss = number of patients lost-to-followup before observing
    event in the first cohort
# tr = enroll period of time from t1 for the second cohort

bisect <- function (n1 = 111,n2 = 119, lambda = 16/(65*12),nta =
    10/(65*12),t1 = 18, d1 = 16, d2 = 104, loss = 10, tr = 42,
```

```
   e = 0.001) {
a = tr
b = 5*tr
for(i in 1:100) {
  f = function(x) {
  lam_nta = lambda+nta
  Qa = (n1-d1-loss)*(lambda/lam_nta)*(1-exp(0-lam_nta*(x-t1)))
  Qb = (n2*lambda/lam_nta)*(1-(exp(0-lam_nta*(x-tr))-
         exp(0-lam_nta*(x-t1)))/(lam_nta*(tr-t1)))
  d2-Qa-Qb
  }
  if (f (a) *f (b) < 0 & abs (f (a) -f (b) ) >e) {
   c = (a+b)/2
   if (f(c)*f(a)<0) b = c
   else a = c
   }
   g = cbind(i,c, a, b)
   }
   g
}
# Run the example
bisect( )
```

附录 10.3

以下为适应性成组序贯设计方法（改变不依赖于非盲态的期中数据）的 R 程序。

```
# Written by Yong Lin at the Biostatistics Department Rutgers
   School of Public Health
# See example runs and lecture notes for input notation
# Need to Load package mvtnorm first
Library(mvtnorm)
c.values.adapt <- function(n.new, fi.new = rep(1,length(n.
   new)), n.old, C.old, alpha = 0.05, side = 1) {
  set.seed(501)
  j <- length(n.old)
  k <- length(n.new)
  n <- c(n.old, n.new+n.old[j])
  cor.mat <- n%o% (1/n)
```

```
    cor.mat[lower.tri(cor.mat)] <- 1/cor.mat[lower.tri(cor.mat)]
    cor.mat <- sqrt(cor.mat)

  if(side = =1) {
    fun <- function(ci, fv) sapply(ci, function(x) abs(1-
      pmvnorm(upper = c(C.old, x*fv),corr = cor.mat,
        algorithm = GenzBretz(abseps = 1e-12))-alpha))
    fun2 <- function(ci, fv) sapply(ci, function(x)
      1-pmvnorm(upper = c(C.old, x*fv),corr = cor.mat,
        algorithm = GenzBretz(abseps = 1e-12))-alpha)
  }
  else if (side = =2) {
    fun <- function(ci, fv) sapply(ci, function(x)abs(1-
      pmvnorm(lower = -c(C.old, x*fv),upper = c(C.old, x*fv),
            corr = cor.mat,algorithm = GenzBretz(abseps =
                    1e-12))-alpha))
    fun2 <- function(ci, fv) sapply(ci, function(x)1-
      pmvnorm(lower = -c(C.old, x*fv),upper = c(C.old, x*fv),
        corr = cor.mat,algorithm = GenzBretz(abseps =
                    1e-12))-alpha)
  }

  c.val <- optimize(f = fun,interval = c(0,10),fv = fi.new,tol =
      1e-9)$minimum
  c.val2 <- uniroot(f = fun2,interval = c(0,10),fv = fi.new,tol
      = 1e-9)
  Ci<- c.val*fi.new
  names(C.old) <- paste('C',1:j,'.old',sep =")
  names (Ci) <- paste('C',1:k,'.new',sep =")
  ti <- n/n[j+k]

  if(j = =i) alpha.left <- alpha - (1-pnorm(C.old))
  else alpha.left <- alpha - (1-pmvnorm(upper = C.old, corr =
      cor.mat[1:j,1:j]))
    return(list(C = c.val,C2 = c.val2, cut_value = c(C.old,Ci),
      corr = cor.mat, information_time = ti, alpha =
      c(alpha,alpha.left)))
  }
  # Chapter10-Example 10.4-option2
      # switch to Pocock type
```

```
c.values.adapt(n.new = c (30-20,40-20),fi.new = 0(1,1), n.old =
    c(20), C.old = 0(2.2414), side = 2)
  # switch to OBF type
c.values.adapt(n.new = c(30-20,40-20),fi.new =
    c(1,sqrt(30/40)),n.old = c(20), C.old = c(2.2414),
    side = 2)
# Chapter10-Example 10.5
# switch to OBF type
c.values.adapt(n.new = c (70-20,100-20),fi.new =
    c(1,sqrt(70/100)),n.old = c(20),C.old = c(3.71), side = 2)
# Chapter10-Example 10.6
    c.values.adapt(n.new = c(100-40),fi.new = c(1),n.old =
    c (20,40), C.old = 0(3.71,2.51), side = 2)
# Chapter10-Example 10.7
    c.values.adapt(n.new = c(100-40,120-40,150-40),fi.new =
    c(1,sqrt(100/120),sqrt(100/150)),n.old = c(20,40),C.old =
    c(3.71,2.51), side = 2)
```

作业 10.1

证明式 10.1。

作业 10.2

通过设置 $c = 1.96$、$t = N_1/N$、$N_1 = 2n_1$、$N - N_1 = 2n_2$、$\sigma = 1$，证明式 10.3 等价于式 8.10。

作业 10.3

按照例 10.2，如果 $f_{\max} = \dfrac{n_{2\max}}{n_1} = 2$ 和 $t = 0.4$，求最终的边界值。

作业 10.4

参考例 10.3。将患者的早期退出试验率改变至不同的水平：10/65, 9/65, 8/65, …, 1/65 和 0（每人年）。评论其对 t_2 的影响。

作业 10.5

在式 10.20 中，如前所述使用指数模型，$H(s) = \Pr(U > s) = e^{-\eta s}$，$f(s) = \lambda e^{-\lambda s}$。但是，对于 $t_1 \le y \le t_R$，使用（广义）截断指数模型而不是均匀进入模式：

$$g(\gamma, y) = \frac{\gamma e^{-\gamma y}}{1 - e^{-\gamma(t_R - t_1)}}, \quad \gamma \neq 0$$

$$= 1/(t_R - t_1), \quad \gamma = 0 \quad (均匀进入的情况)$$

请证明，对于 $\gamma \neq 0$，有下列等式：

$\Pr(Q_b$ 群中的受试者 j 将在时间 t_2 前、时间 t_1 后发生事件)

$$= \int_{t_1}^{t_R} \left[\int_0^{t_2 - y} H(s) f(s) \, ds \right] g(y) \, dy$$

$$= \frac{\lambda}{(\eta + \lambda)} \left[e^{-\gamma t_1} - \left(\frac{\gamma}{(\eta + \lambda - \gamma)[1 - e^{-\gamma(t_R - t_1)}]} \right) \left[e^{-(\eta+\lambda)(t_2 - t_R) - \gamma t_R} - e^{-(\eta+\lambda)(t_2 - t_1) - \gamma t_1} \right] \right]$$

作业 10.6

参考公式 $d_2 = E_a + E_b$，其中 d_2 是时间 t_2 前的预期的额外事件总数；E_a 和 E_b 分别由式 10.19 和式 10.21 给出。如同式 10.22，假设主要事件与失访服从相同的指数模型，而且受试者均匀纳入。对于一个最大持续时间试验（t_2 是固定的），欲达到某个由把握度所决定的事件数（d_1 和 d_2），编写一段 R 程序（类似于附录 10.2 中的程序）来解出所需要的受试者例数 n。

作业 10.7

使用附录 10.3 中的 R 程序 c.values.adapt 进行以下适应性 GS 设计。

某试验设计的最大总样本量为 120 例受试者，计划进行 6 次等间隔分析（5 次期中分析和 1 次最终分析），并使用 Pocock 边界（2.453758，2.453758，2.453758，2.453758，2.453758，2.453758）来控制双侧检验的 $\alpha = 0.05$。

1. 在第 3 次期中分析后，研究者希望改变计划，并且后续拟进行 4 次分析，其中包括以下样本量修改：80、100、130、150（而不是原来的 80、100、120）。同时，继续使用 Pocock 边界。假设上述变化是由于某些管理原因。找到并讨论新的边界。

2. 假设在第 2 次期中分析后，研究者希望改变计划，并且后续仅进行 2 次分析，样本量分别为 80 和 100（而不是原来的 60、80、100 和 120）。继续使用 Pocock 边界。假设上述变化是由于某些管理原因。找到并讨论新的边界。

（提醒：本练习的目的是通过使用 R 程序 c.values.adapt 来探讨适应性 GS 方法的灵活性。我们并不建议任何人在没有合理的管理原因的情况下，以这种方式进行试验研究。）

（许根宁 译）

参考文献

Bowden J. and Mander A. (2014). A review and re-interpretation of a group-sequential approach to sample size re-estimation in two-stage trials. *Pharmaceutical Statistics* 13: 163–172.

Broberg P. (2013). Sample size re-assessment leading to a raised sample size does not inflate type I error rate under mild conditions. *BMC Medical Research Methodology* 13:94.

CDER and CBER (US Department of Health and Human Services, Food and Drug Administration, Center for Drug Evaluation and Research and Center for Biologics Evaluation and Research). (2019). *Guidance for Industry: Adaptive Design Clinical Trials for Drugs and Biologics*, November 2019. https://www.fda.gov/regulatory-information/search-fda-guidance-documents/adaptive-design-clinical-trials-drugs-and-biologics-guidance-industry/ (accessed on March 1, 2021).

Chen YH, DeMets DL, Lan KKG. (2004). Increasing the sample size when the unblinded interim result is promising. *Statistics in Medicine* 23: 1023–1038.

Cui L, Hung HM, Wang SJ. (1999). Modification of sample size in group sequential clinical trials. *Biometrics* 55: 853–857.

Denne JS. (2001). Sample size recalculation using conditional power. *Statistics in Medicine* 20: 2645–2660.

EMEA (European Medicines Agency) CHMP (Committee for Medicinal Products for Human Use). Refection paper on methodological issues in confirmatory clinical trials with flexible design and analysis plan. London, 23 March 2006 Doc. Ref. CHMP/EWP/2459/02. http://www.emea.eu.int

Li G, Shih WJ, Xie T and Lu J. (2002). A sample size adjustment procedure for clinical trials based on conditional power. *Biostatistics* 3(2): 277–287.

Li G, Shih WJ, Wang Y. (2005). Two-stage adaptive design for clinical trials with survival data. *Journal of Biopharmaceutical Statistics* 15: 707–718.

Gould AL and Shih WJ. (1992). Sample size reestimation without unblinding for normally distributed outcomes with unknown variance. *Communications in Statistics (A)* 21: 2833–2853.

Gould AL and Shih WJ. (1998). Modifying the design of ongoing trials without unblinding. *Statistics in Medicine* 17: 89–100.

Mehta CR and Pocock SJ. (2011). Adaptive increase in sample size when interim results are promising: A practical guide with examples. *Statistics in Medicine* 30: 3267–3284.

Proschan MA, Lan KKG, and Wittes JT. (2006). *Statistical Monitoring of Clinical Trials: A Unified Approach*. New York: Springer.

Shih WJ. (1992). Sample size reestimation in clinical trials. In *Biopharmaceutical Sequential Statistical Applications*; Peace, KE (Ed.), New York: Marcel Dekker, 285–301.

Shih WJ and Long J. (1998). Blinded sample size re-estimation with unequal variances and center effects in clinical trials. *Communications in Statistics, Theory & Method* 27: 395–408.

Shih WJ, Li G, Wang Y. (2016). Methods for flexible sample-size design in clinical trials: Likelihood, weighted, dual test, and promising zone approaches. *Contemporary Clinical Trials* 47: 40–48.

Wang Y, Li G, Shih WJ. (2010). Estimation and confidence intervals for two-stage sample-size-flexible design with LSW likelihood approach. *Statistics in BioSciences* 2: 180–190.

11

多重性问题和控制第一类错误率的方法

　　多重性是指试验中的多次统计检验或分析产生多种方式来"赢得"治疗有效性或安全性的情况。临床试验中存在多重性可见于以下情况，例如有多个终点、多个治疗组、多个亚组、多个时间点、多重分析、复合终点及其组成部分，以及上述的组合。事实上，在前面的章节中已看到了其中一些主题，例如成组序贯方法就属于在多个时间点多次分析的情况。我们已经学会如何通过 Lan-DeMets α 消耗函数方法控制总第一类错误率（见第9章）。在计算把握度和样本量时，我们也使用了最简单的 Bonferroni 方法调整多重假设检验（见第4章）。对这一主题的兴趣日益增加反映了临床药物研发的明显趋势，其中非常强调通过先进的适应性设计以及新治疗方法疗效和安全性的综合特征，来提高临床药物研发的效率。现代临床试验使用一套复杂的目标和假设，特别是涉及在多个剂量水平或多个患者人群中评估多个终点，并进行期中分析，这导致了越来越复杂的多重性问题。帕博利珠单抗（pembrolizumab）KEYNOTE-048 试验（Medical Director Merck Sharp & Dohme Corp，2019）是一个例子，其中的 12 个主要目标/假设由治疗组、终点和患者人群的不同组合而形成。在本章后面的一些章节讨论更多的适应性设计之前，我们先在本章学习控制假阳性推断率［正式的名词为总错误率（familywise error rate），或 FWER］的基本概念，这也是对具有多个目标的确证性临床试验的要求。本章讨论了几种常用的方法并以近期的临床试验文献中的例子进行说明。

11.1　通用符号和总错误率

　　以下符号的使用将贯穿本章。考虑具有多个目标的确证性临床试验中的一般多重性问题，例如对多个终点或多个剂量进行对照比较。令 m 表示由科学假设所表达的目标数量。与目标相关的零假设用 $H_1, \cdots, H_m$ 表示。每一个零假设都是采用与没有预期处理效应对应的处理差异来定义的。与前面的一些章节一样，令 θ_i 表示第 i 个目标的处理差异的真实值（$i = 1, \cdots, m$）。例如，在具有 m 个终点的试验中，θ_i 表示试验组和对照组之间第 i 个终点真实的处理效应差异。正如我们在第 4 章中所看到的，对于连续型终点，相对于基线的平均变化值通常是一个群体处理效应的度量值。对于二分类终点，度量值是事件发生的概率。在肿瘤试验中，PFS（无进展生存时间）和 OS（总生存时间）的对数风险比通常用于比较试验组和对照组之间的处理效应，因此 $m = 2$。在下一节中，当我们讨论几种常用方法时，将使用（未调整的）p 值 $p_1, \cdots, p_m$ 来检验相应的零假设 $H_1, \cdots, H_m$。令 $p_{(1)} \leq \cdots \leq p_{(m)}$ 表示有序 p 值，对应的有序零假设为 $H_{(1)}, \cdots, H_{(m)}$。最后，本章中所有假设均为单侧设置，而且总的单侧错误率设为 $\alpha = 0.025$。

所有假设的交集 $H_0 = \bigcap_{i=1}^{m} H_i$ （即 H_1 和 H_2 和…和 H_m）就是所谓的全局假设。在这个全局假设下，这个族中的所有 m 个零假设都是正确的。拒绝这个全局假设仅仅表示"拒绝 H_1 或 H_2…或 H_m"。换句话说，它的意思是"拒绝 m 个（零）假设中的一些（至少一个）"。这是相当不具体的。我们通常也有兴趣知道 m 个零假设族中的哪一个假设（成员）被拒绝。（例如，拒绝零假设 j 意味着"赢得"终点、亚组或剂量组 j。）全局检验（即对全局假设的检验）通常用于早期研发。后期的确证性试验也需要对个别假设得出更具体的结论。本章将重点关注确证性试验。

一种全局检验方法如果可以确保在所有（零）假设为真时拒绝至少一个（零）假设的概率不大于 α，则称其为对 FWER 具有弱控制。它被写为下式：

$$\Pr\left(\text{拒绝任何 } H_i \mid H_0\right) \leq \alpha$$

其中"拒绝任何 H_i"等同于"拒绝 H_0"。在单因素方差分析（ANOVA，见第 5 章）中，有几个治疗组需要比较时，对整体进行的 F 检验就是这样一种全局检验。我们通常会采用 F 检验对所有可能的成对比较进行"对比"。Bonferroni 检验在每个假设的各个检验之间平均分配整体 α 水准，即当 $p_i < \alpha/m$ 时拒绝特定假设 H_i，也是这样的检验。这是因为

$$\Pr\left(\text{拒绝任何 } H_i \mid H_0\right) = P_{H_0}\left\{\bigcup_{i=1}^{m}\left(p_i < \frac{\alpha}{m}\right)\right\}$$

$$\leq \sum_{i=1}^{m} P_{H_0}\left\{p_i < \frac{\alpha}{m}\right\} = m \times \frac{\alpha}{m} = \alpha \tag{11.1}$$

请注意，在上面倒数第二个等式中，我们使用了一个众所周知的特性，即 p 值在零假设下具有（0，1）均匀分布（参见附录 11.1）。

实际上，Bonferroni 检验保证了以下更强的特性。令 $H = \{H_1, \cdots, H_m\}$，令 H' 是 H 的子集。令 $\mathcal{H}$ 表示 H 的所有 $2^m - 1$ 个子集的族。然后，就像之前为 H 定义全局假设 H_0 一样，用 $\mathcal{H}_0$ 表示 $\mathcal{H}$ 中所有子集 H' 的交集。当假设 $\mathcal{H}_0$ 为真时，拒绝假设 $\mathcal{H}_0$ 的概率不大于 α。该特性称为对 FWER 的强控制，可以表示为：

$$\Pr\left(\text{拒绝 } \mathcal{H}_0 \mid \mathcal{H}_0\right) \leq \alpha \tag{11.2}$$

其中"拒绝 $\mathcal{H}_0$"等同于"拒绝 H 的任何子集 H'"。由于 H 也是其自身的子集，因此，除了所有单个假设和其他假设之外，上述标准比"弱控制"更强。除此之外，上述标准等价于

$$\max\left\{\Pr\left(\text{拒绝 } H' \mid H'\right)\right\} \leq \alpha \tag{11.3}$$

其中最大值 max 是针对 $\mathcal{H}_0$ 中的所有 H'。

例 11.1

我们将 $(\theta_1, \theta_2, \theta_3)$ 作为优效性试验中 3 个终点的未知处理效应值（试验组相比于对照组）。单个（零）假设是 $H_1: \theta_1 = 0$、$H_2: \theta_2 = 0$ 和 $H_3: \theta_3 = 0$。$H = \{H_1, H_2,$

$H_3\}$。H 的全局假设是 $H_0: \theta_1 = \theta_2 = \theta_3 = 0$。$H$ 有 $2^3 - 1 = 7$ 个可能的子集，对应的零假设组合如下：$(0, 0, 0)$、$(\theta_1, 0, 0)$、$(0, \theta_2, 0)$、$(0, 0, \theta_3)$、$(\theta_1, \theta_2, 0)$、$(\theta_1, 0, \theta_3)$ 和 $(0, \theta_2, \theta_3)$，其中 $(0, 0, 0)$ 为 H（或写为 $H_1 \cap H_2 \cap H_3$），$(\theta_1, 0, 0)$ 是 $\{H_2, H_3\}$（或写为 $H_2 \cap H_3$），$(0, \theta_2, \theta_3)$ 是 H_1 等。它们组成 $\mathcal{H}$ 和 $\mathcal{H}_0$ 假设：所有这 7 个子集的交集。拒绝 $\mathcal{H}_0$ 意味着拒绝这 7 个子集中的任何一个。

国际协调会议（ICH）指南以及欧洲药品管理局（EMA）和美国食品药品监督管理局（FDA）发布的指导文件都要求在具有多个目标的确证性临床试验中，所使用的检验方法应对 FWER 进行强控制。

11.2　多个终点和疗效获胜标准

所有确证性临床试验都涉及多个终点。有些被指定为主要和共同主要终点，有些被指定为次要终点等。在试验设计中，仔细地将终点分类为主要终点和次要终点是非常重要的考量，但这还不够。当有多个主要终点时，试验应该为该组主要终点指定一个"获胜方案"来确定试验是否达到其疗效目标。疗效获胜标准的示例如下：①所有指定的主要终点需要显示具有临床意义和统计学意义的疗效；②至少有一个指定的主要终点需要显示具有临床意义和统计学意义的疗效；③一个预先指定的主要终点子集需要显示有临床意义和统计学意义的疗效。对于标准①，不必担忧第一类错误率膨胀，因此没有多重性问题。然而，我们需要确保设计对每个终点都有足够的统计把握度。对于标准②，如上一节所述，简单地拒绝全局假设仅弱控制 FWER。我们需要确定哪一个主要终点确实赢了。强控制 FWER 是标准②的必要条件。标准③意味着终点之间存在层级顺序，因此相应的检验过程也需要考虑这种层级顺序。

11.3　常用方法

本节将介绍强控制 FWER 的常用方法。我们从简单的方法渐进到针对复杂情况的更先进的方法。正如我们所看到的，所有这些方法都关注单个假设。

11.3.1　Bonferroni 方法

当有多个（m 个）目标分担同一个整体 α 时，Bonferroni 方法通常用于样本量计算。这是最简单和最保守的方法，它简单地将整体 α 平均分配给每一个目标。当 $p_i < \alpha/m$ 时，与目标对应的假设 H_i 被拒绝。很容易看出，Bonferroni 方法强烈地控制了 FWER。首先，对于每一个单独的 H_i，$\Pr(H_i \mid H_i) = P_{H_i}(p_i < \alpha/m) = \alpha/m < \alpha$。其次，对于 H_i 的任意交集，$\Pr(H_i \text{ 的交集} \mid \text{所有 } H_i) \leq \Pr(\text{单个 } H_i \mid \text{所有 } H_i) = \alpha/m < \alpha$。因此，满足式 11.2 或式 11.3。

11.3.2　Holm 方法

Holm（1979）基于有序 p 值给出了以下改进 Bonferroni 方法的步骤。

步骤 1　如果 $p_{(1)} < \alpha/m$，拒绝 $H_{(1)}$ 并到步骤 2；否则，停止。

步骤 2　如果 $p_{(2)} < \alpha/(m-1)$，拒绝 $H_{(2)}$ 并到步骤 3；否则，停止。

……

步骤 m　如果 $p_{(m)} < \alpha$，拒绝 $H_{(m)}$ 并停止。

上述被称为"降级"方法，因为它从最显著（最小 p 值）的目标开始，直到最不显著的目标。

例 11.2

某试验有 3 个终点，$m = 3$。当 $p_{(1)} < \alpha/3$ 时，$H_{(1)}$ 被拒绝。当 $p_{(1)} < \alpha/3$ 和 $p_{(2)} < \alpha/2$ 时，$H_{(2)}$ 被拒绝。当 $p_{(1)} < \alpha/3$、$p_{(2)} < \alpha/2$ 和 $p_{(3)} < \alpha$ 时，$H_{(3)}$ 被拒绝。因此，所有的单个假设，无论其在显著性水准上的顺序如何，检验水准都被控制在 α 以内。任何假设交集的检验水准都小于在交集中涉及的单个假设的检验水准，因此也被控制在 α 以内。

11.3.3　Hochberg 方法

Hochberg（1988）基于有序 p 值给出了以下改进 Bonferroni 方法的步骤。

步骤 1　如果 $p_{(m)} < \alpha$，则对于 $i = 1, \cdots, m$，拒绝 $H_{(i)}$ 并停止；否则，到步骤 2。

步骤 2　如果 $p_{(m-1)} < \alpha/2$，则对于 $i = 1, \cdots, m-1$，拒绝 $H_{(i)}$ 并停止；否则，到步骤 3。

……

步骤 m　如果 $p_{(1)} < \alpha/m$，拒绝 $H_{(i)}$ 并停止。

上述过程被称为"升级"方法，因为它从最不显著（最大 p 值）的目标开始，直到最显著的目标。

例 11.3

某试验有 3 个终点，$m = 3$。如果 $p_{(3)} < \alpha$，我们赢得所有 3 个终点（即拒绝所有假设）。当 $p_{(3)} > \alpha$ 时，我们只赢得对应于 $p_{(1)} < p_{(2)} < \alpha/2$ 的 2 个终点。当 $p_{(2)} > \alpha/2$ 和 $p_{(3)} > \alpha$ 时，我们只赢得对应于 $p_{(1)} < \alpha/3$ 的 1 个终点。

点评：Holm 方法基于 Bonferroni 不等式（式 11.1），并且无论检验统计量的联合分布如何都是有效的（即它是非参数的）。Hochberg 方法比 Holm 方法的检验把握度更高，但检验统计量需要是独立的或具有二阶多元完全正数（multivariate total positivity of order two）分布或比例混合（scale mixture）分布，以确保其有效性（Sarkar, 1998）。

因此，通常首选 Holm 方法。由于 Holm 方法基于 Bonferroni 不等式，所以有时也被称为 Holm-Bonferroni 方法。图 11.1 描述了与 Bonferroni 方法和守门人方法相关的 Holm

方法在 $m = 2$ 时的工作原理，这是下一节介绍的 Holm-Bonferroni 方法的几个推广之一。

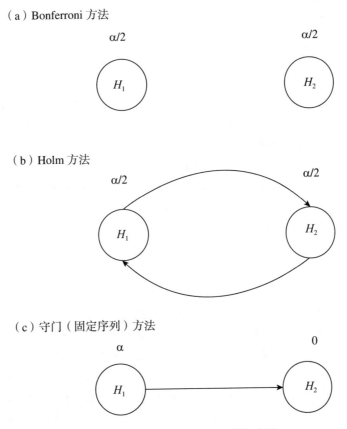

图 11.1 Bonferroni、Holm 和守门人方法

11.3.4 Holm 方法的推广

Holm-Bonferroni 方法的推广在处理复杂的多重性情况时特别有用。但是，首先只考虑两个终点（或两个群体）会更容易理解。我们从熟悉的 Bonferroni 方法开始，已知该方法是保守的，将整个 α 对半分给每一个终点。Holm 降级法是在获得把握度并仍能强控制 FWER 方面的一个改进：首先，将 $\alpha/2$ 分配给每一个终点。然后，当一个终点在 $\alpha/2$ 上获胜时，在 α 上检验另一个终点。换句话说，当我们拒绝一个假设（在 $\alpha/2$ 水准）时，$\alpha/2$ 被增加到下一个终点，以便在 $\alpha/2 + \alpha/2 = \alpha$ 水准检验下一个终点。在这里很容易看到把握度增加。参见图 11.1（a）和（b）。进一步的推广有两个重要部分：①当对终点有初始（先验）加权考虑时，可不均等地分配 α，比如一个终点得到 $w\alpha$，另一个终点得到 $(1 - w)\alpha$，其中 $0 \leq w \leq 1$；②为每个终点分配连接链（也带有权重），以便在赢得一个终点时传递最初分配的 α 以检验另一个终点。由于终点之间存在连接链，该方法也称为链方法（chain procedure）。

链方法中的"初始分配的 α"也称为"局部 α"。此链方法中 $w = 0$ 或 1 的特例便成为所谓的守门（固定序列）方法，其中被赋予 $w = 1$ 的那个终点就是"守门人"。从守门人到下一个终点的连接（权重）链是单向的，参见图 11.1（c）。对"守门人"的检验首先在

整个 α 水准上进行。只有当其获胜时，才会检验下一个终点，同样是在整个 α 水准上进行。显然，终点的顺序在这种检验策略中变得至关重要，需要仔细考虑终点的临床意义和统计把握度。我们之前提到的具有 12 个主要假设的帕博利珠单抗 KEYNOTE-048 试验是一个很好的例子，它展示了守门人方法的使用。

当有 $m > 2$ 个终点时，令 $\alpha_i = w_i \alpha$ 为分配给终点 i 的初始局部 α，$i = 1, \cdots, m$，使得它们之和为总 α。如 Maurer 和 Bretz（2013）以及 Dmitrienko、D'Agostino 和 Huque（2013）所说，链方法最好用图形来处理，这已成为处理复杂多重性情况时非常流行的方法。在图形链方法中，圆圈（如图 11.1 所示）代表零假设，权重 w_i 显示在每一个假设圆圈旁边，定义了在任何 α 传递之前用于相应显著性检验的初始 α 水准。α 传递的规则由一组从 H_i 到 H_j 的（有方向的）连接链权重（g_{ij}）来定义。选择连接链权重，对于每一个 $i = 1, \cdots, m$，使得 $g_{ii} = 0$，$g_{i1} + g_{i2} + \cdots + g_{im} \leq 1$。这些链权重指定了在拒绝 H_i 后转移到其他假设的可利用的错误率的比例。它们在 R 程序包 "gMCP" GUI（参见附录 11.2）中用 "Transition Matrix" 标记，并且是条件概率，下面 $m = 3$ 的例 11.4 对此进行了较好的解释。

例 11.4

在图 11.2 中，我们考虑了一项试验，其目标体现为关于 3 个终点的假设。分配给 H_1 和 H_2 的初始局部 α 分别为正权重 $w_1 = 0.25$ 和 $w_2 = 0.75$。零权重分配给 H_3。因此，对于整体单侧 $\alpha = 0.025$，我们在第一步中按照 $\alpha_1 = 0.00625$ 检验 H_1，按照 $\alpha_2 = 0.01875$ 检验 H_2，不检验 H_3。（在这种情况下，H_1 和 H_2 可能是两个具有不同重要性或优先级的主要终点的假设，而 H_3 可能是次要终点的假设。）由从 H_1 到 H_2 的（有向）连接链权重定义的 α 传递规则为 $g_{12} = 0.9$，从 H_1 到 H_3 的规则为 $g_{13} = 0.1$。它们指定了在拒绝 H_1 后可利用的错误率比例，即分别转移到 H_2（$0.9 \times \alpha_1$）和 H_3（$0.1 \times \alpha_1$）的比例。请注意，拒绝 H_1 打开了检验 H_3 的可能性并增加了拒绝 H_2 的机会。

类似地，H_2 的传出连接的权重由 $g_{21} = 0.8$（从 H_2 到 H_1）和 $g_{23} = 0.2$（从 H_2 到 H_3）给出。请注意，拒绝 H_2 增加了拒绝 H_1 的机会并打开了检验 H_3 的可能性（比上面拒绝 H_1 时的程度更大，因为 $\alpha_2 > \alpha_1$ 且 $g_{23} > g_{13}$）。

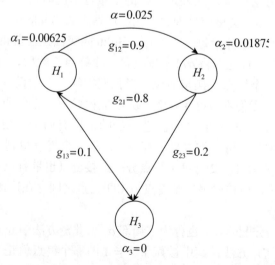

图 11.2 3 个终点具有不同的初始局部 α 以及链权重（例 11.4）

下面首先来看看 H_1 和 H_2，以便更容易理解 g_{ij} 的含义是在 $\{H_i, H_j\}$ 下当 H_i 被拒绝时拒绝 H_j 的条件概率。令 A 表示"拒绝 H_1"，B 表示"拒绝 H_2"。我们使用以下基本原则：$\Pr(A) = \Pr(A \mid B) \Pr(B) + \Pr(A \mid B^c) \Pr(B^c)$，其中 B^c 表示"非 B"（或"B 的补集"）。那么，$\Pr(拒绝 H_1) = \Pr(拒绝 H_1 \mid 拒绝 H_2) \Pr(拒绝 H_2) + \Pr(拒绝 H_1 \mid 不拒绝 H_2) \Pr(不拒绝 H_2)$。在 $\{H_1, H_2\}$ 下，$\Pr(拒绝 H_1) = g_{21}\alpha_2 + \alpha_1(1 - \alpha_2) \leqslant \alpha_1 + \alpha_2 = 0.00625 + 0.01875 = 0.025$。同理，$\Pr(拒绝 H_2) = g_{12}\alpha_1 + \alpha_2(1 - \alpha_1) \leqslant \alpha_1 + \alpha_2 = 0.025$。至于 H_3，只有在 H_1 或 H_2 被拒绝后才能检验。因此，在 $\{H_1, H_2, H_3\}$ 下，$\Pr(拒绝 H_3) = \Pr(拒绝 H_3 \mid 拒绝 H_1) \Pr(拒绝 H_1) + \Pr(拒绝 H_3 \mid 拒绝 H_2) \Pr(拒绝 H_2) = g_{13}\alpha_1 + g_{23}\alpha_2 \leqslant \alpha_1 + \alpha_2 = 0.025$。

请注意，一般情况下，每个单独的假设 H_i 在 $(w_i\alpha)\prod_{j \neq i}^{m}(1 - w_j\alpha) + \sum_{j \neq i}^{m} g_{ji}(w_j\alpha) \leqslant \alpha$ $\left(w_i + \sum_{j \neq i} w_j\right) = \alpha$ 水准下被检验。对于具有多个假设的试验，局部 α 的分配 $\alpha_i = w_i\alpha$ 和设置连接链权重 g_{ij} 的策略是重要的设计考虑因素。图形链方法显然是一个非常有助于使设计清晰的工具。在设计中进行初始设置后，我们还需要在获得数据时进行检验。检验则涉及对初始图形的动态更新。我们在下一节继续讨论。

11.3.5　图形链方法的更新算法

让我们回顾一下图形链方法的两个关键组成部分：
- $\alpha_i = w_i\alpha$ 是分配给终点 i（$i = 1, \cdots, m$）的初始局部 α，使得它们之和为总 α。
- α 传递的规则由一组从 H_i 到 H_j 的（有向的）连接链权重（g_{ij}）定义，它指定了在拒绝 H_i 后传送到 H_j 的可利用的错误率的比例。对于每一个 $i = 1, \cdots, m$，都满足 $g_{ii} = 0$，$g_{i1} + g_{i2} + \cdots + g_{im} = 1$。

检验发生时的更新算法总结如下：令 $J = \{1, \cdots, m\}$。

1．选择一个"获胜的" H_j（即其对应的 $p_j \leqslant \alpha_j$）并继续。如果不存在这样的假设，则停止。该算法不依赖于拒绝顺序。

2．更新图形的局部 α 和连接链权重：
- $J \to J \backslash \{j\}$（即从图中消除 H_j）

- $\alpha_k \to \begin{cases} \alpha_k + \alpha_j g_{jk} & \text{对于 } J \text{ 中的 } k \\ 0 & \text{其他} \end{cases}$

- $g_{kl} \to \begin{cases} \dfrac{g_{kl} + g_{kj} g_{jl}}{1 - g_{kj} g_{jk}} & \text{对于 } J \text{ 中的 } k \text{ 与 } l, \; k \neq l, \; g_{kj} g_{jk} < 1 \\ 0 & \text{其他} \end{cases}$

3．转到步骤 1。

例 11.5

继续图 11.2 中的示例。假设我们观察到 (H_1, H_2, H_3) 对应的 $(p_1, p_2, p_3) = (0.009, 0.016, 0.020)$。与局部的 $(\alpha_1, \alpha_2, \alpha_3) = (0.00625, 0.01875, 0)$ 相比，我们拒绝 H_2，因此图形中现在只剩下 H_1 和 H_3。对于 H_1，我们将其局部 α 更新为 $\alpha_1 +$

$\alpha_2 g_{21} = 0.00625 + 0.016 \times 0.8 = 0.01905$。我们还将 H_3 的局部 α 更新为 $\alpha_3 + \alpha_2 g_{23} = 0 +$

$0.016 \times 0.2 = 0.0032$。从 H_1 到 H_3 的链变为 $\dfrac{g_{13} + g_{12}g_{23}}{1 - g_{12}g_{21}} = \dfrac{0.1 + 0.9 \times 0.2}{1 - 0.9 \times 0.8} = 1$。从 H_3 到 H_1

的链变为 $\dfrac{g_{31} + g_{32}g_{21}}{1 - g_{32}g_{23}} = \dfrac{0 + 0 \times 0.8}{1 - 0 \times 0.2} = 0$。更新后的图形如图 11.3 所示。

　　然后，我们将 (H_1, H_3) 对应的 $(p_1, p_3) = (0.009, 0.020)$ 与更新后的 $(\alpha_1, \alpha_3) = (0.01905, 0.0032)$ 进行比较，结果拒绝 H_1。最后，将所有 α_1 传递到 H_3（因为更新后的 $g_{13} = 1$）并且得到 $\alpha_1 + \alpha_3 = 0.01905 + 0.0032 = 0.02225$。因为 0.020 < 0.02225，所以也拒绝 H_3。请注意，由于 $p_{(1)} = 0.009 > 0.025/3$，使用 Holm 方法则不能拒绝任何假设。

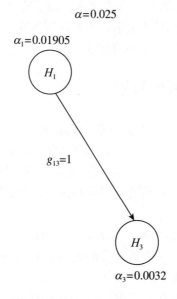

图 11.3　使用观察到的 p 值更新图 11.2（例 11.5）

11.4　两个零假设族的图形链方法

　　第 11.3 节中讨论的多重性问题被定义为具有多重性单一来源或单一零假设族的问题，例如第 11.2 节中提到的多个终点。更复杂的情景是具有多个多重性来源或多个零假设族的多重性问题。在第 11.5 节中，我们将考虑在有多个终点的成组序贯设置中进行多重分析。在本节中，我们探讨一个族是多个终点而另一个族是多个治疗或剂量组的情况。例如，我们将高剂量和低剂量与共同对照相比，并且对哪个剂量可能获胜没有偏好。然而，对于终点，通常一个是主要的，另一个是次要的。当然，我们更愿意在主要终点上获胜而不是在次要终点上获胜。但是，高剂量可能会在次要终点上获胜，而低剂量可能会在主要终点上获胜。我们如何处理这种情形呢？图 11.4 是针对这种情况的图形链方法（Dmitrienko 等，2003）的设计策略。

图中第一行的（H_1，H_2）分别代表高剂量组（左）和低剂量组（右）对比对照组的主要终点的假设，被称为主要假设族。与之相似，第二行的（H_3，H_4）是次要终点的次要假设族。如图所示，设计是从检验高剂量组和低剂量组的主要终点开始的，它们的局部 α 水准分别为 α_1 和 $\alpha_2 = (1-\alpha_1)$。在对主要终点进行检验并拒绝（获胜）之前，不会对次要终点进行检验。如果其中一个剂量组在主要终点上获胜，则局部 α 的一部分（π）将传递给另一个剂量组，另一部分（$1-\pi$）将传递给相应剂量的次要终点的检验。有趣的是，如果高剂量组在主要和次要终点上均获胜，则整个 α_1 将被传递给低剂量组，使其在总 α 水准上检验主要终点。因此，如果低剂量组在第一轮检验中没有获胜，将有第二次机会检验假设（H_2，H_4）。同样，如果低剂量组在两个终点上都获胜，则整个 α_2 将被传递给高剂量组，使其在总 α 水准上检验主要终点。类似地，如果高剂量组在第一轮检验中没有获胜，将有第二次机会检验假设（H_1，H_3）。计算遵循第 11.3.5 节和例 11.5（作业 11.2）中给出的公式。同样，在设计阶段，如何分配初始局部 α 和作为条件概率的链权重（π_1，π_2）取决于每一个处理组的效应大小、终点之间相关性的假设以及进一步的临床和监管考虑。链方法的图形展示有助于研究团队成员之间开展讨论。

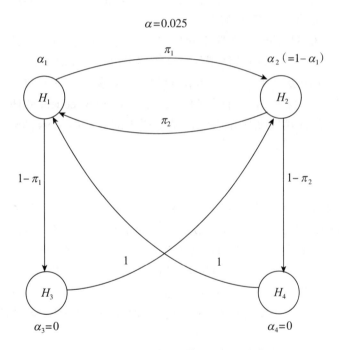

图 11.4　两个零假设族的图形链方法

11.5　监测成组序贯试验中的多个终点

我们使用 A 和 B 来说明在成组序贯试验中监测的两个主要终点（见第 9 章）。我们首先在两个终点之间进行 α 的拆分：$\alpha_A = w\alpha$ 和 $\alpha_B = (1-w)\alpha$。令 $c_j(d_j)$ 为终点 A（B）的成组序贯设计边界，其边界值依据某个预先指定的 α 消耗函数在显著性水准 $\alpha_A(\alpha_B)$ 上导出，$j = 1, \cdots, J$。这两个终点可能具有不同的错误消耗函数和不同的分析次数。只有两个终点都获胜时，试验才会提前终止。第一种（简单）方法是根据这些成组序贯设计边界独立地监测终点，没有 α 的传递。这称为成组序贯 Bonferroni（group sequential Bonferroni，GSB）方法。

Ye 等（2013）提出了另外两种使用 α 传递的方法。除了 c_j 和 d_j，令 c_j' 和 d_j' 分别是终点 A 和 B 在显著性水准 α 上的修正边界。请注意，由于 $\alpha_A \leq \alpha$，我们看到，对于所有 j，$c_j \geq c_j'$。同样，由于 $\alpha_B \leq \alpha$，对于所有 j，$d_j \geq d_j'$。第二种方法如下：我们使用水准 α_A 的成组序贯设计边界 c_j 监测终点 A，使用水准 α_B 边界 d_j 监测终点 B。如果两个终点中的任何一个越过它的边界，则另一个终点使用全水准 α 边界进行检验。例如，如果终点 A 在某个分析时间点 j^* 越过了其水准 α_A 边界 c_{j^*}，则终点 A 获胜，并且其 α_A 将传递到终点 B 以便使用 $\alpha_A + \alpha_B = \alpha$ 水准检验终点 B，对于 $j \geq j^*$，具有全水准的 α 边界 d_j'。简而言之，终点 B 使用边界 $(d_1, \cdots, d_{j^*-1}, d_{j^*}', \cdots, d_J')$ 进行检验。这种方法称为成组序贯 Holm 可变（group sequential Holm variable，GSHv）方法。对于 $j = 1, \cdots, j^* - 1$（第一部分），由于 $d_j \geq d_j'$，则整体显著性水准将 $\leq (d_j', j = 1, \cdots, J)$ 的显著性水准，即 α。但是，对于 $j = j^*$，$\cdots, J$（第二部分），由于 $d_j' \leq d_j$，整体显著性水准将 $\geq (d_j, j = 1, \cdots, J)$ 的显著性水准，即 α_B。因此，GSHv 的把握度比 GSB 的大。

另外，Ye 等（2013）还建议在期中分析中保持边界不变，除了在最终分析 J 中。可表示为，终点 A 获胜后，可以继续使用预定义的期中边界，即对于 $j < J$，"固定" $d_j' = d_j$。总而言之，终点 B 使用边界 $(d_1, \cdots, d_{J-1}, D_J)$ 进行检验，其中 D_J 通过拟合得到以使总检验水准为 α。这种方法称为成组序贯 Holm 固定（group sequential Holm fixed，GSHf）方法。D_J 的计算可以使用威斯康星大学网站上提供的 Lan-DeMets 消耗函数程序来完成（见第 9 章）。

例 11.6

假设某试验有 2 个共同主要终点 A 和 B，单侧检验中分配给 A 和 B 的 α 分别为 $\alpha_A = 0.006$ 和 $\alpha_B = 0.019$，使得 $\alpha = \alpha_A + \alpha_B = 0.025$。所有的终点采用成组序贯设计进行检验，最多对 A 进行 2 次分析，对 B 进行 3 次分析。按照日历时间安排 IA1 和 IA2，对应到终点 A 的信息比例为（0.86，1.0），对应到终点 B 的信息比例为（0.60，0.76）。注意 IA2 是终点 A 的最终分析。当然，如果试验继续，终点 B 的最终分析安排在某日历时间，其信息比例将为 1.0。为了说明 GSB、GSHv 和 GSHf 方法，我们假设本示例的信息比例是按计划执行的。

假设两个终点都使用 OBF 边界（见第 9 章）。对于 $\alpha_A = 0.006$，$(c_1, c_2) = (2.7427, 2.5686)$；对于 $\alpha_B = 0.019$，$(d_1, d_2, d_3) = (2.8121, 2.4901, 2.1271)$。对于 $\alpha = 0.025$，$(c_1', c_2') = (2.1532, 2.0419)$，$(d_1', d_2', d_3') = (2.6686, 2.3660, 2.0188)$。

假设在 IA1，没有一个终点在其局部水准跨过边界；在 IA2，只有终点 A 跨过边界 $c_2 = 2.5686$。我们拒绝关于 A 的零假设，并继续在全水准 $\alpha = \alpha_A + \alpha_B = 0.025$（$j^* = 2$）上检验关于终点 B 的假设。对于终点 B，GSB 边界为 $(d_1, d_2, d_3) = (2.8121, 2.4901, 2.1271)$。GSHv 边界是 $(d_1, d_2', d_3') = (2.8121, 2.3660, 2.0188)$，与分配 α 后的数值完全不同。注意，由于其中的元素 $(d_2', d_3') < (d_2, d_3)$，采用 GSHv 方法更容易跨越，因此比 GSB 的把握度更大。还要注意 $d_1 = 2.8121 > d_1' = 2.6686$，能

达到的整体 α 为 0.0246 < 0.025，所以 GSHv 方法损失了一些把握度。对于 GSHf 方法，边界为 $(d_1, d_2, D_3) = (2.8121, 2.4901, 1.9901)$，其中 D_3 是通过迭代拟合得到的，使得整体水准 $\alpha = 0.025$。计算是使用威斯康星大学网站上提供的 Lan-DeMets 消耗函数程序完成的（见第 9 章），对于 "Determine Bounds"，使用 "Compute Probability" 和 "User Input" 选项。与 GSHv 方法相比，采用 GSHf 方法更容易跨过 $D_3 = 1.9901$ < 2.0188 = d_3'，因为它在最终分析时达到了整体 $\alpha = 0.025$。表 11.1 总结了结果。

表 11.1 具有两个终点的 GSB、GSHv 和 GSHf 方法成组序贯设计边界（按照方案在计划的信息时间执行分析）

	IA 1	IA 2	IA 3
$\alpha_A = 0.006$	$t_1 = 0.86$	$t_2 = 1.0$	
	$c_1 = 2.7427$	$c_2 = 2.5686$	
$\alpha_A = 0.025$	$c_1' = 2.1532$	$c_2' = 2.0419$	
$\alpha_B = 0.019$	$t_1 = 0.60$	$t_2 = 0.76$	$t_3 = 1.0$
（GSB）	$d_1 = 2.8121$	$d_2 = 2.4901$	$d_3 = 2.1271$
$\alpha_B = 0.025$	$d_1' = 2.6686$	$d_2' = 2.3660$	$d_3' = 2.0188$
GSHv	$d_1 = 2.8121$	$d_2' = 2.3360$	$d_3' = 2.0188$
$(d_1,\ d_2',\ d_3')$			
达到的 $\alpha = 0.0246$			
GSHf	$d_1 = 2.8121$	$d_2 = 2.4901$	$d_3 = 1.9901$
$(d_1,\ d_2,\ D_3)$			
达到的 $\alpha = 0.025$			

上面的数字示例模仿了 KEYNOTE-604 试验的成组序贯设计框架。它假设在整个试验过程中信息时间比例与计划保持相同，或总信息与（最大信息试验）方案中预先指定的保持相同。对于设计最长持续时间的试验，总信息可能会超过我们在第 9 章（附录 9.3）中讨论过的设计预期（过度运行），正如在 KEYNOTE-604 试验中实际发生的那样（作业 11.4）。

如你所见，GSHv 方法没有充分利用把握度增加的潜力，除非传递发生在第一阶段。另一方面，只有在试验继续到最后阶段时，才能实现与 GSHf 方法相关的把握度增加。Xi 和 Tamhane（2015）提出了一种扩展方法，即指定修改边界的阶段 r，$1 \leq r \leq J$，在此阶段无论实际拒绝哪一个假设，都将分配给它的显著性水平传递给另一个假设。该通用方法称为 GSP (r)，其中 GSHf 用 GSP (J) 表示。根据我们之前对 GSHv 方法的描述，下面我们对 GSP (r) 进行解释。例如，如果终点 A 在某个分析时间点 j^* 处越过了其水准 α_A 下的边界 c_{j^*}，则终点 A 获胜，并且其 α_A 传递到终点 B，因此使用 $\alpha_A + \alpha_B = \alpha$ 检验终点 B，其中全水准 α 的边界 d_j' 从阶段 r 开始，与 j^* 无关。简而言之，终点 B 使用新边界 $(d_1, \cdots, d_{r-1}, d_r'', \cdots, d_J'')$ 进行检验。计算新边界，使得在终点 B（未拒绝）的零假设下，

$$1 - \alpha = \Pr\left(Z_1 \leq d_1, \cdots, Z_{r-1} \leq d_{r-1}, Z_r \leq d_r'', \cdots, Z_J \leq d_J'' \mid H_{0B}\right) \tag{11.4}$$

式 11.4 的解是通过我们在第 10.5 节中介绍的多元正态数值积分方法获得的，其中 d_1, $\cdots$, d_{r-1} 由 J 阶段的成组序贯设计的检验水准 α_B 可知。其余的 $d_r'', \cdots, d_J''$ 遵循以下限制：如果最初使用的是 Pocock 边界，则 $d_r'' = d_{r+1}'' = \cdots = d_J'' = d''$；如果最初使用的是 OBF 边界，则 $d_r'' \sqrt{t_r} = d_{r+1}'' \sqrt{t_{r+1}} = \cdots = d_J''$。

根据拒绝假设（终点 A 或 B）发生的时间适应性地选择 r，而不是预先指定它，是很有诱惑力的。然而，Xi 和 Tamhane（2015）指出，适应性 GSP 通常不会强烈控制 FWER。选择 $r = 1$ 尽管可能不是最优的，但有一定的实际好处。事实上，在这种情况下可能并不容易定义最优性，因为有许多不同的考量决定了 r 的选择。

附录 11.1

a. 我们首先注意到 $U[0, 1]$ 均匀分布的一个性质：如果 X 服从 $U[0, 1]$ 均匀分布，那么 $1 - X$ 也服从 $U[0, 1]$ 均匀分布。

证明：对于所有 $0 \leqslant a \leqslant 1$，$\Pr(1 - X \leqslant a) = \Pr(X \geqslant 1 - a) = 1 - (1 - a) = a$。

b. 令 $F_T(t)$ 表示检验统计量 T 的累积分布函数。出于实际目的，假设其反函数 F_T^{-1} 存在[①]，则 $F_T(t)$ 服从 $U[0, 1]$ 均匀分布。

证明：令 $U(t) = F_T(t) \equiv \Pr(T \leqslant t)$。注意，$U$ 介于 0 和 1 之间。以下等式显示了 U 的分布：对于所有 $0 \leqslant a \leqslant 1$，$\Pr(U(T) \leqslant a) = \Pr(F_T(T) \leqslant a) = \Pr(T \leqslant F_T^{-1}(a)) = F_T(F_T^{-1}(a)) = a$。

c. 令 $F_T(t)$ 表示在零假设下检验统计量 T 的累积分布函数。根据其定义，p 值是 T 的尾部概率：$p = P_{H_0}(T > t) = 1 - F_T(t)$。因此，从（a）和（b）可以看出，在零假设下，$p$ 值均匀分布在 $[0, 1]$ 上。

附录 11.2

a. R 程序包可用于图形链方法。按照以下步骤操作：
- 安装程序包：gMCP
- 加载程序包：gMCP
- ?gMCP（学习该程序包）
- graphGUI（）（使用图形展示）
- 使用示例图之一，然后修改 "Transition Matrix"（转移矩阵）
- 可以保存它（File：Save Graph to R），起一个名字（R 程序中的 "Load Graph"）
- 将图形导出为 PNG 图像→然后打开或在 PowerPoint 中使用
- 在右下面板中，输入观察到的 p 值
- 点击左侧面板顶部的三角形（开始检验）

---

① 注：在诸如确证性临床试验等实际工作中，多数情况下样本量足够大时，即存在反函数 F_T^{-1}。

- File → Save，保存为 Word Docx 报告或 LaTex 报告。

b. 下面是运行第 11.4 节中示例的一组 SAS IML 程序。

```
/* This program is adopted from ASA Webinar held on March 5,
2015, given by Frank Bretz and Dong Xi */

/*
h: indicator whether a hypothesis is rejected (= 1) or not (= 0)
(1 x n vector)
a: initial significance level allocation (1 x n vector)
g: weights for the edges (n x n matrix)
p: observed p-values (1 x n vector)
*/

proc IML;
start mcp(h, a, g, p);
  n=ncol(h);
  mata=a;
  crit=0;
  do until (crit=1);
    test=(p<a);
    if (any(test)) then do;
      rej=min(loc(test#(1:n)));
      h[rej]=1;
      g1=J(n,n,0);
      do i=1 to n;
        a[i]=a[i]+a[rej]*g[rej,i];
        if g[i,rej]*g[rej,i]<1 then do j=1 to n;
          g1[i,j]=(g[i,j]+g[i,rej]*g[rej,j])/
 (1-g[i,rej]*g[rej,i]);
        end;
        g1[i,i]=0;
      end;
      g=g1; g[rej,]=0; g[,rej]=0;
      a[rej]=0;
      mata=mata//a;
    end;
    else crit=1;
  end;
  print h;
```

```
print (round(mata, 0.0001));
print (round(g, 0.01));
Finish;
/* Example */

h={0 0 0 0 };
a={0.0125 0.0125 0 0 };
g={0 0.5 0.5 0 ,
   0.5 0 0 0.5 ,
   0 1 0 0 ,
   1 0 0 0 };
p={0.01 0.02 0.07 0.001};

run mcp(h, a, g, p);
quit;
```

作业 11.1

某试验有 2 个独立的终点，我们在 0.05 水准检验每一个终点。

1. 解释为什么拒绝全局假设的 FWER 是：$FWER = 1 - (0.95)^2 = 0.0975$。
2. 为了将全局假设的 FWER（弱）控制在 0.05，每一个终点的局部检验水准应该是多少？

作业 11.2

对于 $\alpha = 0.025$、$\alpha_1 = \alpha/3$、$(\pi_1, \pi_2) = (0.5, 0.5)$，逐步制定出图 11.4 中的图形链方法。假设对于 (H_1, H_2, H_3, H_4)，观察到的 p 值分别为 $p_1 = 0.01$、$p_2 = 0.02$、$p_3 = 0.005$ 和 $p_4 = 0.0075$。找出被拒绝的假设。同时，使用附录 11.2（b）中的 SAS 程序来验证你的答案。

作业 11.3

使用 R 程序包 gMCP GUI（见附录 11.2），通过以下设计采用观察到的 p 值检验假设。对于来自主要终点家族的两个假设 (H_1, H_2)，每个假设最初被分配的局部水准为 $\alpha/2$，而来自次要终点家族的假设 (H_3, H_4) 被分配的局部水准为 0。如果 H_1 和（或）H_2 被拒绝，局部水准 $\alpha/2$ 被分成两半，并以 0.5 的权重传递给 H_3 和 H_4。如果 $H_3 (H_4)$ 接着在其局部显著性水准上被拒绝，那么这个水准按权重 1 被传递给 $H_4 (H_3)$。令 $\alpha = 0.025$（单边），假设我们观察到 $p_1 = 0.01$、$p_2 = 0.02$、$p_3 = 0.005$ 和 $p_4 = 0.0075$。制作链图，写出计算步骤，并找出被拒绝的假设。将设计和结果与作业 11.2 进行比较。

作业 11.4

1. 继续例 11.6，用 GSP (r) 填写表 11.1，其中 $r = 1, 2, 3$。

2. 阅读论文：Rudin CM，Awad MM，Navarro A，et al. Pembrolizumab or placebo plus etoposide and platinum as first line therapy for extensive-stage small-cell lung cancer：randomized，double-blind，phase Ⅲ KEYNOTE-604 study. DOI：10.1200/JCO.20.00793. Journal of Clinical Oncology 38，no. 21 p.2369-2379。另请阅读论文附录中包含的方案，根据图形链设计对主要终点（OS 和 PFS）进行成组序贯检验。找出每一次分析的方案估计（计划）的信息时间与实际（真实）的信息时间。使用执行分析时的实际信息时间，采用 GSB、GSHv 和 GSHf 方法，确定具有两个终点的成组序贯设计的边界，重建表 11.1。

（许根宁 译）

参考文献

Bretz F, Maurer W, Brannath W, and Posch M. (2009). A graphical approach to sequentially rejective multiple test procedures. *Statistics in Medicine* 28:586–604.

Dmitrienko A, D'Agostino RB, and Huque MF. (2013). Key multiplicity issues in clinical drug development. *Statistics in Medicine* 32: 1079–1111.

Hochberg Y. (1988). A shaper Bonferroni procedure for multiple tests of significance. *Biometrika* 75: 800–802.

Holm S. (1979). A simple sequentially rejective multiple test procedure. *Scandinavian Journal of Statistics* 6: 65–70.

Maurer W and Bretz F. (2013). Multiple testing in group sequential trials using graphical approaches. *Statistics in Biopharmaceutical Research* 5: 311–320.

Medical Director Merck Sharp & Dohme Corp (2019). A Study of Pembrolizumab (MK-3475) for First Line Treatment of Recurrent or Metastatic Squamous Cell Cancer of the Head and Neck (KEYNOTE-048). https://clinicaltrials.gov/ct2/show/NCT02358031

Millen B and Dmitrienko A. (2011). Chain procedures: a class of flexible closed testing procedures with clinical trial applications. *Statistics in Biopharmaceutical Research* 3: 14–30.

Rudin CM, Awad MM, Navarro A, et al. (2020). Pembrolizumab or placebo plus etoposide and platinum as first-line therapy for extensive-stage small-cell lung cancer: randomized, double-blind, phase III KEYNOTE-604 study. *Journal of Clinical Oncology* 38(21): 2369–2379.

Sarkar S. (1998). Some probability inequalities for ordered MTP2 random variables: a proof of the Simes conjecture. *Annals of Statistics* 26: 494–504.

Xi D and Tamhane AC. (2015). Allocating recycled significance levels in group sequential procedures for multiple endpoints. *Biometrical Journal* 57(1): 90–107.

Ye Y, Li A, Liu L, and Yao B. (2013). A group sequential Holm procedure with multiple primary endpoints. *Statistics in Medicine* 32: 1112–1124.

12

具有预测性生物标志物的临床试验

在美国国家科学院医学研究所出版的题为《癌症生物标志物》的小册子中，生物标志物被定义为"任何可以作为指标，对正常生理过程、致病过程或治疗干预的药理反应进行客观度量和评估的那些特征"。我们可以把生物标志物看作与药物作用机制有关的人口学、遗传学或病理生理学特征。生物标志物的医学用途包括疾病的筛查、诊断、监测和治疗。在本章中，我们将重点讨论通过开发生物标志物，允许医生为个体患者量身定制治疗方案，提高治疗的有效性和安全性。根据美国 FDA 的倡议（FDA，2013），这种方法被称为个性化医疗或精准医疗。特别是，我们将讨论近期利用预测性生物标志物进行精准医疗的趋势对现代临床试验的研究设计和分析产生了什么影响。在文献中，对相关试验设计的讨论、建议和比较越来越多。在下面的章节中，我们将回顾在肿瘤学和其他临床试验中常用的几种设计，包括单个二分类的生物标志物或多种生物标志物的组合。我们强调对每种设计能够检验的假设进行区分，包括一种被称为适应性富集设计的特殊设计策略，其目的是通过利用生物标志物来增加治疗研发成功的机会。为简单起见，第一部分假设了完美的标志物检测和分类规则。第二部分扩展到存在错误分类的更现实的情况。

12.1　基本概念

在下面的章节中，我们将讨论"靶向和非靶向设计"（targeted and untargeted designs）、"分层设计"（stratified designs）、"精准医学设计"（precision medicine designs）和"适应性富集设计"（adaptive enrichment designs）。我们关注到这些设计的显著特点，并阐明了那些可能会引起人们兴趣的临床假设以及通过相应设计进行检验的方法。我们针对连续型终点，考虑了两个处理组即试验组（T）与对照组或标准治疗组（C）的均数差异检验的情形。我们也可以把它推广到二分类终点和生存终点的情况。令 μ_{ij} 表示处理组 i（$i = T$ 或 C）的患者在标志物 j（$j = 0$ 为标志物阴性，$j = 1$ 为标志物阳性）下的真实平均反应。为了介绍清楚每种设计能够检验的假设，我们首先考虑生物标志物检测具有完美灵敏度和特异度的理想情况，然后在第 12.5 节中进一步考虑更现实的灵敏度和特异度不完美的情况。

我们聚焦于每个设计的基本目标和感兴趣的临床假设（见第 1 章的第 1.2.3 节和第 1.2.4 节）。这些假设的检验方法以及对其统计效率的比较可以在 Shih 和 Lin（2018）以及 Lin、Shih 和 Lu（2019）的文章中找到。

12.2 无分类错误情况下的设计和假设

12.2.1 靶向和非靶向设计

在靶向设计中，只有标志物阳性者，即被预测为有反应的患者，才会被随机分配到处理组。相比之下，非靶向设计是一种全人群设计，即没有生物标志物信息的传统随机试验。Simon 和 Maitournam（2004）以及 Maitournam 和 Simon（2005）提到，靶向设计比非靶向设计或全人群设计更有效（因为需要更少的受试者）。然而，靶向设计中的处理效应只局限于标志物阳性人群，而非靶向设计中的处理效应指的是整个无选择的人群。对于非靶向设计，其零假设表示为：

$$H_{0a}: \mu_{T\#} = \mu_{C\#}$$

其中

$$\mu_{T\#} = p\mu_{T1} + (1 - p)\mu_{T0} \tag{12.1}$$

$$\mu_{C\#} = p\mu_{C1} + (1 - p)\mu_{C0} \tag{12.2}$$

p 指标志物的阳性率。

由于在非靶向设计中没有可利用的患者生物标志物信息，所以处理组的均值是两个（未确定的）标志物队列的混合。H_{0a} 应当被解释为对处理组的群体效应（treatment's group effects）或处理效用（treatment utility）的假设，而不是对绝对的处理效应的假设（见下文 H_{0T}）。

对于靶向设计，零假设为：

$$H_{0+}: \mu_{T1} = \mu_{C1}$$

两个假设 H_{0a} 和 H_{0+} 是不相容的，除非标志物阴性者没有处理效应（即 $\mu_{T0} = \mu_{C0}$）。靶向设计的前提是研究者有强有力的初步数据（如回顾性研究）表明标志物阳性患者可能从试验治疗中获益，并且只对这一队列有兴趣。见第 12.4 节中讨论非小细胞肺癌富集设计时所举的研究 pembrolizumab 的例子。

对于非靶向设计，生物标志物不被认为具有预测性，患者也不需要按生物标志物分类。注意，统计效率（把握度）的比较必须建立在检验同一假设的基础上（回顾第 3 章中讨论的设计效率）。设计策略的另一个概念是在预设的样本量下使试验的预期"应答者"人数最大化。采用靶向设计的目的也许是在伦理层面优化，而不是在样本量方面使效率优化；见附录 3.3 的讨论。

12.2.2 标志物分层设计

如上所述，在非靶向设计中，尽管进行了随机化，但处理组之间的生物标志物分类队列有可能是不平衡的。标志物分层设计（marker-stratified design，图 12.1）同样包括所有符合条件的患者，但该方法考虑到了生物标志物的预测价值，在每个标志物分层中随机分配处理，使处理组更可能在标志物状态方面保持平衡（见第2章分层随机化）。因此，除了假设 H_{0a} 和 H_{0+}，标志物分层设计还可以检验生物标志物阴性队列中的处理效应（H_{0-}）、绝对处理效应（H_{0T}）和生物标志物效应（H_{0B}），以及标志物与处理的交互作用效应（H_{0I}）。也就是说，我们可以检验以下假设：

$$H_{0-}:\ \mu_{T0} = \mu_{C0}$$
$$H_{0T}:\ \mu_{T0} + \mu_{T1} = \mu_{C0} + \mu_{C1}$$
$$H_{0B}:\ \mu_{T0} + \mu_{C0} = \mu_{T1} + \mu_{C1}$$
$$H_{0I}:\ \mu_{T0} - \mu_{C0} = \mu_{T1} - \mu_{C1}$$

H_{0B} 与生物标志物在不同处理组的预后效果有关。将 H_{0a} 与 H_{0T} 对比，后者不用考虑标志物的阳性率，因此被称为绝对（或边际）处理效应。非靶向设计只能检验 H_{0a}，无法检验 H_{0T}。关于 H_{0a}（考虑标志物阳性率）和 H_{0T}（不考虑标志物阳性率）哪个更具有临床意义，仍值得商榷。

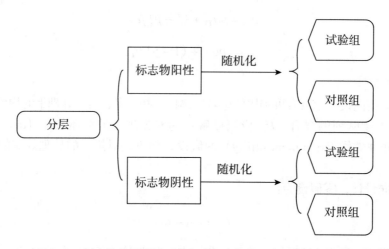

图 12.1 标志物分层设计：在每个标志物分层内随机分配处理

Sargent 等（2005）、Mandrekar 和 Sargent（2009，2010）对交互作用假设 H_{0I} 给予了特别关注，在其论文中称之为标志物 - 处理交互作用设计。它检查生物标志物状态是否以及如何改变处理效应。如果交互作用效应是显著的，那么就需要进行更仔细的检查，以找出这种改变是方向性的（定性交互作用）还是程度性的（定量交互作用）。在这种情况下，值得关注的是分别建立标志物阳性和标志物阴性队列的假设 H_{0+} 和 H_{0-}，而不是绝对处理效应的假设 H_{0T}。

然而，我们认为，组合假设

$$H_{0C}:\ H_{0+} \text{ 和 } H_{0-}$$

以及单个假设 H_{0+}、H_{0-} 比交互作用假设 H_{0I} 更有意义，因为它们更直接地回答了不同标志物分层中的处理效应的临床问题（注：在第11章中，H_{0C} 被称为全局假设，其中讨论的多重检验方法能用于检验各个假设）。

12.2.3　精准医学设计

精准医学设计（precision medicine designs）将患者随机分为两组（图 12.2）。第一组是标志物依赖组（marker-dependent arm），第二组是标志物独立组（marker-independent arm）。对于标志物独立组，患者被进一步随机分配到没有生物标志物信息的处理组 T 或 C。对于标志物依赖组，标志物阳性的患者都接受试验处理 T，标志物阴性的患者都接受对照处理 C ［标准治疗（standard of care，SOC）］。这种设计在 Mandrekar 和 Sargent（2009，2010）以及 Young、Laird 和 Zhou（2010）的文章中也被称为基于标志物的策略设计（marker-based strategy design）。

标志物独立组与非靶向设计中的组别一样。因此，这个组别中的 $\mu_{T\#}$ 和 $\mu_{C\#}$ 可以直接估计。标志物依赖组为估计 μ_{T1} 和 μ_{C0} 提供了信息。有了已知的或估计的患者标志物阳性率 p，并通过式 12.1，就可以估计 μ_{T0}。同样，μ_{C1} 可以通过式 12.2 来估计。

如果所有的 μ_{ij}（$i = T$ 或 C，$j = 0$ 或 1）都是可估计的，那么就可以检验特定标志物下处理效应的假设 H_{0+} 和 H_{0-}、处理和标志物（主）效应的假设 H_{0T} 和 H_{0B}、处理与标志物交互作用效应的假设 H_{0I}，以及复合假设 H_{0C}。

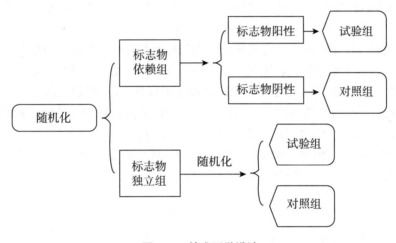

图 12.2　精准医学设计

12.3　分层设计与精准医学设计的比较

12.3.1　分层设计更高效

从第 12.2 节中我们看到，所有从 H_{0a} 到 H_{0C} 的假设在分层设计和精准医学设计中都是可以检验的。Shih 和 Lin（2018）详细计算了分层设计和精准医学设计在检验相同假设方面的相对效率，并得出结论：分层设计在样本量和把握度方面比精准医学设计的效率更高。分层设计效率更高的原因是可以想象的，因为精准医学设计在标志物独立组和标志物依赖组都包括了接受相同处理的患者。这种重叠随着以标志物定义的队列的占比增加而增加，导致精准医学设计的效率损失更大。

显然，分层设计的结构比较简单，所有效应都是直接从标志物 - 处理部分估计出来的。相比之下，精准医学设计具有双重随机化结构，处理与标志物的交互作用和标志物（主）效应是间接估计的，如第 12.2 节所示。因此，从直觉上看，精准医学设计需要更大的总样本量。然而，精准医学设计的优点是可以提供生物标志物临床效用的直接信息，分层设计也可能会提供，但并不明显；详见下一节。

12.3.2　测试生物标志物的临床效用

生物标志物的临床效用问题是"生物标志物的使用能否帮助决定治疗方案，使患者得到比不检测标志物时更好的结果"（Hayes，2016）。这个问题可以在精准医学设计中通过第一层将患者随机分配为标志物独立组和标志物依赖组来回答，这是分层设计所没有的。也就是说，在精准医学设计中，比较标志物独立组和标志物依赖组是为了检验生物标志物的临床效用。临床效用的假设不能与标志物和处理的定性交互作用假设混淆。我们将看到，生物标志物的临床效用与标志物和处理的交互作用有关，但一般来说它们是不一样的。为了在两者之间一一对应，精准医学设计还需要其他的设计要求，我们将在后面讨论。

对临床效用的评估尤其需要有关生物标志物检测和分类规则的灵敏度和特异度的外部信息。灵敏度和特异度很低代表该生物标志物没有临床效用。到目前为止，在讨论中我们没有考虑到生物标志物检测和分类规则的灵敏度和特异度。也就是说，为了简单和清晰，我们假定分类的灵敏度和特异度是完美的，这样可以把重点放在每种设计能够检验的假设上。我们将在第 12.5 节中增加对检测和分类错误的考虑。

为了探索生物标志物的临床效用，将标志物依赖组的平均效应记为 μ^{DP}，将标志物独立组的平均效应记为 μ^{IN}。生物标志物临床效用的零假设表示为：

$$H_U:\ \mu^{DP} = \mu^{IN}$$

假设生物标志物检测和分类的灵敏度和特异度完美无误，则

$$\mu^{DP} = p\mu_{T1} + (1-p)\mu_{C0} \tag{12.3}$$

将标志物独立组中处理组 T 所占的随机化比例记为 r，则根据式 12.1 和式 12.2，有

$$\mu^{IN} = r\mu_{T\#} + (1-r)\mu_{C\#} \tag{12.4}$$

$$= r\left[p\mu_{T1} + (1-p)\mu_{T0}\right] + (1-r)\left[p\mu_{C1} + (1-p)\mu_{C0}\right]$$

将生物标志物的临床效用定义为关于 r 和 p 的函数，即

$$\mathrm{MU}_{(r,\,p)} = \mu^{DP} - \mu^{IN}$$

$$= (1-r)\,p\,(\mu_{T1} - \mu_{C1}) - r\,(1-p)\,(\mu_{T0} - \mu_{C0}) \tag{12.5}$$

我们可以看到，当没有处理效应，即 $\mu_{T1} = \mu_{C1}$ 并且 $\mu_{T0} = \mu_{C0}$ 时，生物标志物就没有效

用，即 MU $_{(r, p)}$ = 0。然而，即使有处理效应，只要 $(\mu_{T1} - \mu_{C1}) / (\mu_{T0} - \mu_{C0}) = r(1-p) / (1-r)p$，MU $_{(r, p)}$ = 0 依然成立。

当 MU $_{(r, p)}$ ≠ 0 时，临床效用取决于随机化比例 r，它表示在没有标志物结果的情况下的治疗决策。比如，当 $r = 0$ 时，患者总是按照对照组或 SOC 来治疗，此时

$$MU_{(0, p)} = p(\mu_{T1} - \mu_{C1})$$

当 $r = 1/2$ 时，患者有 50% 的机会接受试验处理或对照处理，此时

$$MU_{(1/2, p)} = [p(\mu_{T1} - \mu_{C1}) - (1-p)(\mu_{T0} - \mu_{C0})]/2$$

一般来说，由式 12.5 表示的临床效用，作为 r 和 p 的函数，与标志物和处理的交互作用不同。比如说，将标志物和处理的交互作用效应记为 $w = (\mu_{T1} - \mu_{C1}) - (\mu_{T0} - \mu_{C0})$。对于等比随机化 $r = 1/2$，MU $_{(1/2, p)}$ = [$(1-p)w + (2p-1)(\mu_{T1} - \mu_{C1})$]/2。因此，即使没有交互作用效应，也可以有 MU $_{(1/2, p)}$ = $(p-1/2)(\mu_{T1} - \mu_{C1})$ ≠ 0，除非标志物阳性率 $p = 1/2$。

为了将临床效用与标志物和处理的交互作用效应之间一一联系起来，我们需要在设计中选择 $r = p$。设计中增加这一要求，则

$$MU_{(p, p)} = \mu^{DP} - \mu^{IN} = (1-p)p[(\mu_{T1} - \mu_{C1}) - (\mu_{T0} - \mu_{C0})] = (1-p)pw$$

在这种情况下，当且仅当 $w = 0$ 时，MU $_{(p, p)}$ = 0。然而在实践中，很难准确地设置 $r = p$。

我们看到，标志物分层设计也能解答式 12.5，这一点从分层设计本身看并不明显。尽管如此，我们可以比较分层设计和精准医学设计在检验同一假设 H_U（以及交互作用假设 H_{0I}）时的统计效率。Shih 和 Lin（2018）发现，分层设计在检验效用假设时也比精准医学设计更有效率（见作业 12.1.a）。因此，我们建议在实践中使用分层设计。

12.4 适应性富集设计

2012 年，美国 FDA 发布了富集设计指南草案，为其 2013 年的个性化医疗计划做铺垫（FDA，2012，2013）。富集设计的目的之一是使选定的标志物阳性队列有更好的治疗反应潜力。一个例子是曲妥珠单抗对 HER2+ 乳腺癌患者的益处（Smith 等，2007）。然而，有时富集设计容易与靶向设计混淆。为了避免混淆，Wang 等（2007）将适应性富集设计称为两阶段适应性设计，进行的期中分析是为了在第二阶段对患者群体进行可能的富集。当已经有证据表明处理可能只对标志物阳性亚人群产生有益影响，而对标志物阴性亚人群没有影响时，靶向设计比较合适。相比之下，序贯的两阶段富集设计适用于缺乏这种证据的情况。例如，具有里程碑意义的 pembrolizumab（默克公司的免疫检查点抑制剂）KEYNOTE-010 试验，纳入了所有 TPS ≥ 1% 的 NSCLC 患者接受试验处理作为二线治疗。结果显示在 PD-L1 强阳性亚人群中，pembrolizumab 试验组比 SOC 对照组显著受益，但在整个人群中则不然（Herbst 等，2016）。有了这些证据作为背景，下一个将 pembrolizumab 治疗作为 NSCLC 患者一线治疗的试验 KEYNOTE-024 采用了靶向设计，只招募了 PD-L1 强阳性群体（TPS ≥ 50%），并且是一个成功的研究，赢得了美国 FDA 的快速批准（Reck 等，2016）。

具体来说，适应性富集设计遵循以下方案：第一阶段是一个分层设计，有两个以标志物定义的队列。如果全局（综合）假设 H_{0G}（H_{0a} 和 H_{0+}）被拒绝（见下文），我们就停止试验，并宣布处理对整个（未选择的）患者人群或对标志物阳性患者有效。对单个假设 H_{0a} 和 H_{0+} 进行检验会得到更具体的结论。然而，如果 H_{0G} 没有被拒绝，那么该试验将在第二阶段继续招募更多的患者。根据对标志物阴性患者的无效性评估（图 12.3），第二阶段将有两种不同的情形 2a 或 2b。用第一阶段标志物阴性患者的数据进行无效性分析后，如果在标志物阴性队列中试验干预被证明是无效的，那么第二阶段将只收集标志物阳性患者，从而达到富集设计。是否舍弃标志物阴性患者样本，采用标志物阳性患者富集设计，取决于为标志物阴性队列设定的无效性标准。在富集的情况下，招募的时间会更长，这取决于研究队列中的标志物阳性率。

请注意，尽管第一阶段（和情景 2a）是分层设计，但富集设计所关注的假设不是标志物与处理的交互作用，而是 H_{0a}（"整体"处理效用）和 H_{0+}（标志物阳性亚组处理效应）的复合假设

$$H_{0G}：H_{0a} \text{ 和 } H_{0+}$$

以及它的组成部分。如果在标志物阴性队列中试验干预被认为是无效的，那么第二阶段所关注的假设将只有 H_{0+}，成为一种靶向设计。H_{0+} 将通过使用两个阶段的所有标志物阳性患者来检验。否则，感兴趣的假设将依然是 H_{0G} 及其组成部分，通过使用两个阶段的所有患者数据进行检验。

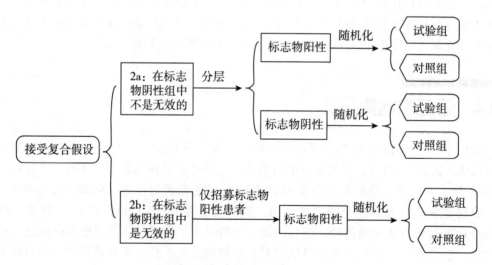

图 12.3 适应性富集设计的第二阶段

在执行适应性富集设计的检验时，主要关注的是如何在多个假设之间分配期中分析和最终分析的 α 水平，以便控制总第一类错误率。Lin、Shih 和 Lu（2019）更详细地讨论了检验方法（见作业 12.1.b）。

假设生物标志物的检测和分类规则完美，上面讨论的各种设计和相关假设的总结见表 12.1。

表 12.1 设计和假设的总结（不存在分类错误）

设计	待检验的（零）假设	注意要点
非靶向设计	H_{0a}: $\mu_{T\#} = \mu_{C\#}$	检验总的未经筛选的人群中的处理效应
靶向设计	H_{0+}: $\mu_{T1} = \mu_{C1}$	检验标志物阳性亚人群中的处理效应
分层设计（标志物和处理交互作用设计）	H_{0a}: $\mu_{T\#} = \mu_{C\#}$	
	H_{0+}: $\mu_{T1} = \mu_{C1}$	
	H_{0-}: $\mu_{T0} = \mu_{C0}$	检验标志物阴性亚人群中的处理效应
	H_{0T}: $\mu_{T0} + \mu_{T1} = \mu_{C0} + \mu_{C1}$	检验未经筛选的人群中的边际绝对处理效应
	H_{0B}: $\mu_{T0} + \mu_{C0} = \mu_{T1} + \mu_{C1}$	检验处理组间的边际生物标志物效应
	H_{0I}: $\mu_{T0} - \mu_{C0} = \mu_{T1} - \mu_{C1}$	检验标志物和处理的交互作用
	H_{0C}: H_{0+} 和 H_{0-}	标志物阳性和标志物阴性人群中的处理效应的复合假设
	H_U: $(1 - r)\, p\, (\mu_{T1} - \mu_{C1})$ $= r\,(1 - p)\,(\mu_{T0} - \mu_{C0})$	见下文
精准医学设计（又称基于标志物的策略设计）	H_{0a}, H_{0+}, H_{0-}, H_{0T}, H_{0B}, H_{0I}, H_{0C} H_U: $\mu^{DP} = \mu^{IN}$ 或 $(1 - r)\, p\, (\mu_{T1} - \mu_{C1})$ $= r\,(1 - p)\,(\mu_{T0} - \mu_{C0})$	检验标志物的临床效用，从而为产生更好的结局提供支持
适应性富集设计（又称两阶段序贯富集设计）	第一阶段的假设为 H_{0G}: H_{0a} 和 H_{0+}	在整体人群和标志物阳性亚人群中对处理效应的复合假设
	第二阶段的假设：H_{0+} 或 H_{0G}（取决于期中分析）	

12.5 存在错误分类时的设计与假设

与其他分层因素如性别、年龄或疾病阶段不同，生物标志物的检测和分类规则涉及截断值（cut-off）的选择，容易出现不完美。检测和分类的准确性是由灵敏度（λ_{sen}）和特异度（λ_{spec}）来衡量的。我们在前面的章节中讨论了考虑灵敏度和特异度时的假设。在以下与第 12.2 节平行的关于试验设计和相关假设的讨论中，我们假定 p、λ_{sen} 和 λ_{spec} 是已知的参数 [注：在第 8 章中，第 8.1.3 节定义了与疾病患病率和诊断设备的灵敏度有关的阳性预测值（PPV）]。

12.5.1 靶向设计和非靶向设计

对于非靶向设计，由于不涉及标志物，H_{0a} 保持不变，式 12.1 和式 12.2 仍适用。对于靶向设计，我们考虑标志物检测结果显示为阳性的那些患者。根据贝叶斯定理（见第

8.1.3 节），阳性预测值（PPV）为：

$$\theta = \frac{p\lambda_{\text{sen}}}{p\lambda_{\text{sen}} + (1-p)(1-\lambda_{\text{spec}})}$$

对于试验组，平均反应为：

$$\mu_{T*} = \theta\mu_{T1} + (1-\theta)\,\mu_{T0} \tag{12.6}$$

对于对照组，平均反应为：

$$\mu_{C*} = \theta\mu_{C1} + (1-\theta)\,\mu_{C0} \tag{12.7}$$

因此，为了检验存在分类错误时靶向设计的假设 H_{0+}，我们需要一些代数运算（见作业 12.2）。否则，直接比较两处理组需要检验以下假设：

$$H'_{0+}:\ \mu_{T*} = \mu_{C*}$$

这是指在标志物检测结果显示为阳性的患者中比较两组的平均反应。当检测方法的灵敏度和特异度接近 1/2 时（即无效的标志物检测），"靶向"将趋于"非靶向"。在这种情况下，θ 接近 p。对于 $i = T$ 和 C，μ_{i*} 接近 $\mu_{i\#}$，H'_{0+} 接近 H_{0a}。

12.5.2 标志物分层设计

对于标志物分层设计，除了式 12.6 和式 12.7 之外，还有标志物检测结果显示为阴性的患者。对于这些患者，我们需要考虑阴性预测值（NPV）：

$$\eta = \frac{(1-p)\,\lambda_{\text{spec}}}{p\,(1-\lambda_{\text{sen}}) + (1-p)\,\lambda_{\text{spec}}}$$

此队列中试验组和对照组的平均反应分别为：

$$\mu_{T\varnothing} = (1-\eta)\,\mu_{T1} + \eta\mu_{T0} \tag{12.8}$$

$$\mu_{C\varnothing} = (1-\eta)\,\mu_{C1} + \eta\mu_{C0} \tag{12.9}$$

根据式 12.6 至式 12.9，我们可以得到下列转换公式（见作业 12.3）：

$$\mu_{T1} = \frac{-\eta}{1-\theta-\eta}\mu_{T*} + \frac{1-\theta}{1-\theta-\eta}\mu_{T\varnothing} \tag{12.10}$$

$$\mu_{T0} = \frac{1-\eta}{1-\theta-\eta}\mu_{T*} + \frac{-\theta}{1-\theta-\eta}\mu_{T\varnothing} \tag{12.11}$$

$$\mu_{C1} = \frac{-\eta}{1-\theta-\eta}\mu_{C*} + \frac{1-\theta}{1-\theta-\eta}\mu_{C\varnothing} \tag{12.12}$$

$$\mu_{C0} = \frac{1-\eta}{1-\theta-\eta}\mu_{C*} + \frac{-\theta}{1-\theta-\eta}\mu_{C\varnothing} \tag{12.13}$$

如果对于所有 $i = T$ 或 C，$j = 0$ 或 1，μ_{ij} 都是可估计的，那么标志物特异的处理效应假设 H_{0+} 和 H_{0-}、处理和标志物（主）的效应假设 H_{0T} 和 H_{0B}、处理与标志物的交互作用效应假设 H_{0I}，以及复合假设 H_{0C} 都可以被检验。由分类错误导致的效率损失是另一回事，见 Shih 和 Lin（2018）的讨论。请注意：

$$(\mu_{T1} - \mu_{C1}) - (\mu_{T0} - \mu_{C0}) = \frac{-1}{1 - \theta - \eta}\left[(\mu_{T*} - \mu_{C*}) - (\mu_{T\varnothing} - \mu_{C\varnothing})\right]$$

因此，可以通过观察到的平均反应直接检验标志物与处理的交互作用假设，而不需要经过转换公式。

12.5.3 精准医学设计

标志物独立组是非靶向设计，也就是说不涉及标志物信息。因此，处理效用的假设 H_{0a} 与之前一致，式 12.1 和式 12.2 没有变化。标志物依赖组可以用来估计式 12.6 和式 12.9。从式 12.1、式 12.2、式 12.6 和式 12.9，我们可以得到以下转换（见作业 12.4）：

$$\mu_{T1} = \frac{1 - p}{\theta - p}\mu_{T*} - \frac{1 - \theta}{\theta - p}\mu_{T\#} \tag{12.14}$$

$$\mu_{T0} = \frac{-p}{\theta - p}\mu_{T*} + \frac{\theta}{\theta - p}\mu_{T\#} \tag{12.15}$$

$$\mu_{C1} = \frac{1 - p}{1 - p - \eta}\mu_{C\varnothing} - \frac{\eta}{1 - p - \eta}\mu_{C\#} \tag{12.16}$$

$$\mu_{C0} = \frac{-p}{1 - p - \eta}\mu_{C\varnothing} + \frac{1 - \eta}{1 - p - \eta}\mu_{C\#} \tag{12.17}$$

如果对任意 $i = T$ 或 C，$j = 0$ 或 1，μ_{ij} 都是可估计的，那么假设 H_{0+} 和 H_{0C} 可以被检验。

下面我们研究当存在错误分类时，标志物效用假设 H_U 如何改变。

记 $q = p\lambda_{\text{sen}} + (1 - p)(1 - \lambda_{\text{spec}})$，则 $1 - q = p(1 - \lambda_{\text{sen}}) + (1 - p)\lambda_{\text{spec}}$。标志物依赖组的平均效用为：

$$
\begin{aligned}
\mu_m^{\text{DP}} &= q\mu_{T*} + (1 - q)\mu_{C\varnothing} \\
&= q\left[\theta\mu_{T1} + (1 - \theta)\mu_{T0}\right] + (1 - q)\left[(1 - \eta)\mu_{C1} + \eta\mu_{C0}\right] \\
&= p\lambda_{\text{sen}}\mu_{T1} + (1 - p)(1 - \lambda_{\text{spec}})\mu_{T0} + p(1 - \lambda_{\text{sen}})\mu_{C1} + (1 - p)\lambda_{\text{spec}}\mu_{C0}
\end{aligned}
\tag{12.18}
$$

其中 μ_{T*} 来自式 12.6，$\mu_{C\varnothing}$ 来自式 12.9。

标志物独立组的平均效用与式 12.4 相同：

$$
\begin{aligned}
\mu^{\text{IN}} &= r\mu_{T\#} + (1 - r)\mu_{C\#} \\
&= r\left[p\mu_{T1} + (1 - p)\mu_{T0}\right] + (1 - r)\left[p\mu_{C1} + (1 - p)\mu_{C0}\right]
\end{aligned}
$$

标志物效用是关于 r、灵敏度和特异度的函数：

$$\begin{aligned} MU_{(r,\,p)}\,(\lambda_{sen},\,\lambda_{spec}) &= \mu_m^{DP} - \mu^{IN} \\ &= p\,(\lambda_{sen} - r)\,(\mu_{T1} - \mu_{C1}) + (1 - p)\,(1 - \lambda_{spec} - r)\,(\mu_{T0} - \mu_{C0}) \end{aligned} \tag{12.19}$$

注意，当 $\lambda_{sen} = \lambda_{spec} = 1$ 时，式 12.19 与式 12.5 相同。与 H_U 相对应的标志物效用假设变成：

$$H'_U:\ \mu_m^{DP} = \mu^{IN}$$

同样，我们看到，当没有处理效应时，即 $\mu_{T1} = \mu_{C1}$ 和 $\mu_{T0} = \mu_{C0}$ 时，则没有标志物效用，$MU_{(r,\,p)} = 0$。当处理只对标志物阳性患者有效应而对标志物阴性患者无效应时，$MU_{(r,\,p)}\,(\lambda_{sen} - \lambda_{spec}) = p\,(\lambda_{sen} - r)\,(\mu_{T1} - \mu_{C1})$。但即使在两个队列中都有处理效应，只要 $(\mu_{T1} - \mu_{C1})\,/\,(\mu_{T0} - \mu_{C0}) = (r - 1 + \lambda_{spec})\,(1 - p)\,/\,[\,(\lambda_{sen} - r)\,p\,]$，就会有 $MU_{(r,\,p)}\,(\lambda_{sen},\,\lambda_{spec}) = 0$，并且 $\mu_{T0} - \mu_{C0}$ 不为 0。比例 $(\mu_{T1} - \mu_{C1})\,/\,(\mu_{T0} - \mu_{C0})$ 也可以解释为标志物与处理的交互作用的度量。因此，当标志物与处理的交互作用表现为上述特定水平时，$MU_{(r,\,p)}\,(\lambda_{sen},\,\lambda_{spec}) = 0$。换言之，即使没有标志物与处理的交互作用，

$$MU_{(r,\,p)}\,(\lambda_{sen},\,\lambda_{spec}) = [\,p\,(\lambda_{sen} - r) + (1 - p)\,(1 - \lambda_{spec} - r)\,]\,(\mu_{T1} - \mu_{C1})$$

一般并不为 0。

与式 12.5 相比，式 12.19 显示标志物效用被分类错误稀释了。当 $\lambda_{sen} = \lambda_{spec} = 1/2$ 时（即无用的检测），则有：

$$MU_{(r,\,p)}(\lambda_{sen} = \lambda_{spec} = 0.5) = \left(\frac{1}{2} - r\right)\bigl[\,p\,(\mu_{T1} - \mu_{C1}) + (1 - p)\,(\mu_{T0} - \mu_{C0})\,\bigr]$$

当 $r = 1/2$ 时（等比随机化设计），上式为 0。

当 $MU_{(r,\,p)}\,(\lambda_{sen},\,\lambda_{spec}) \neq 0$ 时，临床效用取决于随机化比例 r。r 表示无标志物结果可用时的处理决策。例如，当 $r = 0$ 时，患者总是采用对照或 SOC 治疗，则有：

$$MU_{(0,\,p)}\,(\lambda_{sen},\,\lambda_{spec}) = p\lambda_{sen}\,(\mu_{T1} - \mu_{C1}) + (1 - p)\,(1 - \lambda_{spec})\,(\mu_{T0} - \mu_{C0}) \tag{12.20}$$

与完美检测下 $MU_{(0,\,p)}\,(1,\,1) = p\,(\mu_{T1} - \mu_{C1})$ 的情况相比，我们可以看到错误分类误差和标志物阴性患者处理效应之间的权衡。

请注意，在相同的随机化比例 r 下，分层设计也可以应用于式 12.19。Shih 和 Lin （2018）发现，在检验标志物效用假设 H'_U 方面，根据标志物进行的分层设计相较于精准医学设计而言，具有更高的统计效率。因此，不再推荐使用精准医学设计。

12.5.4　适应性富集设计

现在的适应性富集设计实际上是对标志物检测结果显示为阳性的受试者的富集。在第一阶段，采用分层设计，复合（全局）假设仍然是 H_{0G}，由 H_{0a} 和 H_{0+} 组成。从式 12.13 和式 12.15 可以看到，无效规则仍然取决于对 $\mu_{T0} - \mu_{C0}$ 的推断。然而，第二阶段通过累积标志物检测结果显示为阳性的受试者而不纳入标志物检测结果显示为阴性的受试者进行富集，采用的是靶向设计，只能对式 12.6 和式 12.7 做出贡献。为了检验 H_{0+}，我们不仅要组

合两个阶段的标志物检测结果显示为阳性的患者（对于 μ_{T*} 和 μ_{C*}），还需要借用标志物检测结果显示为阴性的患者（对于 $\mu_{T\varnothing}$ 和 $\mu_{C\varnothing}$）来代入式 12.10 和式 12.12。Lin、Shih 和 Lu（2019）讨论了受分类的灵敏度和特异度影响的全局假设、整体队列和标志物阳性队列的把握度和样本量计算。在检验全局假设 H_{0G} 和标志物阳性队列处理效应假设 H_{0+} 时，富集设计被证明比标志物分层设计（不使用富集的单阶段设计）更有效。两阶段富集设计通过降低希望较小的整体队列的检验把握度，提高了希望较大的标志物阳性子人群和较小样本量的全局假设的检验把握度。

作业 12.1

a. 阅读 Shih 和 Lin（2018）发表的文章"Relative efficiency of precision medicine designs for clinical trials with predictive biomarkers"（Statist Med. 54（3）：411-424），研究所有假设的检验方法，并比较它们检验相同假设的效率。

b. 阅读 Lin、Shih 和 Lu（2019）发表的文章"Two-stage enrichment trial design with adjustment for misclassification in predictive biomarkers"（Statist Med. 38：5445-5469），确定假设并研究两阶段富集设计的检验方法。

作业 12.2

推导出式 12.6 和式 12.7，并评论如何检验关于标志物阳性队列的假设 H_{0+}。

作业 12.3

由式 12.6 到式 12.9 得到式 12.10 到式 12.13。

作业 12.4

由式 12.1、式 12.2、式 12.6 和式 12.9 得到式 12.14 到式 12.17。

作业 12.5

a. 阅读 Herbst、Baas、Kim 等（2016）发表的文章"Pembrolizumab versus docetaxel for previously treated, PD-L1-positive, advanced non-small-cell lung cancer (KEYNOTE-010)：a randomised controlled trial"（The Lancet. 387（10027）：1540-1550）。主要和次要目标及假设是什么？本研究中使用的生物标志物是什么？

b. 阅读 Reck、Rodriguez-Abreu、Robinson AG 等（2016）发表的文章"Pembrolizumab versus chemotherapy for PD-L1-positive non-small-cell lung cancer"（New England J Med. 375：1823-1833）。试验设计是什么？主要和次要目标及假设是什么？由生物标志物定义的队列是什么？

（林晓蕾　译）

参考文献

Hayes DF. (2016). A bad tumor marker test is as bad a bad drug: The case for more consistent regulation of cancer diagnostics. *ASC Connection* Dec 22, 2016. http://connection.asco.org/blogs. (Last access: 12/30/2020).

Herbst RS, Baas P, Kim DW, et al. (2016). Pembrolizumab versus docetaxel for previously treated, PD-L1-positive, advanced non-small-cell lung cancer (KEYNOTE-010): a randomised controlled trial. *The Lancet* 387(10027):1540–1550.

Lin Y, Shih WJ and Lu SE. (2019). Two-stage enrichment trial design with adjustment for misclassification in predictive biomarkers. *Statistics in Medicine* 38:5445–5469.

Maitournam A and Simon R. (2005). On the efficiency of targeted clinical trials. *Statistics in Medicine* 24:329–339.

Mandrekar SJ, Sargent DJ. (2009). Clinical trial designs for predictive biomarker validation: one size does not fit all. *Journal of Biopharmaceutical Statistics* 19:530–542.

Mandrekar SJ, Sargent DJ. (2009). Clinical trial designs for predictive biomarker validation: theoretical considerations and practical challenges. *Journal of Clinical Oncology* 27:4027–4034.

Mandrekar SJ, Sargent DJ. (2010). Predictive biomarker validation in practice: lessons from real trials. *Clinical Trials* 7:567–573.

Moses HL, Carbone D, Hartwell L, et al. (2007). *Cancer Biomarkers – The promises and challenges of improving detection and treatment.* Committee on Developing Biomarker-based Tools for Cancer Screening, Diagnosis, and Treatment. Washington, DC: The National Academies Press.

Reck M, Rodriguez-Abreu D, Robinson AG, et al. (2016). Pembrolizumab versus chemotherapy for PD-L1-positive non-small-cell lung cancer. *New England Journal of Medicine* 375:1823–1833.

Sargent DJ, Conley BA, Allegra C, Collette L. Clinical trial designs for predictive marker validation in cancer treatment trials. *Journal of Clinical Oncology* 2005; 23: 2020–2027.

Shih WJ, Lin Y. (2017). On study designs and hypotheses for clinical trials with predictive biomarkers. *Contemporary Clinical Trials* 62:140–145.

Shih WJ, Lin Y. (2018). Relative efficiency of precision medicine designs for clinical trials with predictive biomarkers. *Statistics in Medicine* 54(3):411–424.

Simon R and Maitournam A. (2004). Evaluating the efficiency of targeted designs for randomized clinical trials. *Clinical Cancer Research* 10:6759–6763.

Smith I, Procter M, Gelber RD, Guillaume S, Feyereislova A, Dowsett M, et al. (2007). 2-year follow-up of trastuzumab after adjuvant chemotherapy in HER2-positive breast cancer: a randomised controlled trial. *Lancet* 369:29–36.

US Food and Drug Administration. (2012). Guidance for industry. *Enrichment strategies for clinical trials to support approval of human drugs and biological products.* Silver Spring, MD: US Food and Drug Administration.

US Food and Drug Administration. (2013). *Paving the way for personalized medicine: FDA's role in a new era of medical product development.* Silver Spring, MD: US Food and Drug Administration.

Wang SJ, Hung HMJ, O'Neill RT. (2009). Adaptive patient enrichment designs in therapeutic trials. *Biometrical Journal* 51:358–374.

Wang SJ, O'Neill RT, Hung HMJ. (2007). Approaches to evaluation of treatment effect in randomized clinical trials with genomic subset. *Pharmaceutical Statistics* 6:227–244.

Young KY, Laird A, Zhou XH. (2010). The efficiency of clinical trial designs for predictive biomarker validation. *Clinical Trials* 7:557–566.

13

Ⅱ/Ⅲ期无缝设计——选择优胜者设计

之前，我们回顾了传统的药物开发步骤（第 1.4.3 节），其中对剂量、安全性、药代动力学（pharmacokinetic，PK）和药效学（pharmacodynamic，PD）活性以及受益的评估是在一系列研究中完成的，其中每个阶段都有为之专门安排的试验设计和终点。零散的研发计划本身就存在的效率较低的问题，而且各研究阶段之间还会因为研究人员解释结果、设计和启动下一项研究而中断。继美国 FDA 于 2004 年启动关键路径行动计划（Critical Path Initiative）之后，《21 世纪治愈法案》（the 21st Century Cures Act）于 2016 年获得签署成为法律。该法案特别呼吁 FDA 协助申办方将复杂的适应性和其他新颖的试验设计纳入到新药和生物制品的临床方案和应用中，以促进更有效的产品研发。药物研发的关键创新之一是寻求试验阶段的整合，并通过"无缝"试验设计快速扩大收益。

一些无缝（Ⅰ/ⅡA 期）设计已用于早期探索性的剂量范围试验（dose-ranging trials）。适应性剂量范围试验可能从几个剂量开始，并结合基于比较数据的期中分析来选择继续评估的剂量，目的是提供相对于非适应性设计的剂量反应关系而言更好的表征，并允许选择一个或多个最佳剂量用于未来确证性试验的评估。Bretz 等（2005）结合多重比较方法和建模（multiple comparison procedure and modeling，MCP-Mod）来分析剂量探索试验，其中包括概念验证（proof-of-concept，PoC）评估和剂量选择步骤。Tao 等（2015）将 MCP-Mod 扩展到使用联合模型寻找最大耐受剂量（maximum tolerated dose，MTD）和最小有效剂量（minimum effective dose，MED）。在肿瘤学中，无缝的Ⅰ/Ⅱ期设计通常是通过单臂剂量递增或递减来实施的，而不是同时设置多个剂量。有时它被称为Ⅰ/ⅡA 期设计，或带有Ⅱ期扩展的Ⅰ期设计。Ⅰ期部分是以安全性和耐受性为目标的剂量探索，Ⅱ期扩展是对某些特定肿瘤部位的初步疗效评估。

Lin 和 Shih（2001）研究了Ⅰ期癌症临床试验中传统的基于算法设计（algorithm-based designs）的统计特性，其中包括一般"A+B"设计类别中的所谓"3+3"设计。Shih 和 Lin（2006）进一步将该研究推广为改良"A+B"设计。最近，贝叶斯设计，譬如"mTPI"设计（Ji 等，2010）以及"BOIN"设计（Liu 和 Yuan，2015），也得到了从业人员的欢迎。

我们经常发现，在Ⅰ/ⅡA 期研究之后，可能还有 2～3 个剂量需要在ⅡB 期研究中进行检验。在关键的Ⅲ期试验中，就样本量和其他操作因素而言，最多 2 个剂量是可行的。我们将在本章中讨论的Ⅱ/Ⅲ期无缝设计是将剂量选择（"优胜者"）的部分进一步连接到Ⅲ期部分，其中对所选剂量有效性的确证可以根据整个试验合并的数据来考虑。这种适应性设计原则上可以允许对设计的其他方面进行期中修改，例如终点选择、将要额外纳入的患者数量和（或）后续处理组的随机化比例。对于旨在提供关于有效性的实质性证据的试验，统计假设的检验方法应考虑从试验评估的多个剂量中适应性选择一个最佳剂量或多个剂量，以及任何其他的适应性修改，例如可能会提前停止试验或修改未来的样本量。有些试验仅在操作上将Ⅱ期剂量选择部分与Ⅲ期所选剂量的确证性检验连接起来，通过让相同的研究中心、研究人员和实验室使用同一个试验方案，来节省试验过程中的操作付出和时间（而不是样本量）。例如，Ⅱ期剂量选择基于一个终点作为其主要目标，而Ⅲ期则基于不同的终点作为其主要目标。示例参见 Merck（2021）的 INSIGNIA-PAH 试验（NCT04732221）。在这种情况下，将分开进行统计推断，并且不会将来自同一方案的Ⅱ期和Ⅲ期两部分的数据合并在一起。这种设计被称为操作无缝设计（operationally seamless design），以区别于我们在下面考虑的设计，即推理无缝设计（inferentially seamless design）。顺便说一句，大多数Ⅰ/Ⅱ期设计是操作无缝的。Bardia 等（2019）给出了一个例子。

在本章中，我们考虑一项有两个剂量（比如高剂量和低剂量）和一个对照组并计划进行期中分析的设计。疗效较差的剂量组在期中分析后不会被延续，只有优胜剂量组和对照组会被延续到研究结束（但疗效较差的剂量组仍可能继续随访）。当主要终点需要较长的时间进行测量或观察时，可以基于与最终分析的主要终点不同但相关的（替代）终点进行期中评估。在这种情况下，两个终点之间的相关性非常重要。无缝试验需要严格的、预先指定的统计分析计划，以及与研究目标和终点相称的样本量。这一点特别有趣，因为正如我们将在第 15 章中讨论的，处理伴发事件的策略对于早期试验和晚期试验可能是不同的，而这里的Ⅱ/Ⅲ期无缝设计是两者的结合。我们在本章中考虑了连续终点，对于更复杂的生存终点的情况，读者可以参考 Fang 等（2013）发表的文章。

13.1　试验设定、假设以及检验统计量

13.1.1　试验设定与假设

考虑一个两阶段优胜者设计，其中包含两个试验剂量处理组和一个对照组。随机分配比为 $1:1:1$，第一阶段每组具有相同的样本量 n_1。计划在信息时间 $\tau = n_1/n$ 时进行一次期中分析，选择出更有效（"优胜"）的治疗剂量，其中 n 是合并了两阶段的优胜剂量组（和对照组）的最终样本量，因为在最终分析中检验假设时"优胜"治疗剂量组与对照组是延续的。因此，试验的总样本量为 $N = 2n + n_1$。

令 $\{X_i^{(j)} | i = 1, \cdots, n_1\}$ 表示期中连续测量，假设其具有独立、相同的 $N(v_X^X, \sigma_X^2)$ 分布，其中 $j = 0$ 表示对照组，$j = 1, 2$ 表示试验处理的两个剂量组（$j = 1$ 表示低剂量，$j = 2$ 表示高剂量）。同样，令 $\{Y_i^{(j)} | i = 1, \cdots, n\}$，$j = 0, 1, 2$，表示具有独立、相同的 $N(v_j^Y, \sigma_Y^2)$ 分布的最终连续测量。在期中分析中使用的连续变量 X 可以与最终分析中使用的连续变量 Y 相同或者是其替代指标。假设方差 σ_X^2 和 σ_Y^2 已知，并且 $X_i^{(j)}$ 和 $Y_i^{(j)}$ 具有相关性，即 corr $(X_i^{(j)}, Y_i^{(j)}) = \rho$，这里 $1 \leqslant i \leqslant n_1$，$j = 0, 1, 2$。请注意，当期中分析和最终分析的终点相同时，$X_i^{(j)} = Y_i^{(j)}$，因此 $\rho = 1$。

对于 $j = 1$ 或 2，令 $\delta_j = \mu_j^Y - \mu_0^Y$，表示最终分析中试验治疗的剂量 j 组与对照组相比的未知处理效应。我们考虑以下非劣效性（noninferiority，NI）假设：

$$H_{01}: \delta_1 \leq -\Delta \quad \text{vs} \quad H_{A1}: \delta_1 > -\Delta$$

$$H_{02}: \delta_2 \leq -\Delta \quad \text{vs} \quad H_{A2}: \delta_2 > -\Delta$$

$$H_0 = H_{01} \cap H_{02}: \delta_1 \leq -\Delta \text{ 和 } \delta_2 \leq -\Delta \quad \text{vs} \quad H_A: \delta_1 > -\Delta \text{ 或 } \delta_2 > -\Delta \tag{13.1}$$

其中 Δ (≥ 0) 是预先指定的非劣效界值，它可以解释为临床和统计学上可接受的最大平均值差异。如果 $\Delta = 0$，则假设 13.1 成为优效性假设。请注意，在 $\Delta = 0$ 的情况下，假设 13.1 中的零假设比 $H_0': \delta_1 = 0$ 和 $\delta_2 = 0$ 更合适，正如 Shun 等（2008）针对单边假设所表示的。总第一类错误率（familywise type I error rate，FWER）是通过应用封闭的检验方法来控制的（Marcus，Peritz 和 Gabriel，1976）。也就是在这种情况下，两个剂量与同一个对照比较，要对其相应的假设 H_{01} 和 H_{02} 进行检验，总第一类错误率为 0.025（单边非劣效性），方法如下：当且仅当 $H_0 = H_{01} \cap H_{02}$ 和 H_{01} 在 0.025 的检验水准下都被拒绝时，H_{01} 可以在 0.025 的检验水准下被拒绝；当且仅当 $H_0 = H_{01} \cap H_{02}$ 和 H_{02} 在 0.025 的检验水准下都被拒绝时，H_{02} 可以在 0.025 的检验水准下被拒绝。因此，我们在以下部分首先开始检验 $H_0 = H_{01} \cap H_{02}$，因为它同时适用于高剂量与低剂量。请注意，H_0 是一个全局或复合假设（参见第 10 章）。备择假设 H_A 表明试验处理的剂量 1 或剂量 2 对对照组来说是非劣效的（参见第 4 章中的图 4.3）。为了强控制 FWER，在我们完成检验（并拒绝）H_0 后，我们还将在相同的检验水准下检验每一个剂量的单个假设。

13.1.2 全局假设的检验统计量

令期中样本均值为 $\bar{X}_{n_1}^{(j)} = \left(\dfrac{1}{n_1}\right)\sum_{i=1}^{n_1} X_i^{(j)}$（$j = 0, 1, 2$）和 $V_{n_1} = \sqrt{\dfrac{n}{2\sigma_X^2}}\left(\bar{X}_{n_1}^{(1)} - \bar{X}_{n_1}^{(2)}\right)$。令最终样本均值为 $\bar{Y}_n^{(j)} = \left(\dfrac{1}{n}\right)\sum_{i=1}^{n} Y_i^{(j)}$（$j = 0, 1, 2$）和 $Z_n^{(i)} = \sqrt{\dfrac{n}{2\sigma_Y^2}}\left(\bar{Y}_n^{(i)} - \bar{Y}_n^{(0)}\right)$（$i = 1$ 或 2）。期中查看的选择规则如下：当 $\bar{X}_{n_1}^{(1)} - \bar{X}_{n_1}^{(2)} > c$ 时，或等同地，当 $V_{n_1} > c'$ 时，选择治疗剂量 1（低剂量），其中 $c' = c\sqrt{\dfrac{n_1}{2\sigma_X^2}}$；否则，选择治疗剂量 2，其中 $c > 0$ 是一个常数，表示低剂量被认为比高剂量更好的最小差异量，以明确其偏向。将 c 与 Δ 联系起来在临床上可能是合理的。但是请记住，非劣效界值是在主要终点上与对照进行比较，而 c 是在替代终点上比较两个剂量。这是 Wang 等（2017）在 $c = 0$ 上的推广。请注意，选择规则中不涉及统计检验，并且设计的目的是在第一阶段之后仅选择试验处理中的一个剂量组与对照组一起延续。对于未被选择的剂量组，根据疾病和主要终点有两种情况。一种情况称为"完全随访"，即未被选择的剂量组的患者仍接受针对主要终点（如生存）的随访，即使第二阶段不会额外招募新的患者。另一种情况称为"终止随访"，即未被选择的剂量组的患者终止试验，并且不再进一步收集数据（例如多发性硬化案例；参见 Friede 等，2011）。稍后在考虑对单个剂量假设进行检验时，我们将进一步讨论这一点。

我们将最终的检验统计量定义为：

$$假如 \ V_{n_1} > c', \ W = Z_n^{(1)} + \Delta'; \ 否则, \ W = Z_n^{(2)} + \Delta' \tag{13.2}$$

其中 $\Delta' = \Delta\sqrt{\dfrac{n}{2\sigma_Y^2}}$，$c' = c\sqrt{\dfrac{n}{2\sigma_X^2}}$。

V_{n_1} 服从均值为 λ 和方差为 1 的正态分布，其中

$$\lambda = \sqrt{\frac{n_1}{2\sigma_X^2}}(v_1^X - v_2^X) \equiv \sqrt{\frac{n_1}{2\sigma_X^2}}v_{12} \tag{13.3}$$

选择剂量 1 并继续检验其与对照组疗效差异的概率为 $p = \Pr\left(V_{n_1} > c'\right) = \Phi\left(\lambda - c'\right)$ $\equiv \Phi\left(\lambda'\right)$，$q = 1 - p$ 是选择剂量 2 的概率。当 W 的值很大，例如 $W > w_\alpha$ 时，拒绝全局零假设 $H_0 = H_{01} \cap H_{02}$。为了决定临界值 w_α，并估计在 δ_j 处的把握度，我们需要知道 W 的分布。W 的分布涉及期中终点和最终分析终点之间的相关性，如下所示：

$$
\begin{aligned}
F_W(w) &= \Pr\left(W \le w\right) = \Pr\left(W \le w, \ V_{n_1} > c'\right) + \Pr\left(W \le w, \ V_{n_1} < c'\right)\\
&= \Pr\left(Z_n^{(1)} + \Delta' \le w, \ V_{n_1} > c'\right) + \Pr\left(Z_n^{(2)} + \Delta' \le w, \ V_{n_1} < c'\right)\\
&= \Pr\left(Z_n^{(1)} - \delta_1' \le w - \Delta' - \delta_1', \ V_{n_1} - \lambda > c' - \lambda\right)\\
&\quad + \Pr\left(Z_n^{(2)} - \delta_2' \le w - \Delta' - \delta_2', \ V_{n_1} - \lambda < c' - \lambda\right)\\
&\equiv \Pr\left(T_n^{(1)} \le w - \Delta' - \delta_1', \ S_{n_1} > c' - \lambda\right) +\\
&\quad \Pr\left(T_n^{(2)} \le w - \Delta' - \delta_2', \ S_{n_1} < c' - \lambda\right)
\end{aligned}\tag{13.4}
$$

其中 $\delta_i' = \sqrt{\dfrac{n}{2\sigma_Y^2}}\delta_i$，$T_n^{(i)} = Z_n^{(i)} - \delta_i'$，并且 $S_{n_1} = V_{n_1} - \lambda$。$(T_n^{(i)}, \ S_{n_1})$ 的联合分布是具有协方差（相关性）$\eta = \mathrm{Cov}\left(Z_n^{(1)}, \ V_{n_1}\right) = -\mathrm{Cov}\left(Z_n^{(2)}, \ V_{n_1}\right) = \dfrac{\sqrt{\tau}}{2}\rho$ 的二元标准正态分布，可以直接从 $Z_n^{(1)}$、$Z_n^{(2)}$ 和 V_{n_1} 的定义推导出来（作业 13.1）。

条件分布

$$S_{n_1}\big|T_n^{(1)} \sim N(\eta T_n^{(1)}, \ 1 - \eta^2) \ 和 \ S_{n_1}\big|T_n^{(2)} \sim N(-\eta T_n^{(1)}, \ 1 - \eta^2)$$

由第 2 章中的式 2.1 和第 4 章中的作业 4.2 得到（作业 13.2）。因此，式 13.4 的第一项变为：

$$
\begin{aligned}
&\Pr\left(T_n^{(1)} \le w - \Delta' - \delta_1', \ -S_{n_1} < -c' + \lambda\right)\\
&= \int_{-\infty}^{w - \Delta' - \delta_1'} \Pr\left(-S_{n_1} < \lambda' \,\big|\, T_n^{(1)} = t\right)\phi(t)\,\mathrm{d}t\\
&= \int_{-\infty}^{w - \Delta' - \delta_1'} \Pr\left(\frac{-S_{n_1} + \eta t}{\sqrt{1 - \eta^2}} < \frac{\lambda' + \eta t}{\sqrt{1 - \eta^2}} \,\big|\, T_n^{(1)} = t\right)\phi(t)\,\mathrm{d}t\\
&= \int_{-\infty}^{w - \Delta' - \delta_1'} \Phi\left(\frac{\lambda' + \eta t}{\sqrt{1 - \eta^2}}\right)\phi(t)\,\mathrm{d}t
\end{aligned}\tag{13.5}
$$

其中 $\lambda' = \lambda - c'$。式 13.4 的第二项变为：

$$\Pr\left(T_n^{(2)} \leqslant w - \Delta' - \delta_2', \; S_{n_1} < c' - \lambda\right)$$

$$= \int_{-\infty}^{w-\Delta'-\delta_2'} \Pr\left(S_{n_1} < -\lambda' \,|\, T_n^{(2)} = t\right) \phi(t)\,\mathrm{d}t$$

$$= \int_{-\infty}^{w-\Delta'-\delta_2'} \Pr\left(\frac{S_{n_1} + \eta t}{\sqrt{1-\eta^2}} < \frac{-\lambda' + \eta t}{\sqrt{1-\eta^2}} \,|\, T_n^{(2)} = t\right) \phi(t)\,\mathrm{d}t$$

$$= \int_{-\infty}^{w-\Delta'-\delta_2'} \Phi\left(\frac{-\lambda' + \eta t}{\sqrt{1-\eta^2}}\right) \phi(t)\,\mathrm{d}t \tag{13.6}$$

在 H_0 下，Wang 等（2017）推广了 Shun 等（2008）的结果，并显示 $\dfrac{W - \mu_0}{\sigma_0}$ 可通过标准正态分布来近似，其中

$$\mu_0 = \eta\sqrt{\frac{2}{\pi}} = \rho\sqrt{\frac{\tau}{2\pi}} \; 和 \; \sigma_0^2 = 1 - \mu_0^2 \tag{13.7}$$

（更多关于正态近似的内容在第 13.2 节中讨论。）因此，对于单侧 α 水平，临界值 $w_\alpha = z_\alpha \sigma_0 + \mu_0$。

请注意，临界值不取决于非劣效界值 Δ，也不取决于剂量的选择（选择哪一个剂量、常数 c 或优胜概率 p），而是取决于期中分析的信息时间 τ 以及期中终点和最终终点之间的相关性 ρ（通过 $\eta = \dfrac{\sqrt{\tau}}{2}\rho$ 得到）。只要由 (τ, ρ) 给出相同的 η 值，临界值就相同。表 13.1 给出了式 13.2 中作为 $\eta = \dfrac{\sqrt{\tau}}{2}\rho$ 函数的检验统计量 W 对于 $\alpha = 0.025$ 的一些临界值 w_α。

表 13.1 作为 $\eta = \dfrac{\sqrt{\tau}}{2}\rho$ 函数的检验统计量 W 对于 $\alpha = 0.025$ 且使用正态近似法的临界值 w_α

ρ/τ	0.25	0.33	0.50	0.60
0.00	1.96	1.96	1.96	1.96
0.40	2.033	2.043	2.060	2.069
0.50	2.050	2.062	2.081	2.091
0.65	2.073	2.087	2.110	2.121

从表 13.1 中我们可以看出，随着相关性的增加或期中分析时间的推迟，调整值增加（与 1.96 相比）。如果在研究开始后较早信息时间进行期中选择，则多重性会更少，但适应性更强。一般而言，越早进行期中选择，第一类错误率的膨胀越小（因此，对临界值的调整越少）。如果期中选择是在接近研究结束时进行的，情况就变成了具有"多对一"设计的传统的多重比较：每一个处理剂量组与同一对照组进行比较。在这种情况下，Dunnett（1955）开发了一种方法来控制总第一类错误率。但是，期中分析也应该有足够的数据来获得可靠的结果。至于选择替代终点，我们希望它与主要终点有很好的相关性。然而，相关性越大，多重性越多，导致对临界值的更多校正。在设计研究方案时，可以计划期中分

析时间并根据其他研究的信息假设相关值。做些模拟会有所帮助。实际的相关性可以根据第一阶段的试验数据估计，实际的期中分析时间将在试验结束、实现最终样本量时得知。

例 13.1

一项治疗年龄相关性黄斑变性（age-related macular degeneration，AMD）的试验采用了无缝的 Ⅱ/Ⅲ 期选择优胜者设计。在试验的第一阶段，患者被随机分配到标准治疗（standard of care，SOC）阳性对照组，以及剂量分别为 1.0 mg 或 1.5 mg 的试验处理组。主要疗效终点是在基线后 52 周时的最佳矫正视力（best corrected visual acuity，BCVA），其通过"早期治疗糖尿病视网膜病变研究"（Early Treatment Diabetic Retinopathy Study，ETDRS）视力表中字母（范围从 0 到 100）的变化进行测量。该试验计划对第一阶段进行一次期中分析，使用 16 周时 ETDRS 字母的变化作为替代终点，从而在两个剂量之间选择最佳剂量。

假设在 $\tau = 0.33$ 进行期中分析，ETDRS 字母在第 16 周和第 52 周变化的相关性为 $\rho = 0.5$，则 $\eta = \frac{\sqrt{\tau}}{2}\rho = 0.144$，$\mu_0 = \eta\sqrt{\frac{2}{\pi}} = 0.1146$，$\sigma_0^2 = 1 - \mu_0^2 = 0.9869$。对于 $\alpha = 0.025$，通过以下简单的 R 程序，算得临界值为 $w_{0.025} = z_{0.025}\sigma_0 + \mu_0 = 1.96 \times (0.9869)^{1/2} + 0.1146 = 2.062$：

```
tau=0.33
rho=0.50
u0=(sqrt(tau)*rho/2)*sqrt(2/pi)
s2=1-u0**2
1.96*sqrt(s2)+u0
[1] 2.061677
```

这种正态近似法是获得临界值的便捷方式，并且可以揭示上述分析见解。当然，计算临界值首选 W 的精确分布，这涉及附录 13.1 中提供的 R 程序中给出的数值方法（经过修改）。读者可以将精确结果与表 13.1 中所展示的近似结果进行比较（作业 13.7）。

13.2　把握度和样本量估计

根据式 13.4、式 13.5 和式 13.6，在显著性水准 α 之下，把握度为：

$$1 - \beta = \Pr(W > w_\alpha) = 1 - F_w(w)$$

$$= 1 - \int_{-\infty}^{w_\alpha - \Delta' - \delta_1'} \Phi\left(\frac{\lambda' + \eta t}{\sqrt{1 - \eta^2}}\right) \phi(t) \, \mathrm{d}t - \int_{-\infty}^{w_\alpha - \Delta' - \delta_2'} \Phi\left(\frac{-\lambda' + \eta t}{\sqrt{1 - \eta^2}}\right) \phi(t) \, \mathrm{d}t$$

$$= 1 - \int_{-\infty}^{w_\alpha - \sqrt{\frac{n}{2\sigma_Y^2}}(\Delta + \delta_1)} \Phi\left(\frac{\sqrt{\frac{n\tau}{2\sigma_X^2}}(v_{12} - c) + \eta t}{\sqrt{1 - \eta^2}}\right) \phi(t) \, \mathrm{d}t$$

$$- \int_{-\infty}^{w_\alpha - \sqrt{\frac{n}{2\sigma_Y^2}}(\Delta + \delta_2)} \Phi\left(\frac{\sqrt{\frac{n\tau}{2\sigma_X^2}}(v_{12} - c) + \eta t}{\sqrt{1 - \eta^2}}\right) \phi(t) \, \mathrm{d}t \tag{13.8}$$

其中临界值 w_α 可以通过作业 13.7 中的精确方法或通过式 13.7 中的近似方法 $w_\alpha = z_\alpha \sigma_0 + \mu_0$ 获得。

对于给定把握度、显著性水准和其他设计参数的情况，样本量 n 可以从式 13.8 求得。附录 13.1 提供了一组 R 程序来求解式 13.8 中的样本量 n。请注意，加上期中分析后没有进行扩大的未选择剂量组的样本量 n_1，试验的总样本量为 $2n + n_1$。虽然这个把握度是为了检验全局假设而设定的，并不包括检验单个假设，但第 13.3 节的讨论表明，它也包括了检验单个假设的把握度。在设计试验时，我们建议使用不同的假设和场景进行模拟研究。

另一种方法是使用正态近似，如下所述。正如我们在第 13.1 节中看到的那样，正态近似效果良好，并为临界值提供了简单的解。此外，它还为与非适应性设计的样本量进行比较提供了一些启示，如下所示。

Wang 等（2017）还扩展了 Shun 等（2008）得出的结果，并表明 W 在式 13.4 中的分布可以通过一个混合的正态分布很好地近似。因此，把握度可以通过下式近似：

$$1 - \beta \simeq 1 - p\Phi\left(\frac{w_\alpha - (\delta_1 + \Delta)\sqrt{\frac{n}{2\sigma_Y^2}} - \mu_1}{\sigma_1}\right) - q\Phi\left(\frac{w_\alpha - (\delta_2 + \Delta)\sqrt{\frac{n}{2\sigma_Y^2}} - \mu_2}{\sigma_2}\right)$$

$$\equiv 1 - p\beta_1 - q\beta_2 \tag{13.9}$$

其中

$$p = \Phi(\lambda')$$

$$\mu_1 = \frac{\eta}{p\sqrt{2\pi}} \mathrm{e}^{-\frac{\lambda'^2}{2}}$$

$$\mu_2 = \frac{\eta}{q\sqrt{2\pi}} \mathrm{e}^{-\frac{\lambda'^2}{2}}$$

$$\sigma_1^2 = 1 - \lambda'\eta\mu_1 - \mu_1^2$$

$$\sigma_2^2 = 1 + \lambda'\eta\mu_2 - \mu_2^2 \tag{13.10}$$

且 $\lambda' = \lambda - c'$，$\eta = \frac{\sqrt{\tau}}{2}\rho$，$\tau = n_1/n$ 表示期中分析的时间。

对于给定的第一类错误率 α、把握度 $1 - \beta$ 和其他参数，我们可以通过求解式 13.9 来确定最后阶段每组的样本量 n。对于期中分析与最终分析使用不同终点的情况，我们可以计算 $\eta = \frac{\sqrt{\tau}}{2}\rho$，$\lambda = \sqrt{\frac{n_1}{2\sigma_X^2}}(v_1^X - v_2^X) = \sqrt{\frac{n\tau}{2\sigma_X^2}}v_{12}$。当使用同一终点进行期中分析和最终分析时，$\eta = \frac{\sqrt{\tau}}{2}$，$\lambda = \sqrt{\frac{n\tau}{2\sigma_X^2}}(\delta_1 - \delta_2)$。在任何一种情况下，对于给定的 c，都有 $c' = c\sqrt{\frac{n\tau}{2\sigma_X^2}}$，$\lambda' = \lambda - c' = \sqrt{\frac{n\tau}{2\sigma_X^2}}(v_{12} - c)$，以及 $p = \Phi(\lambda')$。我们将这些参数代入式 13.7 和式 13.10 以获得 μ_i 和 σ_i^2，$i = 0, 1, 2$。然后，对于给定的 α 和 $1 - \beta$，我们可以求解式 13.9 中的 n、β_1 和 β_2。需要递归计算，因为 λ' 和 c' 也涉及 n，而 μ_i 和 σ_i^2 涉及 λ'。对于递归计算，我们需要对 n 的范围进行初始猜测（附录 13.1 中的 R 程序也需要这个范围）。为了找到一个合理的范围，我们考虑下面的特殊情况。

一种具有相同终点的特殊而常见的情况是两个剂量组的 $c = 0$，$\delta_1 = \delta_2 = \delta$。那么，$\lambda = 0$ 和 $p = 0.5$，则对于 $i = 0, 1, 2$，有 $\mu_i = \eta\sqrt{\frac{2}{\pi}} = \sqrt{\frac{\tau}{2\pi}}$，$\sigma_i^2 = 1 - \frac{2\eta^2}{\pi} = 1 - \frac{\tau}{2\pi}$，并且 $\beta = \beta_1 = \beta_2$。在临界值 $w_\alpha = z_\alpha\sigma_0 + \mu_0$ 的情况下，我们从式 13.9 获得下式：

$$z_\beta = \frac{(\delta + \Delta)\sqrt{\dfrac{n}{2\sigma_Y^2}} - z_\alpha\sigma_0}{\sigma_0} \tag{13.11}$$

因此，

$$n = 2\sigma_0^2(z_\alpha + z_\beta)^2\left(\frac{\sigma_Y}{\delta + \Delta}\right)^2 = 2\left(1 - \frac{\tau}{2\pi}\right)(z_\alpha + z_\beta)^2\left(\frac{\sigma_Y}{\delta + \Delta}\right)^2 \tag{13.12}$$

对于非适应性的两组设计，比较式 13.12 和式 4.26 是很有趣的，可以注意到式 13.12 中的（每组）样本量减少到了后者的 $\left(1 - \dfrac{\tau}{2\pi}\right)$。这显示了与非适应性设计相比，Ⅱ / Ⅲ期无缝设计的效率增益。在附录 13.1 中的 R 程序递归计算中，可以式 13.12 或式 4.26 为基础设置样本量范围。

如果需要预先确定 n_1 而不是 τ，我们将式 13.12 中的 τ 替换为 n_1/n，然后令 $Q = (z_\alpha + z_\beta)^2\left(\dfrac{\sigma_Y}{\delta + \Delta}\right)^2$，在进行一些代数运算之后，得到：

$$n = 2\left(1 - \frac{n_1}{2n\pi}\right)Q = Q + Q\left(1 - \frac{n_1}{\pi Q}\right)^{1/2} \tag{13.13}$$

例 13.2

继续例 13.1。任务是找到能够为全局假设提供 80% 或 90% 的把握度的样本量 n。非劣效界值设置为 $\Delta = 5$ 个字母。我们假设平均而言，在第 52 周和第 16 周，剂量 1.0 mg（剂量 1）组比对照组好 2 个字母（即 $\delta_1 = 2$），剂量 1.5 mg（剂量 2）组比对照组好 3 个字母（即 $\delta_2 = 3$）（也就是说 $v_{12} = v_1^X - v_2^X = 1$），并且 $\sigma_X = \sigma_Y = 15$ 个字母。1.0 mg 剂量（剂量 1）仅在其样本平均值比 1.5 mg 剂量组好至少 5 个字母时才会被选择（即 $c = 5$）。假设我们采用预先设定 $\tau = 0.33$ 的方法进行期中分析。由例 13.1 中 $\eta = \dfrac{\sqrt{\tau}}{2}\rho = 0.144$、$\mu_0 = \eta\sqrt{\dfrac{2}{\pi}} = 0.1146$、$\sigma_0^2 = 1 - \mu_0^2 = 0.9869$，用正态近似方法得到临界值 $w_{0.025} = 2.062$，并假设第 16 周的替代终点和第 52 周的主要终点之间的相关性 $\rho = 0.5$。现在，在我们使用附录 13.1 中的 R 程序之前，我们用式 13.12 寻找 n 的一个合理范围，取 $\delta = (\delta_1 + \delta_2)/2$。

```
>2*(1-0.5/(2*pi))*(qnorm(0.025)+qnorm(0.20))**2*(15/
(5+2.5))**2
[1] 57.79429
```

因此，将范围设置为 50 到 120，我们使用附录 13.1 中的 R 程序并获得以下结果：

对于 80% 把握度，$n = 71$。

```
>find_sample_size_two_arm(50, 120, 0.80, 2.062, c = 5, 0.33,
0.5, 1, 3, 2, 15, 15, 5)
[1] 70.5673
```

对于 90% 把握度，$n = 97$。

```
>find_sample_size_two_arm(50, 120, 0.90, 2.062, c = 5, 0.33,
0.5, 1, 3, 2, 15, 15, 5)
[1] 96.2086
```

在操作上，对于 80% 的把握度，第一阶段（在 $\tau = 0.33$）将随机分配 $24 \times 3 = 72$ 名患者，每组 24 名。试验的总样本量为 $2 \times 72 + 24 = 168$ 名患者。选择低剂量的概率约为 18%。对于 90% 的把握度，第一阶段将随机分配 $33 \times 3 = 99$ 名患者，每组 33 名。试验的总样本量为 $2 \times 99 + 33 = 231$ 名患者。选择低剂量的概率约为 14%。

讨论

1. 在规划试验方案的样本量和计算把握度时，有两种选择：固定期中分析的时间 τ 或指定选对获胜者的概率 p。然而，可以想象，当剂量组之间的平均效应差接近常数 c 时，要求以不同于 0.5 的概率选对获胜者是不可能的。因此，我们通常会选择固定信息时间来估计给定把握度的样本量。

2. 在规划试验方案时，有时很难找到好的先验数据来估计相关性参数。我们建议使用不同的相关性假设和期中分析时间的假设进行模拟，以查看设计的稳健性。替代终点和主要终点之间的实际相关性可以在期中分析中使用第一阶段数据进行估计，然后用于计算最终检验的临界值。

3. 虽然我们假设观测值来自正态分布，但真正重要的是样本均值是正态分布的，这是得到合理样本量的中心极限定理的结果。

13.3　对每一个剂量进行的单个假设检验

正如我们之前提到的，当全局零假设被拒绝时，我们需要在相同 α 水平下继续检验组成全局假设的每一个剂量的假设。对于所选择的剂量，相应的检验与检测统计量 W 一样都是最终检验，并且由于式 13.7 中的临界值 $w_\alpha = z_\alpha \sigma_0 + \mu_0 > z_\alpha$，因此在检验水准 α 上这个零假设也就被自动拒绝。对于未选择的剂量，我们只是（即保守地）不拒绝这个零假设，无论该情况是"终止随访"还是"完全随访"。因此，我们在上一节中获得的全局假设的把握度也是"全局假设加单个假设"的把握度。具体来说，对于 H_{01}，

Pr（拒绝 $H_{01} \,|\, H_{01}$）

= Pr（剂量 1 在第一阶段被选择，在最终分析时拒绝 $H_{01} \,|\, H_{01}$）+ Pr（剂量 1 在第一阶段没有被选择，在最终分析时拒绝 $H_{01} \,|\, H_{01}$）

由式 13.2，第一项如下：

$$\Pr\left(Z_n^{(1)} + \Delta' \geqslant w_\alpha,\ V_{n_1} > c' \,|\, H_{01}\right) \leqslant \Pr\left(W \geqslant w_\alpha \,|\, H_{01}\right) = \alpha$$

根据方法的定义，第二项为零，无论是"终止随访设计"还是"完全随访设计"。同样，对于 H_{02}，

Pr（拒绝 $H_{02} \,|\, H_{02}$）

= Pr（剂量 2 在第一阶段被选择，在最终分析时拒绝 $H_{02} \,|\, H_{02}$）+ Pr（剂量 2 在第一阶段没有被选择，在最终分析时拒绝 $H_{02} \,|\, H_{02}$）

由式 13.2，第一项如下：

$$\Pr\left(Z_n^{(2)} + \Delta' \geqslant w_\alpha,\ V_{n_1} < c' \,|\, H_{02}\right) \leqslant \Pr\left(W \geqslant w_\alpha \,|\, H_{02}\right) = \alpha$$

无论是"终止随访设计"还是"完全随访设计"，第二项同样为零。

讨论

这里的方法只是不拒绝未选择剂量的那个零假设，是一种保守的方法。对于"终止随访设计"情况，没有收集未被选择剂量的数据，因此面临着缺失数据的问题。我们可以使用一些回归方法来估算缺失的最终终点，而不是因缺失最终终点而简单地不拒绝未选择剂量的零假设。缺失数据的主题在第 15 章讨论。对于"完全随访设计"或不使用替代终点时（即 $X = Y$），我们有 $Z_{n_1}^{(i)}$ 个数值来自第一阶段纳入的 $2n_1$ 名患者，如何利用这些数据也

是一个研究课题。

13.4　基于两阶段 p 值组合的检验

Friede 等（2008，2011）根据 Bretz 等（2006）提出的一般概念还开发了一种检验方法，通过应用封闭式的检验方法以及使用阶段性 p 值的组合检验方法，强控制 FWER（回想一下，我们在第 8 章附录 8.3.2 中已经讨论了在不同框架中阶段性 p 值组合的方法，但二者想法是相同的）。他们的方法也采用了不拒绝未选择剂量的零假设的保守方法。这一方法的优点是它可以很容易地在第一个选择阶段和第二个扩展阶段包括更多的处理或剂量。他们的方法是在 R 包"ASD"（适应性无缝设计 adaptive seamless design；Parsons 等，2011）中通过模拟功能实现的。此外，Kunz 等（2015）对其他方法进行了比较研究，只是比较研究中不包括我们在这里介绍的方法。我们把阅读学习和比较研究留给读者作为作业或研究项目。

附录 13.1　Ⅱ/Ⅲ期无缝选择优胜者设计下的样本量估计 R 程序[①]

```
#===========================================================
gamma_w1w2 <- function(wa, c, n, tau, rho, nu12, delta1,
delta2, sigmaX,sigmaY, epsilon) {
# epsilon is the NI margin (triangle delta in text); delta1
and delta2 are the lower case delta in text.
n1<-n*tau
eta <- sqrt(tau)/2*rho
lambda <- sqrt(n1/2/sigmaX^2)*(nu12-c)
sOneEta2 <- sqrt(1-eta^2)
k0 <- lambda / sOneEta2
k <- eta / sOneEta2
w1<-sqrt(n/2/sigmaY^2)*delta1
w2<-sqrt(n/2/sigmaY^2)*delta2
niconst<-sqrt(n/2/sigmaY^2)*epsilon
#-----------------------------------------------------------
term1 <- integrate(function(z1e) {
        d1 <- dnorm(z1e)
        d3 <- pnorm(k0 + k*z1e)
        rvTerm1Function <- d1*d3
        return(rvTerm1Function)
```

---

① 由 Pin-Wen Wang 提供，有细微修改。

```
        }, -Inf, wa-w1-niconst)$value
#------------------------------------------------------------
term2 <- integrate(function(z1e) {
        d1 <- dnorm(z1e)
        d3 <- pnorm(-k0 + k*z1e)
        rvTerm2Function <- d1*d3
        return(rvTerm2Function)
        }, -Inf, wa-w2-niconst)$value
#------------------------------------------------------------
return(1-term1-term2)
#------------------------------------------------------------
}
#============================================================
#Sample size estimation(surrogate endpoints are used)
#for two-stage winner design with two experimental treatments
and an active control.
#nu12=nu1-nu2 is the treatment effect difference of the
surrogate endpoint between the two experimental treatments at
  the interim look.
#c is the least difference for interim dose selection
comparing to nu12
#rho is the correlation between surrogate and primary
endpoints
#delta1 and delta2 are the target treatment effect of the
primary endpoint at the final analysis
#wa is the alpha-level critical value determined using a
separate code in the chapter text
#tau is the interim time fraction
#epsilon is the NI margin constant (=triangle delta in the
chapter text)
#============================================================
find_sample_size_two_arm <- function(nBegin, nEnd, power, wa,
c, tau, rho, nu12,delta1,delta2,sigmaX, sigmaY, epsilon)
{ return(uniroot(function(n) { return(power - gamma_w1w2(wa, c,
n, tau,rho, nu12, delta1, delta2, sigmaX, sigmaY, epsilon))},
c(nBegin, nEnd))$root)
}

#Examples in Wang et al. (2017)
find_sample_size_two_arm(nBegin=50, nEnd=120, power=0.80,
```

```
wa=2.168, c=0, tau=0.5, rho=1, nu12=1, delta1=3, delta2=2,
sigmaX=15, sigmaY=15, epsilon=4)
[1] 75.80142
find_sample_size_two_arm(50, 120, 0.80, 2.168, 0, 0.5, 1, 1,
3, 2, 15, 15, 3)
[1] 105.0752

#Example 11.2 in the text
find_sample_size_two_arm(50, 120, 0.80, 2.062, c=5, 0.33, 0.5,
1, 3, 2, 15, 15, 5)
[1] 70.5673
find_sample_size_two_arm(50, 120, 0.90, 2.062, c=5, 0.33, 0.5,
1, 3, 2, 15, 15, 5)
[1] 96.2086
```

作业 13.1

从 $Z_n^{(1)}$、$Z_n^{(2)}$ 和 V_{n_1} 的定义推导出协方差 $\eta = \mathrm{Cov}(Z_n^{(1)}, V_{n_1}) = -\mathrm{Cov}(Z_n^{(2)}, V_{n_1}) = \dfrac{\sqrt{\tau}}{2}\rho$。

作业 13.2

推导出第 13.1 节中的条件分布：$S_{n_1} | T_n^{(1)} \sim N(\eta T_n^{(1)}, 1-\eta^2)$ 和 $S_{n_1} | T_n^{(2)} \sim N(\eta T_n^{(1)}, 1-\eta^2)$。

作业 13.3

按照例 13.2，假设期中分析安排在 $\tau = 0.5$，找到把握度为 0.8 和 0.9 的样本量。讨论时间对样本量的影响。

作业 13.4

按照作业 13.3，假设相关性 $\rho = 0.65$，找到把握度为 0.8 和 0.9 的样本量。讨论相关性对样本量的影响。

作业 13.5

按照作业 13.4，假设第一阶段剂量选择的标准值 $c = 2$，找到把握度 0.8 和 0.9 的样本量。讨论选择标准值 c 对样本量的影响。

作业 13.6

考虑具有相同终点的情况，并假设两个剂量组 $\delta_1 = \delta_2 = \delta$。比较以下两个试验的总样本量：试验 A 采用传统的三组平行非适应性设计。试验 B 采用具有 $\tau = 0.5$ 的 Ⅱ/Ⅲ 期选择优胜者设计，选择标准值 $c = 0$。两个试验采用相同的把握度和第一类错误率。

作业 13.7

修改附录 13.1 中的 R 程序，使用 W 的精确分布寻找临界值。构造一个表格并将其与表 13.1 进行比较。表 13.1 中的正态近似值与精确解的接近程度如何？

作业 13.8

1. 阅读参考文献 "Designing a seamless phase Ⅱ/Ⅲ clinical trial using early outcomes for treatment selection：an application in multiple sclerosis"（Stat Med 2011，1528-1540 by Friede et al.）"。
2. 使用 R 包 "ASD"［参见 treatsel.sim：ASD simulation for treatment selection in asd：simulations for adaptive seamless designs（rdrr.io）］，按照 Friede 等（2008，2011）提出的方法进行作业 13.3 至作业 13.6 中的设计模拟。

（许根宁 译）

参考文献

Bardia A, Mayer IA, Vahdat LT, et al. (2019). Sacituzumab govitecan-hziy in refractory metastatic triplenegative breast cancer. *The New England Journal of Medicine*: 380: 741–751. DOI: 10.1056/NEJMoa1814213

Bretz F, Pinheiro J, and Bransosn M. (2005). Combining multiple comparisons and modeling techniques in dose-response studies. *Biometrics* 61: 738–748.

Bretz F, Schmidli S, Knig F, et al. (2006). Confirmatory seamless phase II/III clinical trials with hypotheses selection at interim: General concepts. *Biometrical Journal* 48, 623–634.

Dunnett C (1955). A multiple comparison procedure for comparing several treatments with a control. *Journal of the American Statistical Association* 50(272):1096–1121.

Fang F, Lin Y, Shih WJ, et al. (2013). Methods of designing two-stage winner trials with survival outcomes. *Statistics in Medicine* 33:1539–1563.

Friede T, Parsons N, Stallard N, et al. (2011). Designing a seamless phase II/III clinical trial using early outcomes for treatment selection: an application in multiple sclerosis. *Statistics in Medicine* 30: 1528–1540.

Friede T and Stallard N. (2008). A comparison of methods for adaptive treatment selection. *Biometrical Journal* 50: 767–781.

Ji Y, Liu P, Li Y, and Bekele BN. (2010). A modified toxicity probability interval method for dose-finding trials. *Clinical Trials*, 7: 653–663.

Kunz CU, Friede T, Parsons N, Todd S, and Stallard N. (2015). A comparison of methods for treatment selection in seamless phase II/III clinical trials incorporating information on short-term endpoints. *Journal of Biopharmaceutical Statistics* 25: 170–189.

Lin Y and Shih WJ. (2001). Statistical properties of the traditional algorithm-based designs for phase-I cancer clinical trials. *Biostatistics* 2: 203–215.

Liu S and Yuan Y. (2015). Bayesian optimal interval designs for phase I clinical trials. *Journal of the Royal Statistical Society: Series C (Applied Statistics)*, 64(3): 507–523.

sMarcus R, Peritz E, and Gabriel KR (1976). "On closed testing procedures with special reference to ordered analysis of variance". *Biometrika* 63: 655–660.

Merck Sharp and Dohme Corp. (2021). A study of the efficacy and safety of MK-5475 in participants with pulmonary arterial hypertension (INSIGNIA-PAH: Phase 2/3 Study of an Inhaled sGC Stimulator in PAH) (MK-5475-007). NCT04732221 https://clinicaltrials.gov/ct2/show/NCT04732221?term=NCT04732221&draw=2 &rank=1.

Parsons N, Friede T, Todd S, and Stallard N. (2011). Software tools for implementing simulation studies in adaptive seamless designs: introducing R package ASD. Trials 2011 12(Suppl 1):A8.treatsel.sim: ASD simulation for treatment selection in asd: Simulations for Adaptive Seamless Designs (rdrr.io).

Shih WJ and Lin Y. (2006). Traditional and modified algorithm-based designs for phase I cancer clinical trials. In *Statistical Methods for Dose-Finding Studies*, Chevret S (Ed.), John Wiley.

Shun Z, Lan KKG, and Soo Y. (2008). Interim treatment selection using the normal approximation approach in clinical trials. *Statistics in Medicine*. 27:597–618.

Tao A, Lin Y, Pinheiro J, Shih WJ. (2015) Dose finding method in joint modeling of efficacy and safety endpoints in phase II studies. *International Journal of Statistics and Probability* 4(1): 33–48.

Wang PW, Lu SE, Lin Y, Shih WJ, and Lan KKG (2017). Two-stage winner designs for non-inferiority trials with pre-specified non-inferiority margin, *Journal of Statistical Planning and Inference*, 183:44–61.

14

统计学显著性和 p 值

对 p 值意义的理解是一个基本的、有趣的，但又是广泛而复杂的话题，关系到科学研究者们如何看待一个试验的证据强度，包括其可重复性（repeatability，或 replicability，或 reproducibility）（详见第 2 章的第 2.3 节）以及可信性（creditability）。然而，关于 p 值有许多的误解以及误用。美国统计协会（ASA）在 2016 年 3 月 7 日发布了《关于统计学显著性和 p 值的声明》，阐明了合理使用和解释 p 值的六大原则，意在"改善定量科学研究的合理开展与结果解释，并告知对科学研究可重复性的日益重视"（Wasserstein 和 Lazar 2016 年讨论）。这份声明中的 6 个原则都是断言（没有详细说明）。众所周知，几乎所有医学期刊报道的临床试验都用 p 值来表示证据的强度和对结果的总结。因此，正确理解 p 值的含义以及如何使用和解释对临床试验的研究者和实施者都至关重要。接下来我们首先罗列 ASA 声明的六大原则，然后讨论其更多的细节，以便这些原则能被更好地理解和实践。六大原则如下：

1. p 值表示数据与既定的统计学模型不匹配的程度。
2. p 值不能衡量研究假设为真的概率，也不能衡量数据仅是随机产生的概率。
3. 科学结论以及商业或政策的决策不应该仅仅依赖于 p 值是否低于某个阈值。
4. 合理的推断需要完整且透明的报告。
5. p 值或统计学显著性不能衡量效应的大小或结果的重要程度。
6. p 值自身并不能很好地衡量关于模型或假设的证据。

14.1 启发性问题

原则 1 是所有原则中唯一明确说明 p 值表示什么的。原则 4 指出一项研究的可信度取决于过程而非结果。至于原则 2、3、5 和 6，我们从一些问题开始，以激发进一步讨论。关于 p 值的一个基本观点是它衡量的是零假设（H_0）：p 值越小，数据越不支持零假设；相反，p 值越大，数据越支持零假设。认同这一观点的人，请考虑以下发人深省的问题：同样大小的 p 值是否表示对零假设有相同的（不）支持程度？假设有两个试验，样本量分别为 100 和 200，两个试验得到相同的 p 值，那么是样本量较小（或较大）的试验更加令人信服，还是两个试验对零假设的支持强度相同呢？p 值与样本量的关系是什么？对于一个试验的可重复性来说，较小的 p 值是否表示结果更加可靠或可重复性更高？如果是这样，那么 p 值应小到何种程序表示结果可被重复？

14.2 区分 *p* 值与 Neyman-Pearson 二分类决策

采用经典的 Neyman-Pearson（N-P）假设检验框架，我们来设计和解析试验。我们考虑控制第一类和第二类错误率。与前几章类似，用 α 表示最大允许的第一类错误率（也称为显著性水平），β 表示期望的第二类错误率。这些设计参数在试验开展之前已被确定。在 N-P 框架下，决策是二分类的：拒绝或者不拒绝零假设。当得出假阳性结论的概率（假阳性概率）小于或等于 α 时，拒绝零假设；否则不拒绝零假设。拒绝零假设的结果则为"显著性"（significant）结果，没有拒绝零假设的结果即所谓的"非显著性"（nonsignificant）结果。在第 10 章我们已经讨论了多重性以及如何控制总错误率（FWER）。总第一类错误率 α 通常被设定为双侧 0.05 或者单侧 0.025。尽管在某些情况下可以有所改变，但是这个顽固的惯例已经被好几代人在实践中应用。另一个方法是计算 *p* 值，获得假阳性结论的概率，即 Pr（基于数据拒绝 H_0 |H_0），也称为观测显著性水平（observed significance level）或者显著性概率（significance probability）。直观来讲，这个 *p* 值可以提供比 N-P 框架中简单的二分类决策更直接的证据，但也并非完全如此。事实上，本章 14.1 中提出的关于 *p* 值的问题表明这种直觉遇到了一些问题。

我们知道 *p* 值是 Pr（基于数据拒绝 H_0 | H_0），而非 Pr（H_0 | 数据）。而后者正是科学研究者们经常会想到并且想知道的。但是 *p* 值并不能直接回答研究者们感兴趣的问题。因此，区分什么是大家感兴趣的问题以及结果呈现的是什么，是正确理解和运用 *p* 值的第一步。在此基础上，第二步便是区分 *p* 值的分数以及 N-P 二分类决策。我们将使用一个简单且常见的框架来正式讲解。

14.3 重复试验也出现"显著性"结果的概率

延续第 4 章第 4.2 节中使用的符号，所进行的试验是对两个处理组的比较：假设 $Y_i \sim N(\mu_i, \sigma^2)$，$i = 1, 2$，且 σ^2 已知。我们要检验 $H_0: \delta = \mu_1 - \mu_2 = 0$ 与 $H_A: \delta > 0$。试验设计采用固定样本量和 z 检验，在 α 显著性水平下具有 $1 - \beta$ 的统计把握度发现具有临床意义的差异 δ^*。设每组的样本量为 n，$\hat{\delta} = \bar{Y}_1 - \bar{Y}_2$。$z$ 检验的统计量为：

$$T = \sqrt{\frac{n}{2}} \frac{\hat{\delta}}{\sigma} \sim N\left(\sqrt{\frac{n}{2}} \frac{\delta}{\sigma}, 1\right) \tag{14.1}$$

假设基于 T，试验结果具有显著性，即 *p* 值小于 α，或 $T > z_\alpha = \Phi^{-1}(1 - \alpha)$。接下来我们探讨几个问题：①如果我们在同样的试验条件下重复此试验（相同的研究者以及样本量），我们获得相同方向的"显著性"结果的概率是多少？②如果改变样本量，上述概率会怎样相应地改变？

当我们试图回答上述问题①时，需要注意这是一个基于当前试验结果来计算下一次试验结果的条件概率的问题。我们必须清楚地定义我们在当前试验获得的信息。让我们思考以下的几个论点：

1．我们不知道 δ 的真实值，因此如果不做任何假设，我们无法计算 T 的期望值，进而无法计算下一次试验的 $\Pr(T > z_\alpha) = \left(\delta\sqrt{\dfrac{n}{2\sigma^2}} - z_\alpha\right)$。

2．尽管我们不知道 δ 的真实值，但我们知道当前试验的结果是"显著的"，$H_0: \delta = 0$ 是被拒绝的。如果我们仅把接受 $\delta > 0$ 作为结论，那么我们有 $\Pr(T > z_\alpha \mid \delta > 0) > \alpha$。

3．更进一步讲，如果我们愿意按照当前试验的设计假设 $\delta = \delta^*$，那么，下一次重复相同样本量的试验当然就具有相同的把握度 $\Pr(T > z_\alpha \mid \delta = \delta^*) = 1 - \beta$。

4．然而，我们获得的不仅仅是显著与否，还有 p 值。我们可以利用 p 值来对 δ 做假设，即 $T = \sqrt{\dfrac{n}{2}}\dfrac{\hat{\delta}}{\sigma} = z_p$，因此 $\hat{\delta} = z_p\sigma\sqrt{\dfrac{2}{n}}$。接下来我们计算：

$$\Pr\left(T > z_\alpha \,\middle|\, \delta = z_p\sigma\sqrt{\dfrac{2}{n}}\right) = \Phi(z_p - z_\alpha) \tag{14.2}$$

需要注意的是，上述第 2 条和第 3 条论点是基于 N-P 框架的二分类决策：显著（拒绝 H_0）或不显著（不拒绝 H_0）。第 4 条论点则用到了 p 值。对于前文提出的问题①，我们有很多不同的答案。针对单侧 $\alpha = 0.025$ 的检验，表 14.1 给出了几个基于式 14.2 对第一次试验不同 p 值情况下的计算。

通常来说，在重复试验中获得相同方向的显著性结果的概率是很低的。例如，当第一个试验的 p 值为 0.025 时（刚刚具有显著性），重复试验只有 $\Phi(z_p - z_\alpha) = \Phi(1.96 - 1.96) = 0.5$ 的概率得到显著性结果。只有当第一个试验的 p 值达到 0.0025 时，重复试验才有 $\Phi(z_p - z_\alpha) = \Phi(2.81 - 1.96) = 0.8$ 的概率得到显著性结果。想知道为什么这与我们的直觉不太一致吗？可能是因为我们的直觉通常都是基于 N-P 框架的假设检验，例如上述第 3 条论点。

当然了，我们不确定能否确切地假设 $\delta = \hat{\delta} = z_p\sigma\sqrt{\dfrac{2}{n}}$，除非 n 在当前的试验中很大。

我们可以加入一些不确定性，例如对 δ 采取一个贝叶斯先验分布。如果这样的话，当第一个试验的 p 值为 0.0025 时，重复试验在相同方向得到显著性结果的概率甚至小于 0.80。针对这种情况的练习见作业 14.1。

表 14.1　当前试验的 p 值与重复试验得到显著性结果的概率之间的关系

$\alpha = 0.025$（单侧检验），第一次试验的 p 值	利用式 14.2，根据第一次试验的 p 值计算重复试验得到显著性结果的概率	
	相同样本量	重复试验中样本量加倍
0.025	0.50	0.79
0.005	0.73	0.95
0.0025	0.80	0.98
0.0005	0.91	0.99

因此，许多政府卫生部门，例如美国食品药品监督管理局（FDA），要求至少开展

两个关键临床试验是有道理的，除非单个关键试验样本量很大且 p 值有"高度显著性"（highly significant）。

14.4 p 值和处理效应的估计

比较一下上一节中的第 2 条和第 4 条论点还是很有趣的。当我们得到统计量 $T = \sqrt{\dfrac{n}{2}}\dfrac{\hat{\delta}}{\sigma} = z_p$ 时，我们除了报告假设检验结果，也应该报告处理效应的估计量 $\hat{\delta} = z_p \sigma \sqrt{\dfrac{2}{n}}$。将 $n = 2(z_\alpha + z_{1-\beta})^2 \left(\dfrac{\sigma}{\delta^*}\right)^2$ 代入，得到：

$$\hat{\delta} = \left(\frac{z_p}{z_\alpha + z_{1-\beta}}\right)\delta^* \tag{14.3}$$

例如，当 $\alpha = 0.025$（单侧检验）且 $1 - \beta = 0.80$ 时，如果 $p = 0.025$，则 $\hat{\delta} = \left(\dfrac{1.96}{1.96 + 0.84}\right)\delta^* = 0.7\delta^*$；如果 $p = 0.005$，则 $\hat{\delta} = \left(\dfrac{2.58}{1.96 + 0.84}\right)\delta^* = 0.92\delta^*$。因此，$\hat{\delta}$ 通常比被择假设下的 δ^* 小。难怪第 4 条论点中式 14.2 的概率比第 3 条论点中的把握度小。有一个尴尬的情况：如果原始的 δ^* 是一个有临床意义的疗效，但 $0.7\delta^*$ 或者 $0.92\delta^*$ 可能未必具有临床意义，那我们应该如何看待这个统计学上所谓的"显著性"结果呢？当然，这里的关键点在于如何理解"统计学显著性"。因为零假设是 H_0：$\delta = 0$，当结果具有统计学上的"显著性"时，则意味着我们可以将 $\delta = 0$ 排除。因此，$\hat{\delta} = 0.7\delta^*$ 已经够大，足以排除 $\delta = 0$ 也就不足为奇了。关于效应大小的估计，报告 δ 的置信区间比单纯给出 p 值要清晰得多。例如，当 $\hat{\delta} = 0.7\delta^*$ 时，报告处理效应的 95% 置信区间可由 $(0,\ 1.4\delta^*)$ 估计。幸运的是，在绝大多数医学文献中，报告置信区间已经是一种常见的做法。

14.5 不同样本量的重复试验

现在很容易回答之前在式 14.1 下提出的问题②：如果改变重复试验的样本量，重复试验获得显著性结果的概率又将怎样相应变化呢？设第一个试验的单组样本量为 n，重复试验的单组样本量为 m。从第一个试验得到 $\hat{\delta}(n) = z_p \sigma \sqrt{\dfrac{2}{n}}$。重复试验中 z 检验的统计量为 $T(m) = \sqrt{\dfrac{m}{2}}\dfrac{\hat{\delta}(m)}{\sigma} \sim N\left(\sqrt{\dfrac{m}{2}}\dfrac{\delta}{\sigma},\ 1\right)$。因此，

$$\Pr\left(T(m) > z_\alpha \mid \delta = \hat{\delta}(n) = z_p \sigma \sqrt{\frac{2}{n}}\right) = \Phi\left(\sqrt{\frac{m}{n}} z_p - z_\alpha\right) \tag{14.4}$$

表 14.1 展示了当 $m = 2n$ 时的一些结果。样本量加倍会增加重复试验获得与当前试验相同的显著性结果的概率。式 14.4 还有其他的应用场景：如果第一个试验是 II 期试验，我们可以用相同的思路来帮助设计 III 期试验的样本量。

14.6 p 值的分布

上几节的讨论试图从 p 值与试验的"证据"或"可重复性"关系的角度探讨 p 值的含义。在这一节我们将通过学习 p 值的分布来进一步理解它的统计学性质。毕竟 p 值是一个随机变量，因此它的性质可以直接从其分布来理解。

继续相同的设定，z 检验的统计量 T 如式 14.1 所示。令 $\phi(\cdot)$ 表示标准正态分布的概率密度函数（pdf）。对于固定的 δ 和 n，T 的 pdf 为 $f(t \mid \delta, n) = \phi\left(t - \sqrt{\frac{n}{2}}\frac{\delta}{\sigma}\right)$。$p$ 值与 T 一一对应：$p = \Pr(T > t \mid H_0) = 1 - \Phi(t) = \Phi(-t)$，$t = z_p$。令 P 表示随机变量，则 $P = 1 - \Phi(T)$，因此 $\mathrm{d}p = -\phi(t)\,\mathrm{d}t$。对于固定的 δ 和 n，令 $g(p \mid \delta, n)$ 表示 P 的 pdf，那么我们可以得到：

$$g(p \mid \delta, n) = f(t \mid \delta)|\mathrm{d}t / \mathrm{d}p| = \phi\left(t - \sqrt{\frac{n}{2}}\frac{\delta}{\sigma}\right) / \phi(t) = \phi\left(z_p - \sqrt{\frac{n}{2}}\frac{\delta}{\sigma}\right) / \phi(z_p) \tag{14.5}$$

式 14.5 表明 P 的概率分布取决于样本量以及真实的处理效应。

P 的期望值如下：

$$
\begin{aligned}
E(P \mid \delta, n) &= \int_0^1 p\,\phi\left(z_p - \sqrt{\frac{n}{2}}\frac{\delta}{\sigma}\right) / \phi(z_p)\,\mathrm{d}p \\
&= \int_{-\infty}^{+\infty}\left[\Phi(-t)\,\phi\left(t - \sqrt{\frac{n}{2}}\frac{\delta}{\sigma}\right) / \phi(t)\right][\phi(t)]\,\mathrm{d}t \\
&= \int_{-\infty}^{+\infty}\Phi(-t)\,\phi\left(t - \sqrt{\frac{n}{2}}\frac{\delta}{\sigma}\right)\mathrm{d}t
\end{aligned}
\tag{14.6}
$$

P 的二阶矩和方差也可以类似获得（作业 14.2）。

下面给出 p 值的累积密度函数（cdf）：

$$G(p \mid \delta, n) = \Pr(P \leqslant p \mid \delta, n) = \int_0^p g(x \mid \delta, n)\,\mathrm{d}x = \int_0^p \frac{\phi\left(z_x - \sqrt{\frac{n}{2}}\frac{\delta}{\sigma}\right)}{\phi(z_x)}\,\mathrm{d}x$$

针对上式，我们做如下变换：令 $y = z_x = \Phi^{-1}(1 - x)$，则 $\Phi(y) = 1 - x$ 并且 $\mathrm{d}x = -\phi(y)\,\mathrm{d}y$。那么上式变为：

$$G(p\,|\,\delta,\,n)=\int_{z_p}^{+\infty}\phi\left(y-\sqrt{\frac{n}{2}}\frac{\delta}{\sigma}\right)\mathrm{d}y=1-\Phi\left(z_p-\sqrt{\frac{n}{2}}\frac{\delta}{\sigma}\right)=\Phi\left(\sqrt{\frac{n}{2}}\frac{\delta}{\sigma}-z_p\right) \tag{14.7}$$

因此，如果 $n_1<n_2$，则 $G(p\,|\,\delta,n_1)<G(p\,|\,\delta,n_2)$。这也正是我们所熟知的，即固定 $\frac{\delta}{\sigma}$，样本量越大，获得较小 p 值的概率也越大。令 $\frac{\delta}{\sigma}=0.4$，图 14.1 给出 $n=60$（实线）和 $n=100$（虚线）对应的 $G(p\,|\,\delta,\,n)$ 与 p 值的关系。

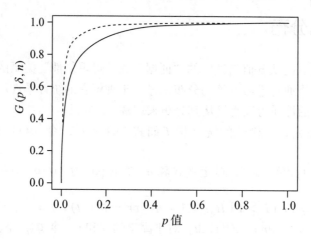

图 14.1　$n=60$（实线）和 100（虚线）时 $G(p\,|\,\delta,\,n)$ 与 p 值的关系（$\frac{\delta}{\sigma}=0.4$）

接下来，我们来看式 14.7 的几个特殊情况：当零假设 $\delta=0$ 成立时，$G(p\,|\,\delta,\,n)=p$，这是我们熟悉的均匀分布 $U(0，1)$（见第 11 章的附录 11.1）。当 $\delta=\delta^*$，$n=2(z_\alpha+z_\beta)^2\left(\frac{\sigma}{\delta^*}\right)^2$ 时，则

$$G\left(p\,|\,\delta=\delta^*,\,n=2(z_\alpha+z_\beta)^2\left(\frac{\sigma}{\delta^*}\right)^2\right)=\Phi(z_\alpha+z_\beta-z_p)$$

因此

$$\Pr\left(P\leqslant\alpha\,|\,\delta=\delta^*,\,n=2(z_\alpha+z_\beta)^2\left(\frac{\sigma}{\delta^*}\right)^2\right)$$
$$=G\left(\alpha\,|\,\delta=\delta^*,\,n=2(z_\alpha+z_\beta)^2\left(\frac{\sigma}{\delta^*}\right)^2\right)$$
$$=\Phi(z_\beta)=1-\beta$$

这是前面第 3 条论点所陈述的。另外，当 $\delta=\hat{\delta}=z_p\sigma\sqrt{\frac{2}{n}}$，$T=z_p=\sqrt{\frac{n}{2}}\frac{\hat{\delta}}{\sigma}$ 时，$\Pr(P\leqslant\alpha)=G(\alpha\,|\,\delta=\hat{\delta})=\Phi(z_p-z_\alpha)$。这正是我们在式 14.2 中得到的对第 4 条论点的陈述。

假设有两个试验，检验完全相同的处理效应 $\frac{\delta}{\sigma}=0.4$，且 $\alpha=0.025$（单侧检验）。第一个试验每组样本量为 $n = 60$（对应把握度 0.60），第二个试验每组样本量为 $n = 150$（对应把握度 0.93）。假设两个试验的 p 值均为 $p = 0.005$，即 $T = z_{0.005} = 2.58$。因为

$$E\left(P \mid \frac{\delta}{\sigma} = 0.40, \ n = 60\right) = 0.06, \quad \text{Var}\left(P \mid \frac{\delta}{\sigma} = 0.40, \ n = 60\right) = 0.0124$$

$$E\left(P \mid \frac{\delta}{\sigma} = 0.40, \ n = 150\right) = 0.0072, \quad \text{Var}\left(P \mid \frac{\delta}{\sigma} = 0.40, \ n = 60\right) = 0.00076$$

可见，p 值作为一个随机变量，它的均值和方差在 $n = 60$ 和 $n = 150$ 的两个试验中是很不一样的。另外，

$$\Pr\left(P < 0.0051 \frac{\delta}{\sigma} = 0.40, \ n = 60\right) = G\left(0.005 \mid \frac{\delta}{\sigma} = 0.40, \ n = 60\right) = \Phi\left(\sqrt{\frac{n}{2}} \frac{\delta}{\sigma} - z_p\right)$$

$$= \Phi\left(0.4\sqrt{30} - 2.58\right) = 0.35$$

$$\Pr\left(P < 0.0051 \frac{\delta}{\sigma} = 0.40, \ n = 150\right) = G\left(0.005 \mid \frac{\delta}{\sigma} = 0.40, \ n = 150\right) = \Phi\left(0.4\sqrt{75} - 2.58\right) = 0.81$$

可见，$p = 0.005$ 是第一个试验（$n = 60$）的第 35 百分位数，但却是第二个试验（$n = 150$）的第 81 百分位数。

14.7　衡量零假设 H_0 的证据

综上，p 值的大小表示支持或不支持零假设 H_0 的强度，对于其是否适合作为衡量 H_0 的证据概括，是存在争议的。一些人可能认为造成争议的根源在于 p 值不能直接回答大家感兴趣的问题，即 $\Pr(H_0 \mid \text{数据})$。事实上，即使是 $\Pr(H_0 \mid \text{数据})$ 这个话题，这里所谓的"数据"也是需要明确的。许多统计学家提倡将 $\Pr(H_0 \mid \text{数据})$ 与 $\Pr(H_A \mid \text{数据})$ 进行对比。我们来看看这个比值。根据贝叶斯定理（第 7 章第 7.1.3 节），$\Pr(H \mid \text{数据}) = \Pr(\text{数据} \mid H) \Pr(H) / \Pr(\text{数据})$，因此

$$\frac{\Pr(H_0 \mid \text{数据})}{\Pr(H_A \mid \text{数据})} = \frac{\Pr(\text{数据} \mid H_0)}{\Pr(\text{数据} \mid H_A)} \frac{\Pr(H_0)}{\Pr(H_A)}$$

如果"数据"是 N-P 显著性检验的结果，那么

$$\frac{\Pr(H_0 \mid \text{数据})}{\Pr(H_A \mid \text{数据})} = \frac{\alpha}{1 - \beta} \frac{\Pr(H_0)}{\Pr(H_A)} \tag{14.8}$$

再一次以上面的两个试验为例，在相同的 $\alpha = 0.025$（单侧检验）水准下检验相同的真实处理效应 $\frac{\delta}{\sigma} = 0.40$。第一个试验每组样本量 $n = 60$（对应把握度 0.60），第二个试验每组样本量 $n = 150$（对应把握度 0.93）。假设两个试验都取得"显著性"结果：$T > 1.96$。那么对于 $n = 60$ 的试验，

$$\frac{\Pr(H_0 | \text{显著性})}{\Pr(H_A | \text{显著性})} = \frac{0.025}{0.60} \frac{\Pr(H_0)}{\Pr(H_A)}$$

对于 $n = 150$ 的试验，

$$\frac{\Pr(H_0 | \text{显著性})}{\Pr(H_A | \text{显著性})} = \frac{0.025}{0.93} \frac{\Pr(H_0)}{\Pr(H_A)}$$

如果两个试验有相同的"先验知识"（prior belief）$\frac{\Pr(H_0)}{\Pr(H_A)}$，很显然，样本量较大的试验对于显著性检验具有更高的把握度，因此其对 H_A 的支持（对比 H_0）更有说服力。

如果"数据"是观测到的 p 值，那么

$$\frac{\Pr(H_0 | \text{数据})}{\Pr(H_A | \text{数据})} = \frac{g(p | H_0)}{g(p | H_A)} \frac{\Pr(H_0)}{\Pr(H_A)} \tag{14.9}$$

将式 14.5 中的 $g(p | \delta, n) = \phi\left(z_p - \sqrt{\frac{n}{2}} \frac{\delta}{\sigma}\right) / \phi(z_p)$ 代入。需要注意的是 $g(p | H_0)$ $= g(p | \delta = 0, n) = 1$。如果两个试验的 p 值都是 0.005（即 $T = z_{0.005} = 2.58$），那么对于 $n = 60$ 的试验，

$$\frac{\Pr(H_0 | p = 0.005)}{\Pr(H_A | p = 0.005)} = \frac{\phi(2.58)}{\phi(2.58 - 0.4\sqrt{30})} \frac{\Pr(H_0)}{\Pr(H_A)} = \frac{0.014}{0.370} \frac{\Pr(H_0)}{\Pr(H_A)} = 0.0378 \frac{\Pr(H_0)}{\Pr(H_A)}$$

对于 $n = 150$ 的试验，

$$\frac{\Pr(H_0 | p = 0.005)}{\Pr(H_A | p = 0.005)} = \frac{\phi(2.58)}{\phi(2.58 - 0.4\sqrt{75})} \frac{\Pr(H_0)}{\Pr(H_A)} = \frac{0.014}{0.270} \frac{\Pr(H_0)}{\Pr(H_A)} = 0.052 \frac{\Pr(H_0)}{\Pr(H_A)}$$

如果两个试验有相同的"先验知识" $\frac{\Pr(H_0)}{\Pr(H_A)}$，那么此时样本量较小的试验对 H_A 的支持（对比 H_0）更有说服力。这个结果很令人惊讶，让我们来看看第三个样本量居中（$n = 84$）的试验：

$$\frac{\Pr(H_0 | p = 0.005)}{\Pr(H_A | p = 0.005)} = \frac{\phi(2.58)}{\phi(2.58 - 0.4\sqrt{42})} \frac{\Pr(H_0)}{\Pr(H_A)} = \frac{0.014}{0.399} \frac{\Pr(H_0)}{\Pr(H_A)} = 0.036 \frac{\Pr(H_0)}{\Pr(H_A)}$$

相比于较小的样本量 $n = 60$ 的试验，$n = 84$ 的试验对 H_A 的支持（对比 H_0）更有说服力。对这种现象的解释如下。定义

$$v(n, p) \equiv \frac{\Pr(H_0 | p, n)}{\Pr(H_A | p, n)} = \frac{g(p | H_0, n)}{g(p | H_A, n)} \frac{\Pr(H_0)}{\Pr(H_A)}$$
$$\propto \frac{1}{g(p | \delta, n)}$$

$$\propto \frac{1}{\phi\left(z_p - \sqrt{\frac{n}{2}}\frac{\delta}{\sigma}\right)}$$

$$\propto \exp\left[\frac{1}{2}\left(z_p - \sqrt{\frac{n}{2}}\frac{\delta}{\sigma}\right)^2\right]$$

左右两边同时取自然对数，则有 $\log v(n,\ p) \propto \left(z_p - \sqrt{\frac{n}{2}}\frac{\delta}{\sigma}\right)^2$。因此，当 $n < 2\left(z_p\frac{\sigma}{\delta}\right)^2$ 时，$v(n,\ p)$ 是 n 的递减函数；当 $n > 2\left(z_p\frac{\sigma}{\delta}\right)^2$ 时，$v(n,\ p)$ 是 n 的递增减函数。在上述例子中，n 的转折点为 $2\left(z_p\frac{\sigma}{\delta}\right)^2 = 2 \times (2.58 / 0.4)^2 = 83.2$。因此当 $n \geqslant 84$ 时，给定相同的 p 值，样本量较小的试验有更强的证据支持 H_A。相反，当 $n < 84$ 时，给定相同的 p 值，样本量较大的试验有更强的证据支持 H_A。具体可以参考图 14.2。

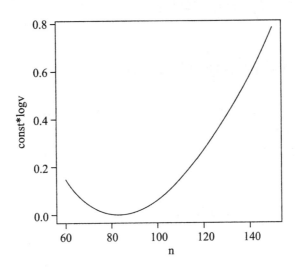

图 14.2　当 $\frac{\delta}{\sigma} = 0.40$、$p = 0.005$ 时 $v(n,\ p)$ 与 n 的关系

上面的例子展现了 $\dfrac{\Pr(H_0|\text{数据})}{\Pr(H_A|\text{数据})}$（也被称为贝叶斯因子）给解释 p 值所带来的更多思考和争议。

14.8　结论

在经典的 N-P 假设检验框架下，我们一般只关心检验统计量是否落在 H_0 的拒绝域，而无需知道它在拒绝域的确切位置。因此，p 值在此框架下不起作用。但是因为拒绝域是由多少有些武断的显著性水平 α 定义的，许多研究者常报告检验的 p 值，并向读者提供对零假设的判断和决策。关于 p 值的讨论有很多，参考文献中给出了几篇比较有意思的论文。在这一章中，我们讨论了应用 p 值时遇到的一些有争议的问题。对于那些对统计学理论感兴趣的读者，我们提出并探索了一些有挑战性的想法。对于临床试验的实践者，除了解释 ASA 声明中的原则外，我们还为正确使用 p 值提供以下建议：

- 不要只提供 p 值。当样本量足够大时，p 值通常会比较小，即使 H_A 与 H_0 接近，因为检验的把握度较大，也比较容易拒绝 H_0。相反，如果样本量较小，p 值通常会较大，因为检验的把握度较小，即使 H_A 与 H_0 相差甚远，也难以拒绝 H_0。因此，使用 p 值时，需同时关注样本量/把握度以及 H_0 和 H_A。正如我们在第 8 章所警告的，对于特定实验室数据的安全性分析，对连续型的尿液和血浆测量指标进行 t 检验、报告 p 值以及结果的显著性一般是不合适的，因为这些统计学检验通常具有过高的把握度。相反，我们需要根据临床意义对实验室检查结果进行正常与否的分类，并进行分类的数据分析。
- 在阅读或者撰写研究报告时，除了 p 值之外，也需要关注置信区间。
- 对 p 值的解读需要限制在同一个试验之内，不同试验的 p 值不具有可比性。前者相对容易理解，而后者可能会引起混淆。

附录 14.1　图 14.1 所用的 R 程序

```
## G(p|δ,n) versus p-value for n = 60 (black solid line) or
100 (red dotted line);    δ/σ=0.40
pvalue=seq(0,1,by=0.01)
zp=qnorm(1-pvalue)
n=60
gpn=pnorm(0.4*sqrt(n/2)-zp)
plot(pvalue, gpn, type="l", xlab="p-value", ylab="G(p, n)",
lwd=2)
n=100
gpn=pnorm(0.4*sqrt(n/2)-zp)
lines(pvalue, gpn, type="l", xlab="p-value", ylab="G(p, n)",
lwd=1, lty = "dashed")
```

附录 14.2　图 14.2 所用的 R 程序

```
n=seq(60,150,by=1)
v=(2.58-0.4* sqrt(n/2))**2
plot(n, v, type="l", xlab="n", ylab="logV", lwd=2)
```

附录 14.3　通过设置 $\dfrac{\delta}{\sigma}$ 的先验分布来模拟估计相同样本量的重复试验得到显著性结果的概率——R 程序

```
p=0.0025
nn=50
zp=qnorm(1-p)
mm=zp*sqrt(2/nn)
v=mm/3
dsig=rnorm (n=10000, mean = mm, sd = sqrt(v))
test=dsig*sqrt(nn/2)
summary(test>1.96)
mean(test>1.96)
```

作业 14.1

回到关于表 14.1 和式 14.2 的讨论，现在通过引入 $\dfrac{\delta}{\sigma}$ 的先验分布 $\dfrac{\delta}{\sigma} \sim N\left(\dfrac{\hat{\delta}}{\sigma} = z_p\sqrt{\dfrac{2}{n}},\ V\right)$ 来增加估计处理效应的不确定性。令 $V = \dfrac{\hat{\delta}}{3\sigma}$。当 $p = 0.0025$，$n = 50$ 时，按照附录 14.3，从 $\dfrac{\delta}{\sigma}$ 的先验分布中生成 10 000 个样本。对于接下来的 10 000 次相同样本量 $m = n$ 的试验，其中有多大比例的 $T = \sqrt{\dfrac{m}{2}}\dfrac{\hat{\delta}}{\sigma}$ 超过 1.96？确认这个比例低于 0.80。如果重复试验的样本量 $m = 2n$，结果会怎样？

作业 14.2

根据式 14.5 中 p 值的分布函数，推导 P 的二阶矩和方差。

作业 14.3

阅读 ASA 声明中关于 p 值的讨论：https://doi.org/10.1080/00031305.2016.1154108。

（林晓蕾　译）

参考文献

Berger JO and Delampady M. (1987). Testing precise hypotheses. (With discussion). *Statistical Science* 2:317–351.

Gibbons JD and Pratt JW. (1975). P-value: Interpretation and methodology. *The American Statistician* 29:20–25.

Goodman SN. (1992). A comment on replication, P-values and evidence. *Statistics in Medicine* 11:875–879.

Hung HMJ, O'Neill RT, Bauer P, and Kohne K. (1997). The behavior of the P-value when the alternative hypothesis is true. *Biometrics* 50:11–22.

Royall RM. (1987). The effect of sample size on the meaning of significance tests. *The American Statistician* 40:313–315 1986. (Discussions: The Am Stat, 41, 245–247, 1987).

Schervish MJ. (1996). P values: What they are and what they are not. *The American Statistician* 50:203–206.

Wasserstein RL and Lazar NA. (2016). The ASA Statement on p-Values: Context, Process, and Purpose. *The American Statistician* 70:129–133.

15

估计目标、伴发事件和缺失数据

在第 5 章的开始我们已指出，所有数据分析都必须与研究设计相联系，更重要的是，必须与研究目标相联系，随后还要与结果的解释相联系。当临床试验面临普遍存在的数据缺失问题时，这种说法尤其正确。事实上，国际协调会议（ICH）最近为其 E9 指南制定了一份重要的增补文件（E9-R1，2019 年 11 月），不仅涉及缺失数据，还将缺失数据的讨论扩展到与研究目标和设计相关的所谓"伴发事件"（intercurrent events，ICEs）上。它强化了美国国家研究委员会（NRC，2010）报告中讨论的"估计目标"（estimand）的概念，并就研究设计、实施和分析提供了进一步的建议，以尽量减少可能的患者退出和缺失数据的影响。换句话说，我们应该对传统的"缺失数据"（missing data）问题采取整体方法。在本章中，我们首先回顾这些概念和建议，随后侧重介绍主要分析和敏感性分析的统计学方法 ["估计方法"（estimators）]。

有关缺失数据的一些要点如下：

- 缺失数据，特别是在随机试验中大量出现时，会削弱随机化的优势，并可能使试验无效，以及导致试验效率损失。因此，我们应该采用适当的设计，并严格执行和监查试验，以限制缺失数据的出现及其影响（Little 等，2012a，b）。
- 我们应该区分退出研究处理（withdrawal from the study treatment）和退出研究随访（withdrawal from the study follow-up）。出于伦理原因，患者可以随时退出研究处理，并且当患者可能受到伤害时，研究人员有义务停止研究处理（见第 1 章）。然而，重要的是通过提供随访和收集已经停止研究处理的患者的关键数据来让患者继续保留在试验中。这种持续的随访有利于患者，也有利于进一步了解试验处理。这一点应当在随机分组前，在知情同意中向所有患者进行解释。事实上，只有当患者撤回知情同意书或死亡时，我们才应该让患者停止研究随访。
- 没有哪一个分析方法可以恢复缺失数据中丢失的信息。因此，在考虑处理缺失数据的方法时，NRC 报告和 ICH 指南都强调了在数据不完整时进行敏感性分析以获得稳健结论的重要性。

以下部分的讨论将遵循与 ICH 指南（2019 年）中给出的流程图相似的流程图（见图 15.1）以及 Ratitch 等（2019）详细阐述的内容。

15.1　研究目的与决策者

基于图 15.1，我们从研究目的展开。所有随机临床试验都有一个共同的、广泛的目的：评估处理效应。然而，在这个广泛的目的下，我们应该追问：本试验要评估或比较的

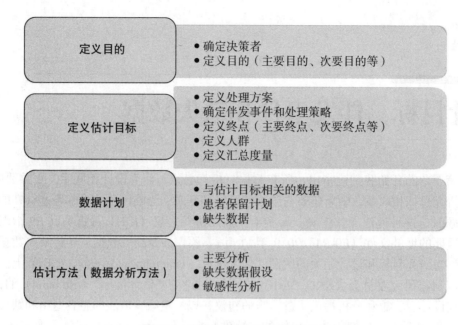

图 15.1 研究和数据开发过程流程图

"处理效应"是什么？首先，"处理"是否仅指最初的随机研究处理，还是"处理方案"，其中包括研究方案中计划的伴随疗法，例如防治某些副作用的药物，或根据标准医疗实践，在伦理上必要时应向患者提供的挽救疗法。其次，评估或比较结局所测量的"效应"和时间点是什么？无论是在个体还是人群层面，以及是否考虑"成本"上，不同的决策者——患者和医疗保健提供者、保险支付者、药品制造商以及监管机构——会出于各自不同的利益而在定义"处理"和"效应"方面争论不休。通常，他们的目的各异。我们需要清晰、有序地理解和表达研究目的，以便研究设计能够按照优先顺序合理地达到这些目的。

15.2 伴发事件与估计目标

当"效应"在人群层面时，这通常是出于监管机构、制药企业或保险支付者的考虑，我们常将这种效应称为人群平均效应。然后，我们需要阐明以下问题："所平均的目标人群是什么？"除了考虑到研究方案中由资格（纳入 / 排除标准）定义的人群外，还要考虑目标人群仅是"依从的"（compliant）人群，还是依从的和不依从的人群都混在一起的人群。如果不依从患者也包括在目标人群中（通常见于后期试验），是否区分不依从的程度，或不依从的类型，例如允许挽救用药或不允许挽救用药？对于这种依从和不依从人群的混合，终点会有所不同吗？例如，依从的患者反映了整个治疗期间的效应，而不依从的患者仅反映了其中的一部分。显然，这些问题的回答会得出不同的数据计划和分析。

术语"估计目标"就是"估计处理效应的目标"。如上所述，试验中可能有几个感兴趣的估计目标。我们至少需要根据刚刚提到的属性来定义主要的估计目标。这些属性有"处理"（treatment）、"效应"（effect）、"人群"（population）和"终点"（endpoint），其核心是"伴发事件"（intercurrent events，ICEs），讨论如下。请参见图 15.2。

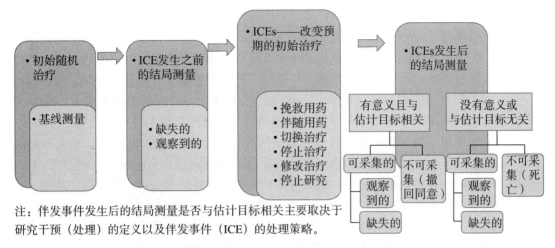

注：伴发事件发生后的结局测量是否与估计目标相关主要取决于研究干预（处理）的定义以及伴发事件（ICE）的处理策略。

图 15.2 伴发事件和结局数据处理流程图

临床试验中很少存在的完美情况，即所有患者都完全遵从数据收集过程——整个疗程中一直按规定服用随机化后分配的药物，并且在试验期间从未错过一次访视。实际上，一些"伴发事件"几乎总是在随机化之后发生。在预期的研究处理期间，这些事件会改变随机化所分配的处理的进程，并且可能（或可能不会）导致后续的结果测量无关紧要。有些 ICEs 是可以预期的，应在方案中讨论，因为它们可能在定义感兴趣的估计目标方面发挥作用，例如服用某些允许的挽救用药或伴随用药，或调整初始研究处理的剂量。在疾病恶化时应用挽救药物与初始研究处理缺乏疗效有关。伴随用药和调整研究处理剂量可能是为了减轻不良反应或与患者的其他背景疾病有关。某些 ICEs 在试验方案中可能无法预见，那么在处理编码揭盲之前应定义处理 ICEs 的基本规则。"处理方案"（treatment regimen）应该用研究处理和这些处理的改变来明确定义。

ICH E9-R1 提供了五种策略来识别和处理导致原计划处理中断的 ICEs。Ratitch 等（2019，2020）用启发性的例子进一步阐述了他们的解释。在制订研究计划阶段，策略的选择或策略的组合取决于感兴趣的临床问题（即研究目的），且决定了对估计目标的定义。发生 ICEs 之后的结局数据可能有意义，也可能没有意义（例如，器官移植或死亡后），或者可能与估计目标相关，也可能与估计目标无关。如果相关，它们是可采集的还是不可采集的？为什么不能采集？我们还需要考虑，如果 ICE 发生后的结局测量与主要估计目标无关，它们是否可能与其他（次要的或支持的）估计目标相关，并因此仍应该采集这些结局数据？如果可采集，在数据分析期间，我们则应检查数据是观察到的还是缺失的。

1. 疗法策略（treatment policy strategy）：在该策略中，ICE 表明了研究处理过程的改变，但这被看作是所关注的处理方案的一部分。估计目标所针对的处理效应是初始研究处理和因 ICE 而修改的处理的综合效应。例如，应用这种策略时，在挽救药物使用之后收集的测量值则是相关的。传统的"意向性治疗"（intention-to-treat，ITT）原则采用了这种策略。由于该策略包括所有类型的 ICEs 和处理，ICE 后的结局测量是相关的，并且对发生 ICE 后出现的缺失数据的填补需要根据患者具体的 ICE 类型而定。例如，挽救药物治疗后的缺失数据应基于服用挽救药物并继续试验的患者的数据进行填补，而非基于继续采用初始研究处理的患者数据进行填补。在 ITT 原则下，对于总生存期，无论 ICE 是什么，删失时间都是最后的随访日期。

2. 假想策略（hypothetical strategies）：在该策略中，对于所关注的处理方案的推断，ICE 是一个混杂因素。所关注的科学问题是："如果患者退出处理组转而进入到特定假想情景，处理效应会怎样？"这里"特定假想情景"具有灵活性，涵盖了各种不同可能的假设的（反事实）场景。因为存在多种可能的假想情景，所以准确地描述反映特定试验背景下感兴趣的科学问题的假设条件是很重要的。例如：①如果相关的 ICE 未发生且患者继续接受初始处理（或处理方案），那么初始随机处理（或处理方案）的结局是什么；②如果为退出患者提供另一种参考药物，比如阳性对照或挽救药物，结局会是什么；③如果退出患者不服用任何药物（相当于改为安慰剂，意味着 ICE 之前的处理效应会逐渐消失），结局又会是什么。情景①经常在早期（概念验证）试验中受关注，而在监管环境中的后期关键试验中则不然。在一些文献中（例如 Carpenter 和 Kenward，2013；Permutt，2016），这被称为"法理上的"（*de jure*）估计目标场景，与"实际上的"（de facto）估计目标场景②和③形成对比。

3. 复合变量策略（composite variable strategies）：在该策略中，ICE 本身（可能在其之前出现结局）提供了有关处理效应的所有必要信息，ICE 之后的数据没有提供额外的信息。可以通过复合策略解释的 ICE 通常是重要的临床结局，被认为可以得出处理成功或失败的直接结论。例如，在这种策略之下，服用挽救药物后的数据将与估计目标无关。终点事件，例如死亡或器官移植，可能是需要应用复合策略的最突出的例子，其中器官功能为结局测量，器官移植或死亡是 ICE。事件组合也采取了这样的策略：心脏病试验中的重大不良心血管事件（MACEs）是一个复合终点，用于衡量对心源性死亡、非致死性心肌梗死（MI）、非致死性卒中和因心力衰竭（HF）住院等事件组合的处理效应。另一个例子是肿瘤学试验中的无进展生存期（PFS），它衡量了肿瘤生长和生存相结合的处理效应。使用这种策略，估计目标可能混合了疗效和安全性，以表明处理方案的"效果"。

4. 在治策略（while-on-treatment strategy）：当从开始到 ICE 发生时点之间的结局提供了关于处理效应的所有必要信息时，可应用该策略，而非在里程碑时间点应用。与复合变量策略中的生存时间不同，在这种情况下，实际处理的持续时间并不重要，或在确定处理受益时予以考虑。对于单位时间内具有恒定发生率的复发事件结局，通常采用这种策略。哮喘或慢性阻塞性肺疾病（COPD）试验中的年度恶化就是例子。如果使用通常的"末次观测值转结"（last observation carried forward，LOCF）分析，则对该策略下的相关估计目标有新的解释。

请注意，与复合变量策略一样，在治策略被认为影响对终点的定义，因为它将感兴趣的观察时间限制在伴发事件发生之前。在这两种策略中，如果 ICE 的发生在所比较的处理组之间不同，则需要特别小心，因为处理组组之间 ICE 发生的不同意味着 ICE 也与处理有关。

5. 主层策略（principal stratum strategies）：在这个策略中，ICE 是指潜在的 ICE。"主层"可被定义为可能发生或可能不发生潜在 ICE 的目标人群。例如，临床感兴趣的是可耐受治疗的患者或不需要挽救治疗的患者的处理效应。然而，在随机化之前正确识别并分层通常是不可能的，因为 ICEs 的发生很难预测。在随机化之前使用导入期和"随机退出"是可以在一定程度上帮助获得此类患者分层的设计。在平行组设计中，主层中的成员通常必须通过协变量进行推断。重要的是区分开基于潜在 ICEs（例如，如果分配接受试验/对照产品将停止治疗的受试者）的"主层"与"基于实际 ICEs 的子集"（在所指定的处理中停止治疗的受试者）。在试验处理组中经历 ICE 的受试者子集通常与在对照组中经历相同 ICE 的受试者子集不同。由比较这些子集中的结局所定义的处理效应，混杂了由受试者特征不同所导致的处理组间结局差异的效应。这种策略在实践中通常需要复杂的假设。

15.3　缺失数据基础——模式和机制

对于疗法策略、假想策略和在治策略所针对的估计目标，合理填补仍然是处理缺失数据问题的最有用的方法。当应用填补法处理缺失数据时（见第 15.4 节），我们需要理解导致缺失数据的过程。先对比一下完整数据和不完整数据的情况。令 $Y = \{y_{ij}\}$ 表示结局测量的完整数据矩阵，可能观察不完整。可将其写为 $Y = (Y_{\mathrm{obs}}, Y_{\mathrm{mis}})$，其中 Y_{obs} 是观察到的部分，Y_{mis} 是缺失的部分。此外，令 $M = \{m_{ij}\}$ 表示缺失数据指示矩阵，用于识别 Y_{ij} 是被观察到还是缺失，M 通常被称为缺失数据模式（missing data pattern）（Rubin, 1976）。分析缺失数据的关键是要意识到，当存在缺失数据时，除了 Y 之外，M 是需要考虑的随机变量的一部分。观察到的"数据集"是 $V = (Y_{\mathrm{obs}}, M)$，而不只是 Y_{obs}。这类似于生存数据分析的删失指标变量（事实上，缺失数据和删失数据都属于不完整数据的大类）。此外，导致缺失数据的根本原因也是分析时应考虑的信息的重要部分。对于某些方法，正如我们将在后面看到的，M 包含导致缺失数据的原因和（或）发生缺失的时间。

为简单起见，我们使用 $[Y; \theta]$ 来表示带有参数 θ 的随机变量 Y 的分布。因为缺失数据模式 M 是数据的一部分，所以我们需要考虑 Y 和 M 的联合分布 $[Y, M]$。我们可以在随机治疗分配 Z 中添加其他预定义的基线协变量，以及随机化后发生 ICE 的 X 变量。（请注意，Z 和 X 符号可能存在一些潜在的歧义：假设 Z 是初始随机分配的研究处理组 ID；处理方案包括 Z 以及伴随和潜在的挽救用药，即使后者不是随机的。缺失数据的填补需要包含 X，因为正如在疗法策略中所看到的，它很可能是 ICE 特定的；而对于复合变量策略和在治策略，结局测量 Y 的终点会随着 X 的发生而变化。）因为这里关注的重点是缺失的结局，所以假设总是能观察到 Z 和 X。以 Z 和 X 为条件，$[Y \mid X, Z; \theta]$ 中的参数 θ 是调整协变量的处理（方案）效应，它是主要兴趣参数。"估计目标"在数学上用这个 θ 凝练表示。下文中，为简化起见，我们首先省略 X 和 Z，但当 X 和 Z 受条件限制时，所有的基本结果仍然适用。

联合分布 $[Y, M]$ 可以分解为条件分布和边际分布：

$$[Y, M] = [M \mid Y; \varphi] \, [Y; \theta] \tag{15.1}$$

或

$$[Y, M] = [Y \mid M; \theta_M] \, [M] \tag{15.2}$$

第一种分解的分析方法使用选择模型方法（selection model approach），第二种分解的分析方法使用模式混合模型方法（pattern-mixture model approach，PMM 方法）（Little，1995）。在第一种分解中，含有参数 φ 的条件分布 $[M \mid Y; \varphi]$ 表示缺失数据如何依赖于结局测量 Y，称为缺失数据过程（missing data process）或缺失数据机制（missing data mechanism，MDM）。在第二种分解中，条件分布 $[Y \mid M; \theta_M]$ 是给定缺失数据模式下参数为 θ_M 的条件分布。请注意，我们在每种方法中都明确写出了相关参数，以便进行清晰的推断和解释。使用选择模型方法时，必须为 MDM $[M \mid Y; \varphi]$ 指定一个明确的模型，以便对 θ 进行适当的推断。它是一种有用的研究工具，用于缺失数据的模拟研究，但很难应用于实际数据分析，因为 $[M \mid Y; \varphi]$ 可能涉及缺失数据 Y_{mis}。下一节中的示例给出了对 θ 和 φ 的简单说明。Shih（1992）与 Diggle 和 Shih（1993）的文章中包含了一个关于 $[Y; \theta]$ 和 $[M \mid Y; \varphi]$ 的更高级的例子（作业 15.2）。换言之，PMM 方法在 $[M]$ 中没有这种担忧。但是，$[Y \mid M; \theta_M]$ 的参数是以缺失数据模式为条件的。除主层估计目标外，我们需要将所有模式 M 的 θ_M 组合，以获得边际分布 $[Y]$ 的参数 θ；参见式 15.13。

15.4　缺失数据的可忽略性与不可忽略性

第 15.2 节中讨论了除主层估计目标外的所有估计目标都是针对 θ 进行统计学推断的。这种推断应该基于全部数据 $V = (Y_{\mathrm{obs}}, M)$，而不仅仅是 Y_{obs}。然而，因为忽略 M 而仅利用 Y_{obs} 进行推断通常较为简单和容易，所以一个基本的问题就是，什么时候忽略 M 而仅基于 Y_{obs} 进行分析是合适的。在要回答上面的缺失数据是否可被忽略的问题时，第一种类型的分解（式 15.1）是非常有帮助的。事实上，准确的说法应该是，在对参数 / 估计目标 θ 进行推断时，产生缺失数据的机制和过程是否可以忽略。关于这个问题的确切答案涉及 Rubin（1976）提出的定义：完全随机缺失（missing completely at random，MCAR）、随机缺失（missing at random，MAR）以及独立参数（distinct parameter，DP）。具体可见附录 15.1 和 15.2。简单来说如下。

如果 MDM 与患者观测到的和潜在的结局均无关，则可以假设为 MCAR。使用式 15.1 中的符号标记，$[M \mid Y] = [M]$ 表示 MCAR。例子包括患者搬家离开、研究结束以及较晚入组被管理性"删失"。当 MCAR 适用时，仅基于观察到的数据 Y_{obs} 对参数 θ 进行推断是合理的。常用的基于样本平均值的两样本 t 检验，以及针对不平衡的集群数据（包括重复测量）的广义估计方程（generalized estimating equation，GEE）（Liang & Zeger，1986）方法均需要 MCAR 假设，因为这些方法都是基于抽样分布的。

如果缺失数据依赖于观测到的数据，不依赖于当前未观测到的以及未来的潜在数据，则可假设为 MAR。同样使用式 15.1 中的符号标记，表示为 $[M \mid Y] = [M \mid Y_{\mathrm{obs}}]$。更恰当的表示方法见下式 15.4。MAR 对于假想策略场景下的缺失数据是合理的，例如场景①和②中，提问的是"如果相关的 ICE 未发生且患者继续接受初始处理或处理方案，那么初始处理或处理方案的结局会是什么"。当 MAR 适用时，如果我们感兴趣的参数 θ 和缺失机制参数 φ 是独立的，那么仅仅基于 Y_{obs} 的似然函数进行推断便是合理的。加权估计方程（weighted estimation equations）（Robins，Rotnitzky 和 Zhao，1995；Paik，1997）、SAS PROC MIXED 对应的混合效应模型（Laird 和 Ware，1982），以及 SAS PROC MI（Yuan，2001）对应的多重填补法（Rubin, 1998）均要求 MAR 假设。

现在，我们来看一下关于 X 和 Z 更加具体的表示。一般来说，与式 15.1 对应：

$$[Y, M \mid X, Z] = [M \mid Y, X, Z; \varphi] [Y \mid X, Z; \theta] \qquad (15.3)$$

与 $[M \mid Y] = [M \mid Y_{obs}]$ 对应，MAR 为：

$$[M \mid Y, X, Z; \varphi] = [M \mid Y_{obs}, X, Z; \varphi] \qquad (15.4)$$

即 MDM 仅依赖于观测到的数据，其包括了 Y_{obs}、处理 ICE（X）的策略以及治疗方案 Z。"独立参数"（DP）的要求意味着 MDM 参数 φ 与 $[Y \mid X, Z; \theta]$ 中的估计目标参数 θ 无关（也就是不包含关于 θ 的任何信息）。由于处理 ICE 的策略和确定处理方案在很大程度上决定了 ICE 发生后数据的相关性，因此在大多数情况下，MAR 和 DP 的条件假设是合理的。

非随机缺失（not missing at random，NMAR）或缺失非随机（missing not at random，MNAR）是指数据的缺失过程依赖于当前未观测到的结局或未来的潜在结局。继续使用式 15.1 的符号标记，此时 $[M \mid Y] = [M \mid Y_{obs}, Y_{mis}]$ 不能继续被简化。在 MNAR 假设下或者违反 DP 条件时，MDM 是不可被忽略的。因为 MAR 假设无法根据观察到的数据来检验，因此对 MAR 假设进行敏感性分析对获得稳健的结论至关重要，后续会有更多的讨论。现在我们根据 Choi 和 Lu（1995）提供的简单例子来阐述 NMAR 的概念，并展示如果忽略 MDM，在 NMAR 下偏倚是如何发生的。

例 15.1

考虑比较两个随机处理组 X 和 Y 的情况，终点为二分类变量，其中 1 表示有应答，0 表示无应答。设处理组 X 的应答率为 p_x，处理组 Y 的应答率为 p_y。用符号来表示，$p_x = E(X) = \Pr(X = 1)$；p_y 也是如此。我们感兴趣的参数为 $\theta = p_x - p_y$。假设有一种机制会导致数据缺失，而这取决于是否应答。MDM 由参数 (φ_0, φ_1) 表示，其中 $\varphi_0 = \Pr(X \text{ 缺失} \mid X = 0) = \Pr(Y \text{ 缺失} \mid Y = 0)$，$\varphi_1 = \Pr(X \text{ 缺失} \mid X = 1) = \Pr(Y \text{ 缺失} \mid Y = 1)$。这里为了表述简单，我们假设两处理组的 MDM 相同。相较于 MAR 或 MCAR 条件下的 $\varphi_0 = \varphi_1$，在这个场景下，$|\varphi_0 - \varphi_1|$ 表示 NMAR 的程度。现在我们通过利用样本应答率的差异，即 $\hat{p}_x - \hat{p}_y$，来检查 MDM 被忽略所带来的偏倚。

设观测到的数据为 $X_i (i = 1, \cdots, n_x)$ 和 $Y_j (j = 1, \cdots, n_y)$。（n_x 和 n_y 也是随机变量。）

注意，$\Pr(X \text{ 被观测到}) = 1 - \Pr(X \text{ 缺失})$

$= 1 - [\Pr(X \text{ 缺失} \mid X = 0) P(X = 0) + \Pr(X \text{ 缺失} \mid X = 1) P(X = 1)]$

$= 1 - [\varphi_0 (1 - p_x) + \varphi_1 p_x]$

$\equiv \pi_x$

类似地，$\Pr(Y \text{ 被观测到}) = 1 - [\varphi_0 (1 - p_y) + \varphi_1 p_y] \equiv \pi_y$。

$\hat{p}_y$ 的期望值可通过下式获得：

$$\begin{aligned} E(\hat{p}_x) &= E\left(n_x^{-1} \sum_{i=1}^{n_x} X_i\right) = E\left\{E\left(n_x^{-1} \sum_{i=1}^{n_x} X_i \mid n_x\right)\right\} \\ &= E\left\{n_x^{-1} E\left(\sum_{i=1}^{n_x} X_i \mid n_x\right)\right\} = E\left\{n_x^{-1} \sum_{i=1}^{n_x} E(X_i \mid n_x)\right\} \end{aligned} \qquad (15.5)$$

在式 15.5 中，

$$E\left(X_i \mid n_x\right) = \Pr\left(X_i = 1 \mid X_i \text{ 被观测到}\right)$$

$$= \frac{\Pr\left(X_i \text{ 被观测到} \mid X_i = 1\right) \Pr\left(X_i = 1\right)}{\Pr\left(X_i \text{ 被观测到}\right)}$$

$$= \frac{\left(1 - \varphi_1\right) p_x}{\pi_x}$$

将其代入式 15.5 中，我们有 $E(\hat{p}_x) = \dfrac{(1-\varphi_1)p_x}{\pi_x}$。类似地，我们有 $E(\hat{p}_y) = \dfrac{(1-\varphi_1)p_y}{\pi_y}$。

因此，

$$E(\hat{p}_x - \hat{p}_y) = \frac{(1-\varphi_1)p_x}{\pi_x} - \frac{(1-\varphi_1)p_y}{\pi_y} = \frac{\pi_y(1-\varphi_1)p_x - \pi_x(1-\varphi_1)p_y}{\pi_x \pi_y}$$

$$= \frac{(1-\varphi_0)(1-\varphi_1)(p_x - p_y)}{\pi_x \pi_y} \tag{15.6}$$

式 15.6 展示了偏倚乘数因子 $= \dfrac{(1-\varphi_0)(1-\varphi_1)}{\pi_x \pi_y}$。当 $\varphi_0 = \varphi_1$（MCAR，乘数因子为 1）

或者 $\theta = 0$（无处理效应）时，样本平均差值 $(\hat{p}_x - \hat{p}_y)$ 为 $\theta = p_x - p_y$ 的无偏估计量。

15.5 随机缺失假设下的多重填补分析

我们所说的"合理填补"（上文提到）是指在复合变量策略中排除"将最差的等级分配给治疗失败"的方法，以及在治策略中或假想策略的某些场景中使用末次观测值转结（last observation carried forward，LOCF）和基线观测值转结（baseline observation carried forward，BOCF）方法。"合理填补"是一种多重填补（multiple imputation，MI）方法。在 MAR 假设成立时，或者使用一系列可信的 NMAR 模型进行敏感性分析时，MI 也许是提供主要估计时最常用的技术手段。MI 方法一般分为三个步骤：(a) 选择一个多变量模型，从模型中抽样，对缺失值进行 G 次插补，获得 G 个完整数据集；(b) 选择适当的统计方法逐个对 G 个完整数据集进行分析 [例如重复观测数据的混合效应模型（mixed-effect model for repeated measured，MMRM）]，计算结局测量的平均值、组内方差（within-imputation variance）和组间方差（between-imputation variance）；(c) 通过组内和组间方差合并 G 个平均值。例如，设 $\hat{\theta}_j$ 为第 j 个填补数据集中的处理效应估计值，v_j 为处理效应方差的估计值。合并估计量为 $\bar{\theta} = \sum_{j=1}^{G} \hat{\theta}_j / G$，总方差为：

$$\sum_{j=1}^{G} v_j / G + (1 + G^{-1})B$$

其中第一项为平均组内方差，$B = \dfrac{1}{G-1}\sum_{j=1}^{G}(\hat{\theta}_j - \bar{\theta})^2$ 为组间方差，$(1 + G^{-1})$ 是针对一定

插补数的校正。

基于 MAR 假设的分析，以上步骤（a）和（c）可直接在 SAS PROC MI 和 PROC MIANALYZE 中执行，详细步骤可参考 SAS 文件。而对于特定 NMAR 假设的分析，SAS 中的填补步骤（a）则需要依据特定的 NMAR 模型进行扩充（详见第 15.7 节）。

MAR 假设在实践中有时会受到质疑。然而，根据 Schafer（1997）和 Rubin（1998）的报告，当填补步骤（a）中模型的协变量个数足够多时，MAR 假设的合理性会得到提升。我们之前也讨论过，当以计划的 ICE 和处理方案为条件时，对于许多估计目标来说，MAR 假设似乎都是合理的。步骤（a）中的模型也被称为填补者模型（imputer's model），相比于步骤（b）中缺失数值已经填补的完整数据的分析模型，填补者模型允许加入更多的协变量。填补步骤（b）中用针对完整数据的分析模型也被称为分析师模型（analyst's model），该模型中的协变量往往是填补者模型协变量的子集。

15.6 随机缺失假设下单调缺失模式的纵向数据分析

临床试验中常遇到的情形是，由于受试者"退出"试验，造成纵向数据缺失。这自然就形成了一种单调模式。具体来说，假设一项研究在基线后安排了 T 个访视时间点。令 Y_k 表示在第 k 次访视的结局（$k = 0, 1, 2, \cdots, T$），其中 $k = 0$ 为基线访视。在单调缺失数据模式下，如果受试者的结局 Y_k 在第 k 次访视缺失，那么未来的第 j 次（$j > k$）的访视结局 Y_j 也将缺失。针对这样的离散时间模型，令 L 为随访时间，即受试者的结局可被观测到的最后一次访视时间。单调缺失数据模式 M 可以由 $L = 0, 1, \cdots, T$ 表示，其中 $L = T$ 是受试者完成研究访视的时间。假设受试者的基线值总是被观测到的。在这种场景下，一个可行的分析方法便是利用式 15.2 中的分解，即 PMM 方法。我们基于 $T = 4$ 的情况进行讨论，如表 15.1 所示。

表 15.1 PMM 方法填补 $T = 4$ 情况下 MAR 条件的单调缺失数据

			Y_k		
	$k=0$	$k=1$	$k=2$	$k=3$	$k=4$
$L=0$	x	$?=[Y_1 \mid Y_0, L>0]$	$?=[Y_2 \mid Y_0, Y_1, L>1]$	$?=[Y_3 \mid Y_0, Y_1, Y_2, L>2]$	$?=[Y_4 \mid Y_0, Y_1, Y_2, Y_3, L>3]$
$L=1$	x	$[Y_1 \mid Y_0, L=1]$	$?=[Y_2 \mid Y_0, Y_1, L>1]$	$?=[Y_3 \mid Y_0, Y_1, Y_2, L>2]$	$?=[Y_4 \mid Y_0, Y_1, Y_2, Y_3, L>3]$
$L=2$	x	$[Y_1 \mid Y_0, L=2]$	$[Y_2 \mid Y_0, Y_1, L=2]$	$?=[Y_3 \mid Y_0, Y_1, Y_2, L>2]$	$?=[Y_4 \mid Y_0, Y_1, Y_2, Y_3, L>3]$
$L=3$	x	$[Y_1 \mid Y_0, L=3]$	$[Y_2 \mid Y_0, Y_1, L=3]$	$[Y_3 \mid Y_0, Y_1, Y_2, L=3]$	$?=[Y_4 \mid Y_0, Y_1, Y_2, Y_3, L>3]$
$L=4$	x	$[Y_1 \mid Y_0, L=4]$	$[Y_2 \mid Y_0, Y_1, L=4]$	$[Y_3 \mid Y_0, Y_1, Y_2, L=4]$	$[Y_4 \mid Y_0, Y_1, Y_2, Y_3, L=4]$

注：k = 研究访视点；L = 观测到研究结局的最后一次访视点，用于描述缺失数据模式。每一行可代表一个或多个受试者。x 表示观测到的数据，$?$ 表示缺失数据，由指定的分布确定。

根据 PMM 方法，MAR 的假设条件 $[M \mid Y] = [M \mid Y_{obs}]$ 等同于 $[Y_{mis} \mid Y_{obs}, M] = [Y_{mis} \mid Y_{obs}]$。也就是说，在给定的观测变量下，缺失数据的条件分布对所有的缺失数据模式是相同的（证明详见附录 15.4）。例如，表 15.1 展示了基于模式混合 MAR 条件 $[Y_{mis} \mid Y_{obs}, M] = [Y_{mis} \mid Y_{obs}]$ 的数据填补。这种填补也被称为依从随机化分配（as assigned treatment,

AAT）估计目标。

现在我们来看一下 $[Y_{mis} \mid Y_{obs}, M] = [Y_{mis} \mid Y_{obs}]$ 这一假设条件下，如何识别每一种缺失模式下的联合分布。首先，对于 $L = 0$，即只有基线结果 Y_0 可被观测，其他所有访视结局 Y_1 至 Y_4 均需填补。使用 PMM 方法下的 MAR：

$$[Y_1, \ Y_2, \ Y_3, \ Y_4 \mid Y_0, \ L = 0]$$
$$= [Y_1, \ Y_2, \ Y_3, \ Y_4 \mid Y_0]$$
$$= [Y_4 \mid Y_0, \ Y_1, \ Y_2, \ Y_3] \, [Y_1, \ Y_2, \ Y_3 \mid Y_0]$$
$$= [Y_4 \mid Y_0, \ Y_1, \ Y_2, \ Y_3, \ L = 4] \, [Y_3 \mid Y_0, \ Y_1, \ Y_2] \, [Y_1, \ Y_2 \mid Y_0]$$
$$= [Y_4 \mid Y_0, \ Y_1, \ Y_2, \ Y_3, \ L = 4] \, [Y_3 \mid Y_0, \ Y_1, \ Y_2, \ L \geq 3] \, [Y_2 \mid Y_0, \ Y_1] \, [Y_1 \mid Y_0]$$
$$= [Y_4 \mid Y_0, \ Y_1, \ Y_2, \ Y_3, \ L = 4] \, [Y_3 \mid Y_0, \ Y_1, \ Y_2, \ L \geq 3] \, [Y_2 \mid Y_0, \ Y_1, \ L \geq 2]$$
$$\qquad [Y_1 \mid Y_0, \ L \geq 1] \tag{15.7}$$

因为可以通过观测到的数据确定式 15.7 右侧的所有因素，所以 $[Y_1, \ Y_2, \ Y_3, \ Y_4 \mid Y_0, L = 0]$ 的联合分布可被估计。对于模式 $L = 1, 2, 3$（$L = 4$ 无缺失数据），有缺失值的变量执行同样的 MAR 分解和应用。缺失值是从预测/条件分布中抽样而来的，这是 MI 方法的基础。式 15.7 显示，填补可从 $[Y_1 \mid Y_0] = [Y_1 \mid Y_0, \ L \geq 1]$ 到 $[Y_4 \mid Y_0, \ Y_1, \ Y_2, \ Y_3] = [Y_4 \mid Y_0, \ Y_1, \ Y_2, \ Y_3, \ L = 4]$，以前面的结局为条件序贯进行。如下所示：

$$[Y_1 \mid Y_0, \ L = 0] = [Y_1 \mid Y_0, \ L > 0]$$
$$[Y_2 \mid Y_0, \ Y_1, \ L = 1] = [Y_2 \mid Y_0, \ Y_1, \ L > 1]$$
$$[Y_3 \mid Y_0, \ Y_1, \ Y_2, \ L = 2] = [Y_3 \mid Y_0, \ Y_1, \ Y_2, \ L > 2]$$
$$[Y_4 \mid Y_0, \ Y_1, \ Y_2, \ Y_3, \ L = 3] = [Y_4 \mid Y_0, \ Y_1, \ Y_2, \ Y_3, \ L > 3] \tag{15.8}$$

在上式中，对于模式 $L = j$，我们可以根据模式 $L > j$ 中观测到的数据获得式右侧的预测/条件分布。在模式 $L = j$ 中，左侧的缺失值 Y_{j+1} 可从右侧预测/条件分布中进行抽样，此步骤可通过 SAS MI 过程执行。在 PROC MI 中，序贯填补在一条命令里就可完成（作业 15.2）。

当数据中包含中途缺失时（例如缺失发生在 ICE 之前，见图 15.2），SAS PROC MI 中有一个选项，可以在中途缺失中利用马尔可夫链蒙特卡洛（Markov chain Monte Carlo，MCMC）方法创建一个单调模式，然后再根据单调模式进行后续分析。

以下是在 MAR 假设条件下执行 MI 的 SAS 程序。假设我们有一个名为"datain"的数据集，其缺失数据模式是任意的。协变量包括年龄（age）、性别（sex）、种族（race）和处理组（trt）。其中年龄是连续型变量，其余均为分类变量。首先，我们生成单调缺失模式：

```
proc mi data = datain out = outmono nimpute =2 seed = 1234;
mcmc impute = monotone;
var age sex race1 race2 race3 trt Y0 Y1 Y2 Y3 Y4;
run;
```

请注意，我们在上述程序中针对 race 生成了一个带有哑变量的设计矩阵（没有给出生成 race1 到 race3 的步骤），因为 SAS 针对中途缺失数据的 MCMC 填补过程默认满足多重正态性假设；因此，当使用 mcmc 过程时，不能直接用 CLASS 语句定义分类变量。该步骤输出一个单调模式数据集"outmono"。通过选项"nimpute =2"可创建两个 outmono 数据集的副本。

然后，利用回归（条件期望）方法对"outmono"数据集的每个副本进行 MI。

```
proc mi data = outmono out = miout nimpute = 5 seed = 1234;
monotone method = REG;
var age sex race1 race2 race3 trt y0 y1 y2 y3 y4;
run;
```

回归填补法通过上述 var 语句指定的顺序依次进行。条件期望从第一个具有缺失值的变量开始，给定前序变量后，采用回归方法依次填补缺失值。并不需要把依次填补分为多个步骤。然而，当我们需要通过额外的限制来增强条件期望（来自 MAR）时，就像在 NMAR 中一样，有些策略可能需要将这些依次填补的步骤分开来进行。

15.7 非随机缺失 - 非未来依赖型（NMAR-NFD）模型假设下使用多重填补的敏感性分析

当 MCAR 或 MAR 的假设不成立时，我们不能简单地"忽略 M"。因此，式 15.1 中基于分解的似然函数分析，即选择模型方法，需要针对缺失数据机制 $[M \mid Y_{obs}, Y_{mis}; \varphi]$ 进行建模。因为有无限多种这样的模型，而且没有一个可以从观测数据中得到验证，所以尚无通用的计算程序。比较谨慎的做法是使用多种模型进行"敏感性分析"（sensitivity analyses）。由 Kenward、Molenberghs 和 Thijs（2003）提出的非未来依赖型（nonfuture dependence，NFD）缺失是 NMAR 的子类，见附录 15.5。在本节，我们将讨论 NFD 缺失的具体分析（作业 15.3）。

15.7.1 带有均值漂移校正的 NFD

MAR 为 NFD 的特例。我们将继续使用 PMM 方法对单调缺失模式的数据进行分析，以此在 NFD 缺失和 MAR 缺失之间建立联系。继续表 15.1 所描述的 $T = 4$ 的 MAR 例子，我们在表 15.2 中说明了附录 15.5 式 15A.11 中给出的 NFD 缺失条件。

对比表 15.1（MAR）和表 15.2，我们看到 NMAR-NFD（表 15.2 和式 15A.11）不是一个完整的条件集合。也就是说，这里还有未确认的缺失数据分布（在表 15.2 中用双问号表示）。为了进一步确认表 15.2 中带有双问号（??）的缺失数据，我们需要进一步的假设，可以与 MAR 条件下的式 15.8 联系起来。

描述偏离 MAR 的简单方法是采用一种在式 15.8 的条件均值上存在漂移的模型。这种均值漂移模型（mean-shift model）无法通过数据本身进行验证。选择这种方法的理由主要是基于可解释性：对于由缺乏疗效或发生不良事件等不利原因造成的数据缺失，对缺失数据的填补值进行一定的惩罚。它的工作原理如下：首先，基于观测到的数据（式 15.8 右侧）建立线性回归模型，即条件期望，并且需要根据观测到的数据进行模型检查。

表 15.2　PMM 方法填补 T = 4 情况下 NMAR-NFD 条件的单调缺失数据

			Y_k		
	$k = 0$	$k = 1$	$k = 2$	$k = 3$	$k = 4$
$L = 0$	x	??	$? = [Y_2 \mid Y_0, Y_1, L > 1]$	$? = [Y_3 \mid Y_0, Y_1, Y_2, L > 2]$	$? = [Y_4 \mid Y_0, Y_1, Y_2, Y_3, L > 3]$
$L = 1$	x	$[Y_1 \mid Y_0, L = 1]$	??	$? = [Y_3 \mid Y_0, Y_1, Y_2, L > 2]$	$? = [Y_4 \mid Y_0, Y_1, Y_2, Y_3, L > 3]$
$L = 2$	x	$[Y_1 \mid Y_0, L = 2]$	$[Y_2 \mid Y_0, Y_1, L = 2]$	??	$? = [Y_4 \mid Y_0, Y_1, Y_2, Y_3, L > 3]$
$L = 3$	x	$[Y_1 \mid Y_0, L = 3]$	$[Y_2 \mid Y_0, Y_1, L = 3]$	$[Y_3 \mid Y_0, Y_1, Y_2, L = 3]$	??
$L = 4$	x	$[Y_1 \mid Y_0, L = 4]$	$[Y_2 \mid Y_0, Y_1, L = 4]$	$[Y_3 \mid Y_0, Y_1, Y_2, L = 4]$	$[Y_4 \mid Y_0, Y_1, Y_2, Y_3, L = 4]$

注：k = 研究访视点；L = 观测到研究结局的最后一次访视点，用于描述缺失数据模式。每一行可代表一个或多个受试者。x 表示观测到的数据；? 表示缺失数据，可由指定的分布确定；?? 表示缺失数据且分布不可确定（这意味着我们需要更多的假设条件，并将涉及敏感性分析）。

$$E\left(Y_1 \mid Y_0,\ L > 0\right) = \alpha_1 + \beta_1 Y_0$$
$$E\left(Y_2 \mid Y_0,\ Y_1,\ L > 1\right) = \alpha_2 + \beta_{20} Y_0 + \beta_{21} Y_1$$
$$E\left(Y_3 \mid Y_0,\ Y_1,\ Y_2,\ L > 2\right) = \alpha_3 + \beta_{30} Y_0 + \beta_{31} Y_1 + \beta_{32} Y_2$$
$$E\left(Y_4 \mid Y_0,\ Y_1,\ Y_2,\ Y_3,\ L > 3\right) = \alpha_4 + \beta_{40} Y_0 + \beta_{41} Y_1 + \beta_{42} Y_2 + \beta_{43} Y_3 \tag{15.9}$$

所有截距和斜率均可通过观测到的数据进行估计。其次，为了将 MAR 嵌入到更大类的 NMAR 模型中，NMAR 分类将与退出受试者和观测到数据的受试者的条件均值连接起来的漂移挂起钩来。最后，假设漂移可由截距表示，而不是斜率或者残差的方差（Daniels 和 Hogan 2007，p240；NRC 2010，p100）。也就是说：

对所有 Y_0，$E\left(Y_1 \mid Y_0,\ L = 0\right) = (\alpha_1 + \Delta_1) + \beta_1 Y_0$
$$= E\left(Y_1 \mid Y_0,\ L > 0\right) + \Delta_1$$

对 $j = 0, 1$ 和所有 Y_0、Y_1，

$E\left(Y_2 \mid Y_0,\ Y_1,\ L = j\right) = (\alpha_2 + \Delta_{2j}) + \beta_{20} Y_0 + \beta_{21} Y_1$
$$= E\left(Y_2 \mid Y_0,\ Y_1,\ L > 1\right) + \Delta_{2j}$$

对 $j = 0, 1, 2$ 和所有 Y_0、Y_1、Y_2，

$E\left(Y_3 \mid Y_0,\ Y_1,\ Y_2,\ L = j\right) = (\alpha_3 + \Delta_{3j}) + \beta_{30} Y_0 + \beta_{31} Y_1 + \beta_{32} Y_2$
$$= E\left(Y_3 \mid Y_0,\ Y_1,\ Y_2,\ L > 2\right) + \Delta_{3j}$$

对 $j = 0, 1, 2, 3$ 和所有 Y_0、Y_1、Y_2、Y_3，

$E\left(Y_4 \mid Y_0,\ Y_1,\ Y_2,\ Y_3,\ L = j\right) = (\alpha_4 + \Delta_{4j}) + \beta_{40} Y_0 + \beta_{41} Y_1 + \beta_{42} Y_2 + \beta_{43} Y_3$
$$= E\left(Y_4 \mid Y_0,\ Y_1,\ Y_2,\ Y_3,\ L > 3\right) + \Delta_{4j} \tag{15.10}$$

此外，另外一个简化是，对于 $j = 0, 1$，$\Delta_{2j} = \Delta_2$；对于 $j = 0, 1, 2$，$\Delta_{3j} = \Delta_3$；对于 $j = 0, 1, 2, 3$，$\Delta_{4j} = \Delta_4$。也就是说，对于每一个有缺失数据的访视，在所有模式中的漂移是相同的。这是基于 NFD 缺失的特性推导而来的（Kenward，Molenberghs 和 Thijs，2003），详见附

录 15.5。

因为所有的回归模型参数都可以被估计，所以当设定漂移参数 $\Delta = (\Delta_1, \Delta_2, \Delta_3, \Delta_4)$ 时，式 15.10 的左侧也可被估计。模式 $L = j$ 中的缺失数据将根据式 15.10 中的条件均值依次填补。就计算而言，由于式 15.10（对于 NFD 缺失）只是式 15.9（对于 MAR 缺失）的漂移变换，我们可以使用基于 MAR 的 PROC MI 过程进行填补，并将从中获得的填补值进行漂移校正。请注意，漂移参数 $\Delta = (\Delta_1, \Delta_2, \Delta_3, \Delta_4)$ 是在通过 MI 完成 MAR 下缺失数据的填补过程后一并应用的。它们并不参与基于 MAR 的 MI 过程。这并不是一个迭代方法。Ratitch、O'Kelly 和 Tosielloc（2013）提出了迭代方法，在进行填补的同时不断地进行不同时刻的漂移参数校正。也就是说，在第一个发生 MAR 的访视时间点对缺失数据执行 MI，然后对每一个填补值进行 Δ_1 的漂移校正。将这些进行 Δ_1 漂移校正的数值视为观测数据，在第二个发生 MAR 的随访时间点对缺失数据进行填补，然后对填补值进行 Δ_2 漂移校正。再将这些进行过 Δ_2 漂移校正的数值视为观测数据，对第三个发生 MAR 的随访时间点对缺失数据进行填补，以此类推。请注意，当很多访视时间点出现缺失数据时，为避免复合填补，有时有必要将填补仅限制在第一个随访时间点，然后逐个对所有随后的随访时间点都进行这样的单一填补。这也被称为单一校正算法。Peng（2015）研究了这些算法（非迭代、迭代、单一校正）并总结出非迭代和单一校正算法比迭代算法具有更好的表现。有一个作业练习是比较这三种算法 [作业 15.3（2）]。

从分析的角度来看，我们可以展示如何在每种缺失模式和每个访视时间点获得边际均值，以及在最终访视时间点获得所有缺失模式下的边际均值。设 $\mu_k^{(j)} = E(Y_k \mid L = j)$。根据式 15.10，对于基线之后每一个访视时间点，我们都可以依次获得特定模式的边际均值：

$$\mu_1^{(0)} = E(Y_1 \mid L = 0) = (\alpha_1 + \Delta_1) + \beta_1 \mu_0^{(0)} \tag{15.11}$$

其中 $\mu_0^{(0)} = E(Y_1 \mid L = 0)$ 可直接根据特定模式下观测到的数据进行估计。

$$\mu_2^{(j)} = E(Y_2 \mid L = j) = (\alpha_2 + \Delta_2) + \beta_{20} \mu_0^{(j)} + \beta_{21} \mu_1^{(j)}$$
$$j = 0, 1 \tag{15.12}$$

其中 $\mu_0^{(0)}$、$\mu_0^{(1)}$、$\mu_1^{(1)}$ 可直接根据观测到的数据进行估计，$\mu_1^{(0)}$ 可由式 15.11 获得。

$$\mu_3^{(j)} = E(Y_3 \mid L = j) = (\alpha_3 + \Delta_3) + \beta_{30} \mu_0^{(j)} + \beta_{31} \mu_1^{(j)} + \beta_{32} \mu_2^{(j)}$$
$$j = 0, 1, 2 \tag{15.13}$$

其中 $\mu_0^{(0)}$、$\mu_0^{(1)}$、$\mu_0^{(2)}$、$\mu_1^{(1)}$、$\mu_1^{(2)}$、$\mu_2^{(2)}$ 可直接根据观测到的数据进行估计，$\mu_1^{(0)}$ 可由式 15.11 获得，$\mu_2^{(0)}$、$\mu_2^{(1)}$ 可通过式 15.12 获得。

$$\mu_4^{(j)} = E(Y_4 \mid L = j) = (\alpha_4 + \Delta_4) + \beta_{40} \mu_0^{(j)} + \beta_{41} \mu_1^{(j)} + \beta_{42} \mu_2^{(j)} + \beta_{43} \mu_3^{(j)}$$
$$j = 0, 1, 2, 3 \tag{15.14}$$

其中 $\mu_0^{(0)}$、$\mu_0^{(1)}$、$\mu_0^{(2)}$、$\mu_0^{(3)}$、$\mu_1^{(1)}$、$\mu_1^{(2)}$、$\mu_1^{(3)}$、$\mu_2^{(2)}$、$\mu_2^{(3)}$、$\mu_3^{(3)}$ 可直接根据观测到的数据进行估计，$\mu_1^{(0)}$ 可通过式 15.11 获得，$\mu_2^{(0)}$、$\mu_2^{(1)}$ 可通过式 15.12 获得，$\mu_3^{(0)}$、$\mu_3^{(1)}$、$\mu_3^{(2)}$ 可通过式 15.13 获得。使用式 15.2 的符号标记，我们有 $\theta_M = \{\mu_4^{(j)}, j = 0, 1, 2, 3\}$。

在许多临床试验中，我们主要关注在最后一次访视时间 T 的边际均值。以 $T = 4$ 为例，

$$\theta = E(Y_4) = \sum_{j=0}^{4} \omega_j E(Y_4 \mid L = j) = \sum_{j=0}^{4} \omega_j \mu_4^{(j)} \tag{15.15}$$

其中 $\omega_j = \mathrm{Pr}\,(L = j)$ 可根据模式 $L = j$ 的受试者所占比例进行估计。

漂移参数 $\Delta = (\Delta_1,\ \Delta_2,\ \Delta_3,\ \Delta_4)$ 可以在 Δ 的空间 $D\,(\Delta)$ 上变化。通过敏感性分析，我们可以查看在 MAR 模式，即 $\Delta = (0,\ 0,\ 0,\ 0)$ 条件下，结果是如何变化的。偏离 MAR 的程度可通过不同的方法进行测量。一种方法是给定数据 $(Y_0,\ \cdots,\ Y_{k-1})$ 时，可用 Y_k 的剩余标准差 RSD_k，这可以在使用 NMAR 模型之前，从 MAR 条件下填补的完整数据中获取。例如，我们可以将第 k 次访视时偏离 MAR 的最大范围设置为 RSD_k 的 f_k 倍。如果基于先前的经验，Δ_k 值被限制在 $f_k \times \mathrm{RSD}_k$ 之内，那么 $D\,(\Delta) = (f_1 \times \mathrm{RSD}_1,\ \cdots,\ f_4 \times \mathrm{RSD}_4)$。在第 k 次访视的每一个缺失值均可用 $E\,(Y_k \mid Y_0,\ \cdots,\ Y_{k-1},\ L > k - 1) + \mathrm{Unif} \times f_k \times \mathrm{RSD}_k$ 代替，其中 $E\,(Y_k \mid Y_0,\ \cdots,\ Y_{k-1},\ L > k - 1)$ 可从 MAR 下的填补步骤估计，Unif 是来自均匀 $(0,\ 1)$ 分布的随机数值。例如，Daniels 和 Hogan（2007）对所有访视时间 $k = 1,\ \cdots,\ T$ 使用 $f_k = 1$。可以想象，对于 $k < k'$，有 $\mathrm{RSD}_k \geqslant \mathrm{RSD}_{k'}$，因为较早访视时间点的回归模型中包含的 Y 较少。也就是说，与较晚退出试验造成的缺失值相比，较早退出试验造成的缺失值更有可能受到更大的惩罚，这是合理的。另一种方法是使用 STD_k（第 k 个访视时间点的合并标准差）。与 RSD_k 相反，STD_k 会随着时间的推移而增加。在缺失数据上增加更多的"惩罚"也是合理的，因为退出后，随着时间的推移，处理效应会越来越弱。Peng（2015）使用两种方法考查了敏感性分析，相比于 STD，他更推荐 RSD［作业 15.3（2）］。

为了简单起见，表 15.1 和表 15.2 以及上述的所有叙述均没有考虑处理组。在实践中，我们通常将处理组作为协变量纳入回归模型，而不是针对每个处理组分别进行 MI。

当缺失值通过 NMAR 模型进行 MI 时，我们也要考虑其他的限制。例如，对于取值范围在 0 ～ 10 的疼痛分数，填补值也应该限制在这个范围内。又如，假设由于治疗无效导致受试者退出试验的临床解释意味着缺失值不应该好于基线测量值，那么填补后的数值也应该采用这个限制。

15.7.2 使用伴发事件类型或初始处理停用原因以及随访时间进行均值漂移校正的 NFD 形成缺失数据模式

上面的例子使用 $T = 4$ 进行展示，因此单调模式是 $L = 0, 1, 2, 3, 4$，这很容易推广。该模式还可以包含其他的因素，而不仅仅是使用离散的随访时间 L（退出试验前的最后一次访视时间）。例如，除 L 之外，使用 ICE 的类型或者初始处理停用的原因也非常合理。在这种情况下，我们可以在所有访视时间使用相同的漂移因子 f_k，但要根据不同的 ICE 类型或者处理停用原因来变换 f_k。可以想象，在分析疗效结局时，当因疗效缺乏而发生 ICE 或者处理停用时，我们将应用较大的漂移因子 $(f_1 = f_2 = \cdots = f_T = f_{\mathrm{LOE}})$；当因不良事件而发生 ICE 或者退出试验时，我们将应用较小的漂移因子 $(f_1 = f_2 = \cdots = f_T = f_{\mathrm{AE}})$。$f_{\mathrm{LOE}} = f_{\mathrm{AE}}$ 是一个特例。对于对疗效和安全性真正中立的失访，我们可以考虑设置漂移因子 $(f_1 = f_2 = \cdots = f_T = f_{\mathrm{NEU}})$ 为 0，这便简化为 MAR 情形。NMAR 数据对处理比较的影响自然取决于在进行数据分析时每一种缺失模式中缺失数据的比例，即式 15.15 中的 ω_j。这些控制漂移参数 Δ 的漂移因子 $(f_{\mathrm{LOE}},\ f_{\mathrm{AE}},\ f_{\mathrm{NEU}})$ 为敏感度参数（sensitivity parameter）。参数 Δ 以及对疗效缺乏（lack of efficacy，LOE）和（或）不良事件（adverse event，AE）的基线限制代表了一种假设，即由 LOE 或 AE 导致的缺失值如果被观测到，将会是不良的结局。对于疼痛分数或者血压值尤其如此，因为缺失数据将来自于停用研究处理或者是服用了挽救药物的患者。

当完成 NFD 缺失下的所有 MI 步骤后，可以采用常用统计学方法，对每个填补后的数据集进行完整的纵向数据分析，并对结果进行整合。例如，可通过 SAS PROC MIANALYZE 执行操作。

在实践中，我们也可以通过变换漂移因子的不同水平对疗效结果进行敏感性分析。表 15.3 展示了一个假设的例子，使用 p 值总结了在不同敏感性参数（f_{LOE}、f_{AE}）水平下的疗效结果（设定 $f_{NEU} = 0$ 和 $f_{NEU} = 0.5$）。当漂移参数在合理范围内变动时，如果结论仍然一致，那么我们就比较容易接受在假设模型下的结果。否则，结果将有可能受到持怀疑态度的审稿人更严格的审查。

表 15.3 敏感性分析总结：这个假设的例子使用 p 值作为不同敏感性参数值下的疗效总结

p 值	f_{LOE}				
$f_{NEU} = 0$					
f_{AE}	0	0.5	0.75	1.0	1.2
0	0.005	0.007	0.012	0.024	0.035
0.5	0.006	0.008	0.014	0.030	0.037
0.75	0.009	0.012	0.023	0.033	0.041
1.0	0.013	0.022	0.030	0.042	0.049
1.2	0.023	0.027	0.033	0.044	0.053
$f_{NEU} = 0.5$					
f_{AE}		0.5	0.75	1.0	1.2
0.5		0.010	0.016	0.032	0.039
0.75		0.014	0.025	0.035	0.043
1.0		0.024	0.032	0.044	0.051
1.2		0.029	0.035	0.046	0.055

15.8 其他非随机缺失模型下的敏感性分析

15.8.1 基于参考药物的填补方法

关于其他 NMAR 模型的敏感性分析也有大量的文献报道。例如，有一大类被称为基于参考药物的填补（reference-based imputation，RBI）或以对照组为基准的（as control treatment，ACT）估计目标模型。在假想策略（见第 15.2 节）的一些场景下，这些模型的估计目标所指向的科学问题是：如果那些停用处理的患者服用了参考药物（reference medication），其结局会怎样？参考药物可以是有效的挽救药物，或者是没有药效的安慰剂；它们没有被包括在试验中，或者被包括了但并非所有患者都会坚持服用。RBI 的一个变式被称为转组至参考药物（jump to reference，J2R），采用这种方法实施数据填补时，按照试验组发生 ICE 之后的缺失值立即具有对照组（安慰剂组）的属性来处理。第二种方法称为向参考药物转化（copy reference，CR）。按照此填补模型所蕴含的相关性结构，在ICE 发生之后，填补使得处理效应向对照组靠近，逐渐减弱。第三种方法称为复制参考药物增量（copy increment from reference，CIR），它假设不同访视时间点填补值的斜率或差异与对照组是相同的。在这三种方法中，由于寻求的是处理效应，所以都假设对照组的数据缺失机制为 MAR，因此可以借助对照组的平均处理效应信息来填补试验组的缺失数据。具体参见 Carpenter 等（2013）、Lu（2014a，b）、Liu 和 Pang（2016，2017）、Mehrotra 等（2017）以及 Sheng（2019）发表的文章。RBI 分析在优效性试验中越来越受到监管机构的欢迎，因为它们是保守的，也就是说，它们趋于减缩到没有处理差异。

对于总生存期（overall survival，OS），与 RBI 相对应的解决处理转换 ICE 的流行方法包括保秩结构失效时间校正模型（rank-preserving structure failure time，RPSFT；见 Korhonen 等，2012）以及逆概率删失加权（inverse probability of censoring weighting，IPCW；见 Robins 和 Finkelstein，2000；Latimer 等，2019）。这些方法与 ITT 不同的是，删失是在处理转换时发生的。

15.8.2　共享参数或随机系数依赖模型

另一大类 NMAR 模型是一种特殊的随机效应模型，其中假设缺失数据依赖于未观测到的随机效应或潜在变量。有时，这类 NMAR 模型也被称为共享参数模型（shared parameter models）或随机系数依赖模型（random-coefficient-dependent models），详见 Molenberghs 和 Kenward（2007）发表的文章。Shih、Quan 和 Chang（1994）在其所发表文章的第 4.5 部分中介绍了基于简单随机效应模型的单变量情况。他们假设缺失数据机制依赖于未观测到的终点的真实值，而不是可能观察到的终点本身（作业 15.6）。Wu 和 Bailey（1988，1989），Wu 和 Carroll（1988），Schluchter（1992），Mori、Woodworth 和 Woolson（1992），以及 Wu、Hunsberger 和 Zucker（1994）的一系列论文以变化率（斜率）作为估计目标，提出了针对纵向数据的分析方法。他们假设由受试者退出试验造成的缺失数据依赖于个体真实的（未观测到的）潜在斜率。例如，血压下降缓慢的受试者更倾向于完成试验，而血压升高的受试者则会过早退出试验。在这种情况下，使用术语"带有信息的右删失"（informative right-censoring）或"带有信息的缺失"（informative missing）数据是为了表示 MDM 的不可忽略性。在共享参数模型中，退出试验的风险通常意味着或直接导致缺失数据依赖于未来的观测，即便给定过去和现在的数据也是如此。这些模型对于复杂的数据结构非常有用，但由于模型拟合数据需要许多层次的假设条件，因此它们还没有在监管领域得到广泛应用。在这类 NMAR 模型下的敏感性分析也是一个待研究的方向。

附录 15.1　抽样分布推断

推断基于一些（充分的）统计量，记为 $S(V)$。"忽略"缺失数据通常意味着固定 $M=m$（即观察到的缺失数据模式），并将 $S(V)$ 的观察值与从 $S(V)=S(Y_{obs}, M=m)=S(Y_{obs})$ 中获取的分布（即仅从 Y_{obs} 的边际分布 $[Y_{obs}]=\int[Y]\,dY_{mis}$ 获取的分布）进行比较。然而，正确的参考分布应该是给定 M 时 Y_{obs} 的条件分布：

$$[Y_{\text{obs}} \mid M] = \frac{\int [Y, M] \, dY_{\text{mis}}}{[M]} = \frac{\int [M \mid Y][Y] \, dY_{\text{mis}}}{\int [M \mid Y][Y] \, dY} \tag{15A.1}$$

当 $[M \mid Y]$ 不依赖于 Y 时，我们则简化式 15A.1 的右侧且有 $[Y_{\text{obs}} \mid M] = \int [Y] \, dY_{\text{mis}} = [Y_{\text{obs}}]$；换句话说，"忽略"缺失的数据是合适的。上述条件"$[M \mid Y]$ 不依赖于 Y"在文献中被称为 MCAR。

从上面的讨论中，我们可以看出对"忽略缺失数据"更准确的说法应该是"忽略导致缺失数据的过程"，因为在式 15A.1 中被忽略的是 $[M \mid Y]$。

在临床试验中，如果数据缺失的原因与患者观察到的或潜在的结局无关，则可以假设为 MCAR。例子包括患者搬家、研究结束以及较晚入组的患者被管理性"删失"。

附录 15.2　似然推断

推断基于似然函数 $L(\theta; V)$。当"忽略"缺失数据时，我们通常指的是 $L(\theta; V) \propto [Y_{\text{obs}}]$，其中 $\theta \in \Omega_\theta$（θ 的参数空间），即：

$$L(\theta; V) \propto I(\theta \in \Omega_\theta) \int [Y] \, dY_{\text{mis}} \tag{15A.2}$$

其中 $I(\cdot)$ 是指示函数。

但是，正确的似然函数应该基于联合分布，即 $L(\theta; V) \propto [Y_{\text{obs}}, M]$，其中 $(\theta, \varphi) \in \Omega_{\theta, \varphi}$（$\theta$ 和 φ 的联合参数空间），因此有

$$L(\theta; V) \propto I((\theta, \varphi) \in \Omega_{\theta, \varphi}) \int [M \mid Y][Y] \, dY_{\text{mis}} \tag{15A.3}$$

如果 (a) $\Omega(\theta, \varphi) = \Omega_\theta \times \Omega_\varphi$ 且 (b) $[M \mid Y] = [M \mid Y_{\text{obs}}]$，则式 15A.3 简化为式 15A.2，并且忽略缺失数据是合适的。在文献中，上面的条件（a）被称为 DP，条件（b）被称为 MAR。参见 Shih（1992）的讨论。

在纵向临床试验中，如果患者退出研究是由于过去观察到的结局，而不是当前未观察到的或未来的潜在结局，则可以假设为 MAR。

附录 15.3　贝叶斯推断

这部分讨论类似于附录 15.2 中的讨论，在参数空间 $\Omega_{\theta, \varphi}$ 上有一个额外的先验分布。可忽略缺失数据过程的条件与附录 15.2 中的条件（a）和（b）相同。

如果我们在整个讨论中考虑条件分布 $[Y \mid Z_1]$，其中 Z_1 表示处理组，并且它也可以扩展到以所有预定义的基线协变量 Z 为条件，则上述"可忽略性"讨论自然适用于每个处理组。其次，前面给出的"可忽略性"条件是充分条件。可能还有其他条件也可以使缺失数据过程被忽略。在考虑处理组之间的检验而不是每个处理组内的参数估计时，这一点尤其如此。第 15.4 节中的示例说明了一种情况，即在 $\theta = 0$（无处理效应）的零假设下，基于观察到的数据进行的推断是无偏的。Shih 和 Quan（1998）对分层检验的充分条件进行了讨论。

附录 15.4　完全随机缺失和随机缺失的选择模型与模式混合模型的等价性

1. Rubin（1976）对 MCAR 的定义是基于 Y 和 M 联合分布的选择模型分解：

$$[Y,\ M] = [M\,|\,Y]\ [Y] = [M]\ [Y] \tag{15A.4}$$

其中 $[M]$ 不依赖于 Y。

另一方面，PMM 为基于 Y 和 M 联合分布的不同分解：

$$[Y,\ M] = [Y\,|\,M]\ [M] \tag{15A.5}$$

若式 15A.4 等于式 15A.5，可以得出：

$$[Y] = [Y\,|\,M] \tag{15A.6}$$

这是 PMM 方法下的 MCAR；也就是说，无论模式 M 如何，Y 的边际分布都是相同的。反过来看式 15A.6 即 $[M\,|\,Y] = [M]$ 则显而易见。

2. Rubin（1976）对 MAR 的定义是基于 Y 和 M 联合分布的选择模型分解：

$$[Y,\ M] = [M\,|\,Y]\ [Y] = [M\,|\,Y_{\mathrm{obs}},\ Y_{\mathrm{mis}}]\ [Y] = [M\,|\,Y_{\mathrm{obs}}]\ [Y] \tag{15A.7}$$

其中 $[M\,|\,Y_{\mathrm{obs}},\ Y_{\mathrm{mis}}] = [M\,|\,Y_{\mathrm{obs}}]$ 时，它是选择模型方法下 MAR 的条件。

在这种情况下，式 15A.7 可写为：

$$\begin{aligned}
[Y_{\mathrm{obs}},\ Y_{\mathrm{mis}},\ M] &= [M\,|\,Y_{\mathrm{obs}}][Y_{\mathrm{obs}},\ Y_{\mathrm{mis}}] \\
&= \frac{[Y_{\mathrm{obs}}\,|\,M][M]}{[Y_{\mathrm{obs}}]}[Y_{\mathrm{obs}},\ Y_{\mathrm{mis}}] \\
&= [Y_{\mathrm{obs}}\,|\,M][M]\frac{[Y_{\mathrm{obs}},\ Y_{\mathrm{mis}}]}{[Y_{\mathrm{obs}}]} \\
&= [Y_{\mathrm{obs}},M][Y_{\mathrm{mis}}\,|\,Y_{\mathrm{obs}}]
\end{aligned} \tag{15A.8}$$

然而，$[Y_{\mathrm{obs}},\ Y_{\mathrm{mis}},\ M] = [Y_{\mathrm{obs}},\ M]\ [Y_{\mathrm{mis}}\,|\,Y_{\mathrm{obs}},\ M]$。结合式 15A.8，有

$$[Y_{\mathrm{mis}}\,|\,Y_{\mathrm{obs}},\ M] = [Y_{\mathrm{mis}}\,|\,Y_{\mathrm{obs}}] \tag{15A.9}$$

式 15A.9 是 PMM 方法下 MAR 的条件，即给定 Y_{obs} 时，Y_{mis} 的条件分布与模型无关。相反，从 PMM 方法开始，我们考虑

$$[Y,\ M] = [Y_{\mathrm{obs}},\ Y_{\mathrm{mis}},\ M] = [Y_{\mathrm{obs}},\ M]\ [Y_{\mathrm{mis}}\,|\,Y_{\mathrm{obs}},\ M]$$

在式 15A.9 的条件下，有

$$[Y, M] = [Y_{\text{obs}}, M][Y_{\text{mis}} | Y_{\text{obs}}]$$

$$= [Y_{\text{obs}} | M][M] \frac{[Y_{\text{obs}}, Y_{\text{mis}}]}{[Y_{\text{obs}}]}$$

$$= \frac{[Y_{\text{obs}} | M][M]}{[Y_{\text{obs}}]} [Y_{\text{obs}}, Y_{\text{mis}}]$$

$$= [M | Y_{\text{obs}}][Y_{\text{obs}}, Y_{\text{mis}}]$$

$$= [M | Y_{\text{obs}}][Y]$$

即得到式 15A.7。

$[M | Y_{\text{obs}}, Y_{\text{mis}}] = [M | Y_{\text{obs}}]$（选择模型方法下的 MAR）和 $[Y_{\text{mis}} | Y_{\text{obs}}, M] = [Y_{\text{mis}} | Y_{\text{obs}}]$（PMM 方法下的 MAR）的等价性具有深远的影响。选择模型方法对于模拟研究以生成具有已知机制的缺失数据很有用。PMM 方法对于数据分析很有用，我们可以使用观察到的数据来拟合在给定 Y_{obs} [以及其他协变量和（或）参数的先验分布] 时的 Y_{mis} 的预测模型，然后可以从中对 Y_{mis} 进行采样。这是 MI 方法的基础。

附录 15.5 NFD 缺失机制——具有单调缺失数据模式的纵向数据 NMAR 子类

使用选择模型设置，我们考虑 $[Y, M] = [M | Y][Y] = [M | Y_{\text{obs}}, Y_{\text{mis}}][Y]$。当 MDM $[M | Y] = [M | Y_{\text{obs}}, Y_{\text{mis}}]$ 不仅取决于 Y_{obs}（与 MAR 一样），还取决于缺失数据 Y_{mis} 时，称之为 NMAR 或 MNAR。由于 M 依赖于 Y_{mis} 有无数种不同的方式，我们将进一步对 NMAR 模型进行划分。因为纵向数据 Y_k（$k = 0, 1, 2, \cdots, T$，其中 $k = 0$ 是基线访视）遵循以 $L = 0$，$1, \cdots, T$ 为特征的单调缺失数据模式，如第 15.7 节所述，上述的选择模型分解写成：

$$[Y_0, Y_1, \cdots, Y_j, \cdots, Y_T, L = j] = [L = j | Y_0, Y_1, \cdots, Y_j, \cdots, Y_T]$$
$$\times [Y_0, Y_1, \cdots, Y_j, \cdots, Y_T]$$

回想一下，L 是得到受试者观测值的最后一次访视。如果 MDM 是这样的，即

$$[L = j | Y_0, Y_1, \cdots, Y_j, \cdots, Y_T] = [L = j | Y_0, Y_1, \cdots, Y_j, Y_{j+1}] \qquad (15\text{A}.10)$$

则称之为 NFD 缺失；换句话说，当前未观察到的结局 Y_{j+1}（对于模式 $L = j$）取决于过去观察到的结局 $(Y_1, \cdots, Y_j)$ 以及当前缺失的结果 Y_{j+1}（本身），不取决于未来的结局 $(Y_{j+2}, \cdots, Y_T)$ (Kenward，Molenberghs 和 Thijs，2003)。

这种 NFD 缺失是 NMAR 的一个子类。NFD 缺失涵盖 MAR，并将其作为一种特殊情况，因为除了 MAR 之外，它还对缺失机制增加了一个限制。

由 MDM（式 15A.10）表示的 NFD 缺失的定义是基于选择模型框架的，非常直观。然而，为了分析数据，使用 PMM 方法更方便（参见式 15A.13）。通过模式混合框架，NFD 缺失具有另一种形式，由 Kenward、Molenberghs 和 Thijs（2003）定义如下。

假设基线值 Y_0 始终可以观察到，并且第一个缺失数据发生在第一次访视时。（如果第

一个缺失数据发生在第一次之后的访视，为了方便表示，可以定义 Y_0 是观察到的访视的向量。）对于所有后续访视 $k \geq 2$ 和所有模式 $j < k-1$，NFD 缺失即为：

$$[Y_k \mid Y_0, \ Y_1, \ \cdots, \ Y_{k-1}, \ L=j] = [Y_k \mid Y_0, \ Y_1, \ \cdots, \ Y_{k-1}, \ L \geq k-1] \qquad (15\text{A.}11)$$

可以证明，式 15A.11 中的条件等价于

$$[Y_k \mid Y_0, \ Y_1, \ \cdots, \ Y_{k-1}, \ L=j] = [Y_k \mid Y_0, \ Y_1, \ \cdots, \ Y_{k-1}] \qquad (15\text{A.}12)$$

该证明使用了与附录 15.4（2）中类似的步骤，并布置为课后作业的问题（作业 15.4）。

布置的另一项作业是证明式 15A.10 和式 15A.12 之间的等价性，见附录 15.6。

请注意，对于 NFD 缺失数据条件（式 15A.11），未指定分布 $[Y_k \mid Y_0, \ Y_1, \ \cdots, \ Y_{k-1}, \ L=k-1]$（$k=1, \cdots, T$）。我们需要对这个未知的模型进行假设。与 MAR 情况一样，我们将其与观察到 Y_{k+1} 的 $L > k$ 模式联系起来。如第 15.7 节所述，一个这样的假设是均值漂移模型，它是对 MAR 的简单偏离。该假设无法从观察到的数据中验证，并且需要对不同的漂移值进行敏感性分析。

具体来说，我们用模式混合分解来表达整个联合分布：

$$[Y_0, \ Y_1, \ \cdots, \ Y_j, \ \cdots, \ Y_T, \ L=j] = [Y_0, \ Y_1, \ \cdots, \ Y_j, \ \cdots, \ Y_T \mid L=j] \ [L=j] \qquad (15\text{A.}13)$$

特定模式的联合分布 $[Y_0, \ Y_1, \ \cdots, \ Y_j, \ \cdots, \ Y_T \mid L=j]$ 可以写为：

$$[Y_0, \ Y_1, \ \cdots, \ Y_j, \ \cdots, \ Y_T \mid L=j] = [Y_0, \ Y_1, \ \cdots, \ Y_j \mid L=j] \ [Y_{j+1} \mid Y_0, \ Y_1, \ \cdots, \ Y_j, \ L=j]$$
$$\times \prod_{k=j+2}^{T} [Y_k \mid Y_0, \ Y_1, \ \cdots, \ Y_{k-1}, \ L=j] \qquad (15\text{A.}14)$$

式 15A.14 的第一个因子可以从观测数据中清楚地确定出来。第二个及其后的因子由于缺失数据而不能被确定出来，需要额外的假设。第二个因子可以通过将其与观察到的 $[Y_{j+1} \mid Y_0, \ Y_1, \ \cdots, \ Y_j, \ L \geq j+1]$ 联系起来并附加一个假设来确定（特定的漂移参数模型是一种简单而有用的连接方式）。第三个及其后因子的确定可以借助 NFD 条件（式 15A.11）以及与第二个因子相同的连接，如下所示：对于 $k \geq j+2$，使用式 15A.11，即

$$[Y_k \mid Y_0, \ Y_1, \ \cdots, \ Y_{k-1}, \ L=j] = [Y_k \mid Y_0, \ Y_1, \ \cdots, \ Y_{k-1}, \ L \geq k-1]$$

此外，等式右侧 $[Y_k \mid Y_0, \ Y_1, \ \cdots, \ Y_{k-1}, \ L \geq k-1]$

$$= \sum_{s=k-1}^{T} \frac{[Y_0, \ Y_1, \ \cdots, \ Y_{k-1}, \ L=s]}{[Y_0, \ Y_1, \ \cdots, \ Y_{k-1}, \ L \geq k-1]} [Y_k \mid Y_0, \ Y_1, \ \cdots, \ Y_{k-1}, \ L=s] \qquad (15\text{A.}15)$$

且

$$\frac{[Y_0, \ Y_1, \ \cdots, \ Y_{k-1}, \ L=s]}{[Y_0, \ Y_1, \ \cdots, \ Y_{k-1}, \ L \geq k-1]} = \frac{P(L=s)[Y_0, \ Y_1, \ \cdots, \ Y_{k-1} \mid L=s]}{\sum_{s=k-1}^{T} P(L=s)[Y_0, \ Y_1, \ \cdots, \ Y_{k-1} \mid L=s]}$$

请注意，$[Y_0, \ Y_1, \ \cdots, \ Y_{k-1} \mid L=s]$ 可以从 $s \geq k-1$ 的观测数据中确定出来。$[Y_k \mid Y_0, \ Y_1, \ \cdots, \ Y_{k-1}, \ L=s]$ 可以从 $s \geq k$ 的观测数据中确定出来。未能确定的 $[Y_k \mid Y_0, \ Y_1, \ \cdots,$

Y_{k-1}, $L = k - 1$] 通过与第二个因子相同的漂移模型连接到 [$Y_k \mid Y_0$, Y_1, $\cdots$, Y_{k-1}, $L \geq k$]。因此，式 15A.14 中的所有因子都能得到确定。均值漂移模型作为一种简单而有用的方式来描述与 MAR 的偏离，表示为：

$$E[Y_k \mid Y_0, Y_1, \cdots, Y_{k-1}, L = k-1] = E[Y_k \mid Y_0, Y_1, \cdots, Y_{k-1}, L \geq k] + \Delta_k$$

第 15.7 节给出了一个 $T = 4$ 的例子来说明。

附录 15.6 选择模型下的 NFD 缺失条件（式 15A.10）与模式混合模型下的 NFD 缺失条件（式 15A.12）之间的等价性

Peng（2015）在研究中给出了证明（作业 15.5）。

作业 15.1

阅读 Ratitch 等发表的文章 "Defining efficacy estimands in clinical trials: examples illustrating ICH E9（R1）guidelines"（Ther Innov Regul Sci 2020，54：370-384），并讨论示例试验对 ICEs 的处理策略和相应的估计目标。

作业 15.2

通过选择模型生成具有 MAR 缺失值的纵向数据集并分析趋势。

1. 考虑以下模型。首先，完整的数据序列 $\{Y_t : t = 1, \cdots, 10\}$ 来自于多元正态分布，其 $E(Y_t) = \alpha_0 + \alpha_{1t}$，协方差矩阵为 $(1-\rho)I + \rho J$；也就是说，每个 t 处的方差为 1，并且对于所有 $t \neq s$，Y_s 和 Y_t 之间的相关性等于 ρ（请参阅下面的参数值）。其次，单调缺失和 MDM 定义如下。令 L 为观察到 Y_t 的最后时间点 t。令 $\Pr(L = j+1 \mid Y_1, \cdots, Y_j, L \geq j+1) = p(Y_j \mid L \geq j+1)$，设 $\log[p(y)/(1-p(y))] = \beta_0 + \beta_{1y}$。也就是说，我们将单调 MDM 假设为 logistic 回归模型，其中单调性指的是在 $t = j+1$ 时，缺失或观测到数据的概率仅取决于 $t = j$ 时的最后观测值。最后，通过假设相关性 $\rho = 0.9$、$\alpha_0 = 1$、$\alpha_1 = 0$（即无趋势）、$\beta_0 = -1$ 和 $\beta_1 = -2$，生成实现上述过程的 $n = 100$ 的数据集。当缺失概率大于 0.6 时，定义缺失发生。请注意，使用选择模型分解的符号（式 15.1），$\theta = (\alpha_0, \alpha_1, \rho)$，$\varphi = (\beta_0, \beta_1)$。该模型同时满足 MAR 和 DP 条件。对生成的数据绘图。作为基于抽样分布的推断（见附录 15.1），连接每个时间点 $t = 1, \cdots, 10$ 的样本平均值。评论并解释你所看到的经验趋势。

2. 作为基于似然法的推断（见附录 15.2），使用 PROC MIXED、PROC MI 和 PROC ANALYZE 分析上面生成的数据并估计真实趋势 α_1。与（1）中的经验趋势对比，评论你的估计值（从单一填补 PROC MIXED 和多重填补 PROC MI 两个方面评论）。

3. 重复上面的计算，但改为 $\rho = 0$。同样，对估计趋势与经验趋势进行比较。

作业 15.3

生成具有 NMAR-NFD 缺失值的纵向数据集，并分析数据。

1. 完全数据模型和单调模式同上，但使用以下 MDM 模型：$\Pr(L = j+1 \mid Y_1, \cdots, Y_j, L \geq j+1) = p(Y_{j+1} \mid L \geq j+1)$，$\log[p(y)/(1-p(y))] = \beta_0 + \beta_1 y$。也就是说，在 $t = j+1$ 时，缺失或观测到数据的概率仅取决于 $t = j+1$ 时的当前值。使用相同的参数值：$\rho = 0.9$、$\alpha_0 = 1$、$\alpha_1 = 0$、$\beta_0 = -1$ 和 $\beta_1 = -2$。当缺失概率大于 0.6 时，定义缺失发生。设定 $n = 100$ 并绘图。

2. 执行 PMM 方法：在给定 $Y_1, \cdots, Y_{t-1}$（根据 MAR 条件下填补的完整数据估计）的情况下，Δ_k 偏移设置在 Y_t 的 1 倍 RSD 内，如第 15.7.1 节所述。使用单一校正、非迭代/非序列和迭代/序列方法估计每个时间点 $t = 1$ 到 10 的边际均值 $E(Y_t)$ 并比较其结果。

作业 15.4

从式 15A.11 推导出式 15A.12 [提示：使用与附录 15.4（2）中类似的步骤]。

作业 15.5

证明附录 15.6 中的论断（提示：使用归纳法）。

作业 15.6

考虑 $Y = \{y_i,\ i = 1, \cdots, N\}$ 的两阶段随机效应模型：

$$y_i \mid \mu_i \sim N(\mu_i,\ \sigma^2)$$
$$\mu_i \mid \mu \sim N(\mu,\ \tau^2)$$

其中 y_i 是响应变量（例如，与基线相比发生的变化），μ_i 是第 i 个受试者的真实（未观测到）的响应，σ^2 是受试者内方差，τ^2 是受试者间差异。请注意，这与第 4.5 节中的模型（式 4.21）有关。我们感兴趣的是对 μ 的估计，即组平均响应。假设 $Y_{obs} = \{y_1, \cdots, y_n\}$ 是已观测到的，其余的 $Y_{mis} = \{y_{n+1}, \cdots, y_N\}$ 是缺失的。使用问号表示缺失值。我们假设对于某个常数 c，MDM 遵循 $\Pr(y_i = ? \mid \mu_i) = I(\mu_i < c)$，其中 $I(\cdot)$ 是指示函数。也就是说，当真实变化小于 c 时，则不会观测到响应。请注意，μ_i 始终是不可观测的。

1. 对应于 Y，令 $M = \{m_i,\ i = 1, \cdots, N\}$ 为 Y 的缺失数据模式；当观测到 y_i 时 $m_i = 1$，否则为 0。MDM 可以写成 $g(m_i \mid y_i, \mu_i) = I\{I(\mu_i > c) - m_i = 0\}$。讨论这个 MDM 是一个不可忽视的案例。

2. 如果忽略了 MDM（不可忽略的）并使用样本均值 $\bar{Y}_n$ 来估计 μ，证明当 N 增加但 n/N 保持不变时，$\bar{Y}_n$ 的渐近偏差为：

$$\bar{Y}_n - \mu = \frac{N\tau}{n\sqrt{2\pi}} \exp\left\{ -\frac{1}{2}\left[\Phi^{-1}\left(\frac{N-n}{N} \right) \right]^2 \right\} > 0$$

其中 Φ^{-1} 是标准正态分布的累积密度函数的反函数。

（林晓蕾 译）

参考文献

CDER (US Department of Health and Human Services, Food and Drug Administration, Center for Drug Evaluation and Research). (2014). *Guidance for Industry—Analgesic Indications Developing Drug and Biological Products (Draft Guidance)*. http://www.fda.gov/Drugs/GuidanceComplianceRegulatoryInformation/Guidances/default.htm (accessed on March 31, 2014).

Carpenter JR, Roger JH, Kenward MG. (2013). Analysis of longitudinal trials with protocol deviation a framework for relevant, accessible assumptions, and inference via multiple imputation. *Journal of Biopharmaceutical Statistics* 23: 1352–1371.

Choi SC and Lu IL. (1995). Effect of non-random missing data mechanisms in clinical trials. *Statistics in Medicine* 14: 2675–2684. doi:10.1002/sim.4780142407.

Daniels MJ and Hogan JW. (2007). *Missing Data in Longitudinal Studies Strategies for Bayesian Modeling and Sensitivity Analysis*. Boca Raton, FL: Chapman & Hall/CRC Press.

Diggle PJ and Shih WJ. (1993). On informative and random dropouts in longitudinal studies. *Biometrics* 49: 947–949.

EMEA (European Medicines Evaluation Agency). (1998). *Statistical Principles for Clinical Trials; Step 5 Note for Guidance on Statistical Principles for Clinical Trials*. International Conference on Harmonisation (ICH) Topic E9. http://www.ema.europa.eu/docs/en_GB/document_library/Scientific_guideline/2009/09/WC500002928.pdf (accessed on April 21, 2015).

International Council for Harmonisation of Technical Requirements for Pharmaceuticals for Human use. (2019). Addendum on Estimands and Sensitivity Analysis in Clinical Trials to the Guideline on Statistical Principles for Clinical Trials E9(R1). Final version Adopted on 20 November 2019.

Finkelstein D and Schoenfeld D. (1999). Combining mortality and longitudinal measures in clinical trials. *Statistics in Medicine* 18: 1341–1354.

Kenward MG, Molenberghs G, and Thijs H. (2003). Pattern-mixture models with proper time dependence. *Biometrika* 90 53–71.

Kenward M. (2013). The handling of missing data in clinical trials. *Clinical Investigation* 2013; 3(3):241–250.

Korhonen P, Zuber E, Branson M. et al. (2012). Correcting overall survival for the impact of crossover via a rank-preserving structural failure time (RPSFT) model in the RECORD-1 trial of everolimus in metastatic renal-cell carcinoma. *Journal of Biopharmaceutical Statistics* 22: 1258–1271.

Laird NM and Ware JH. (1982). Random-effects models for longitudinal data. *Biometrics* 38: 963–974.

Latimer NR, Abrams KR, Siebert U. (2019). Two-stage estimation to adjust for treatment switching in randomised trials: a simulation study investigating the use of inverse probability weighting instead of re-censoring. *BMC Med Res Methodol.* 19(1):69.

Liang KY and Zeger SL. (1986). Longitudinal data analysis using generalized linear models. *Biometrika* 73: 13–22.

Little RJA. (1993). Pattern-mixture models for multivariate incomplete data. *Journal of the American Statistical Association* 88: 125–134.

Little RJA. (1995). Modeling the drop-out mechanism in repeated-measures studies. *Journal of the American Statistical Association* 90: 1112–1121.

Little RJA and Yao L. (1998). Statistical techniques for analyzing data from prevention trials treatment of no-shows using Rubin's causal model. *Psychological Methods* 3: 147–159.

Little RJA, Cohen ML, Dickersin K, Emerson SS, Farrar JT, Neaton JD, Shih WJ, et al. (2012a). The design and conduct of clinical trials to limit missing data. *Statistics in Medicine* July 2012. doi:10.1002/sim.5519.

Little RJA, Cohen ML, Dickersin K, Emerson SS, Farrar JT, Neaton JD, Shih, WJ, et al. (2012b). The prevention and treatment of missing data in clinical trials. *New England Journal of Medicine* 367:1355–1360. October 4, 2012. doi:10.1056/NE/Msrl203730.

Liu GF and Lei Pang L. (2016). On analysis of longitudinal clinical trials with missing data using reference-based imputation. *Journal of Biopharmaceutical Statistics* 26(5):924–936.

Liu GF and Pang L. (2017). Control-based imputation and delta-adjustment stress test for missing data analysis in longitudinal clinical trials. *Statistics in Biopharmaceutical Research* 9(2):186–194.

Lu K. (2014a). An analytic method for the placebo-based pattern-mixture model. *Statistics in Medicine* 33(7): 1134–1145.

Lu K. (2014b). An extension of the placebo-based pattern-mixture model. *Pharmaceutical Statistics* 13(2): 103–109.

Mallinckrodt CH, Bell J, Liu G. et al. (2020). Aligning estimators with estimands in clinical trials putting the ICH E9(R1) guidelines into practice. *Therapeutic Innovation & Regulatory Science.* 54(2): 353–364.

Mehrotra D, Liu F, Permutt T. (2017). Missing data in clinical trials control-based mean imputation and sensitivity analyses. *Pharmaceutical Statistics* 16:378–392.

Molenberghs G and Kenward MG. (2007). *Missing Data in Clinical Studies.* Chichester, UK Wiley.

Mori M, Woodworth G, and Woolson RF. (1992). Application of empirical Bayes methodology to estimation of changes in the presence of informative right censoring. *Statistics in Medicine* 11: 621–631.

Morris TP, Kahan BC, and White IR. (2014). Choosing sensitivity analyses for randomised trials principles. *BMC Medical Research Methodology* 14: 11 doi:10.1186/1471-2288-14-11.

NRC (National Research Council). (2010). *The Prevention and Treatment of Missing Data in Clinical Trials.* Panel on Handling Missing Data in Clinical Trials. Committee on National Statistics, Division of Behavioral and Social Sciences and Education. Washington, DC: The National Academies Press.

Paik MC. (1997). The generalized estimating equation approach when data are not missing completely at random. *Journal of the American Statistical Association* 92: 1320–1329.

Peng L. (2015). Design of Primary and Sensitivity Analysis of Non-Future Dependence Missing Data in Clinical Trials with an Emphasis on the Type-I Error Rate Using Multiple Imputation and Pattern Mixture Model Approach. Ph.D. Dissertation, Department of Biostatistics, Rutgers School of Public Health, Rutgers University, The State University of New Jersey.

Permutt T for the FDA CDER Missing Data Working Group. (2016). Taxonomy of estimands for regulatory clinical trials with discontinuation. *Statistics in Medicine* 35(17): 2865–2875.

Ratitch B, O'Kelly M. (2011). Implementation of pattern-mixture models using standard SAS/STAT procedures. PharmaSUG 2011. http://pharmasug.org/proceedings/2011/SP/PharmaSUG-2011-SP04.pdf (accessed March 14, 2020).

Ratitch B, O'Kelly M, and Tosielloc R. (2013). Missing data in clinical trials from clinical assumptions to statistical analysis using pattern mixture models. *Pharmaceutical Statistics* (wileyonlinelibrary.com) doi:10.1002/pst.1549.

Ratitch B, Bell J, Mallinckrodt C, et al. (2019). Choosing estimands in clinical trials putting the ICH E9(R1) into practice. *Therapeutic Innovation & Regulatory Science.* doi:10.1177/2168479019838827.

Ratitch B, Goel N, Mallinckrodt C. et al. (2020). Defining efficacy estimands in clinical trials examples illustrating ICH E9(R1) Guidelines. *Therapeutic Innovation & Regulatory Science* 54: 370–384 (2020). doi:10.1007/s43441-019-00065-7.

Robins JM and Finkelstein DM. (2000). Correcting for noncompliance and dependent censoring in an aids clinical trial with inverse probability of censoring weighted (ipcw) log-rank tests. *Biometrics* 56: 779–788.

Robins JM, Rotnitzky A, and Zhao LP. (1995). Analysis of semiparametric regression models for repeated outcomes in the presence of missing data. *Journal of the American Statistical Association* 90 106–121.

Rubin DB. (1976). Inference and missing data. *Biometrika* 63: 581–592.

Rubin DB. (1998). *Multiple imputation for nonresponse in surveys.* New York: Wiley.

SAS® Institute. SAS/STAT® procedure release 9.2, PROC MIXED, PROC MI, PROC MIANALYZE.

Schafer JL. (1997). *Analysis of Incomplete Multivariate Data.* New York Chapman and Hall.

Schluchter MD. (1992). Methods for the analysis of informatively censoring longitudinal data. *Statistics in Medicine* 11: 1861–1870.

Sheng T. (2019). *Decay Model for Handling Missing Data due to Intercurrent Events in Clinical Trials.* A dissertation submitted to the School of Graduate Studies, Rutgers, The State University of New Jersey in partial fulfillment of the requirements for the degree of Doctor of Philosophy Graduate Program in Public Health.

Shih WJ. (1992). On informative and random dropouts in longitudinal studies. *Biometrics* 48: 970–972.

Shih WJ, Quan H, and Chang MN. (1994). Estimation of the mean when data contain non-ignorable missing values from a random effects model. *Statistics & Probability Letters* 19: 249–257.

Shih WJ and Quan H. (1998). Stratified testing for treatment effects with missing data. *Biometrics* 54: 782–787.

Yuan YC. (2001). Multiple Imputation for Missing Data Concepts and New Development SAS/STAT® 8.2. [http://www.sas.com/statistics]. Cary, NC SAS Institute.

Wu MC and Bailey KR. (1988). Analyzing changes in the presence of informative right censoring caused by death and withdrawal. *Statistics in Medicine* 7: 337–346.

Wu MC and Carroll RJ. (1988). Estimation and comparison of changes in the presence of informative right censoring by modeling the censoring process. *Biometrics* 44: 175–188.

Wu MC and Bailey KR. (1989). Estimation and comparison of changes in the presence of informative right censoring conditional linear model. *Biometrics* 45: 939–955.

Wu MC, Hunsberger S, and Zucker D. (1994). Testing differences in changes in the presence of censoring parametric and nonparametric methods. *Statistics in Medicine* 13: 635–646.